T0132909

Kohlhammer

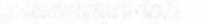

Gabriele Seidel, Nils Schneider,
Susanne Möller, Ulla Walter,
Marie-Luise Dierks

Patientengerechte Gesundheitsversorgung für Hochbetagte

Anforderungen aus der Sicht älterer und
hochaltriger Menschen

Verlag W. Kohlhammer

Wichtiger Hinweis

Pharmakologische Daten verändern sich fortlaufend durch klinische Erfahrung, pharmakologische Forschung und Änderung von Produktionsverfahren. Verlag und Autor haben große Sorgfalt darauf gelegt, dass alle in diesem Buch gemachten Angaben dem derzeitigen Wissensstand entsprechen. Eine Gewährleistung können Verlag und Autor hierfür jedoch nicht übernehmen. Daher ist jeder Benutzer angehalten, die gemachten Angaben, insbesondere in Hinsicht auf Arzneimittelnamen, enthaltene Wirkstoffe, spezifische Anwendungsbereiche und Dosierungen anhand des Medikamentenbeipackzettels und der entsprechenden Fachinformationen zu überprüfen und in eigener Verantwortung im Bereich der Patientenversorgung zu handeln. Aufgrund der Auswahl häufig angewendeter Arzneimittel besteht kein Anspruch auf Vollständigkeit.

1. Auflage 2013

Alle Rechte vorbehalten
© 2013 W. Kohlhammer GmbH Stuttgart
Umschlag: Gestaltungskonzept Peter Horlacher
Gesamtherstellung:
W. Kohlhammer Druckerei GmbH + Co. KG, Stuttgart
Printed in Germany

ISBN 978-3-17-021687-7

Danksagung

Wir bedanken uns beim Niedersächsischen Ministerium für Wissenschaft und Kultur und der VolkswagenStiftung für die Förderung des Projekts im Rahmen des Programms »Niedersächsisches Vorab«. Namentlich danken wir Herrn Heinz Marciniak, Forschungsförderung im Niedersächsischen Ministerium für Wissenschaft und Kultur, für die gute Zusammenarbeit und Begleitung des Projekts.

Ein besonderer Dank gilt unseren Kooperationspartnern in den geriatrischen Kliniken. Stellvertretend für alle Mitarbeiterinnen und Mitarbeiter, die uns dort unterstützt haben, möchten wir die Chefärzte erwähnen: Herrn Dr. Martin Stolz, MPH (Salze Klinik Bad Salzdetfurth), Herrn Prof. Dr. Klaus Hager (Henriettenstiftung) und Herrn Dr. Peter Bernhardt sowie seine Nachfolgerin Frau Dr. Cornelia Schnittger (Geriatrie Langenhagen im Klinikum Region Hannover). Weiteren Dank widmen wir den Selbsthilfekontaktstellen, Gesundheitszentren, gerontopsychiatrischen Beratungsstellen und Pflegediensten, die uns bei der Rekrutierung der Angehörigen von hochbetagten Patienten unterstützt haben.

Ganz besonders herzlich bedanken wir uns bei allen Patientinnen und Patienten und ihren Angehörigen, die an unseren Befragungen teilgenommen haben. Der Austausch mit ihnen war auch für uns persönlich sehr bereichernd.

Zuletzt sei hier auch allen Mitwirkenden gedankt: Dr. med. Peter Bernhardt, Dr. phil. Kurt Buser, Karsten Hagemeyer, Prof. Dr. med. Klaus Hager, Caroline Krugmann, M.A., MPH, Vivien Kurtz, MPH, Dr. med. Christiane Müller, Anke Neuber, Nikolas Pilitsis, Tanja Schmidt, Dr. med. Cornelia Schnittger, Martin Schumacher, MPH, Dr. med. Martin Stolz, MPH, Nicole Teichler, Jennifer Wrede, MPH und Olaf Wormuth.

Im Namen aller Mitwirkenden, das Projektteam
Gabriele Seidel, Nils Schneider, Ulla Walter und Marie-Luise Dierks

Inhalt

Vorwort 11

1   Hintergrund 13
1.1   Das Ungleichgewicht in der Geschlechterproportion im hohen Alter . . . 15
1.2   Gesundheit, Altern und Krankheiten 16
1.3   Strukturen der ambulanten gesundheitlichen
      Versorgung älterer Menschen 22
1.3.1 Ambulante ärztliche Versorgung 22
1.3.2 Ambulante pflegerische Versorgung 24
1.3.3 Soziale, informelle Netzwerke für Hochaltrige 26
1.3.4 Der Stellenwert von informellen Unterstützungssystemen:
      Privat erbrachte Pflege- und Hilfeleistungen 28
1.3.5 Öffentliche gesundheitsbezogene und
      soziale Versorgungssysteme 32
1.3.6 Das Verhältnis von formeller sowie informeller Hilfe
      und Unterstützung 32
1.4   Patientenbedürfnisse, Kommunikation
      und die Arzt-Patienten-Beziehung 34
1.4.1 Shared-decision-making (SDM) 35
1.4.2 Kommunikationsverhalten der Ärztinnen und Ärzte 36
1.5   Patientenverfügung und Vorsorgevollmacht 39

2   Die Studie 41
2.1   Studienteil A: Befragung von hochbetagten Patienten 42
2.2   Studienteil B: Befragung von Angehörigen hochbetagter Patienten 43

3   Studienteil A – Phase 0 45
3.1   Phase 0 – Qualitative Vorstudie 45
3.1.1 Qualitative Interviews 45
3.1.2 Prozessbeobachtung 47
3.1.3 Erfassung von Patientendaten 47

3.1.4   Rekrutierung der Teilnehmer für die Interviews 48

3.1.5   Auswertung der Daten aus der qualitativen Phase I 48

3.2   Ergebnisse der qualitativen Interviews und Schlussfolgerungen für Phase I 49

3.2.1   Beschreibung der Untersuchungsgruppe 49

3.2.2   Inhaltsanalytische Auswertung der Interviewergebnisse 51

3.2.3   Lebenseinstellungen der Befragten 53

3.2.4   Struktur und Organisation des Lebensalltags vor und nach dem Ereignis »Erkrankung« 53

3.2.5   Präventives Verhalten vor dem Ereignis – Aspekte der Förderung von Gesundheit und Wohlbefinden 55

3.2.6   Bewertung der aktuellen Behandlungssituation und Erfahrungen mit der Zusammenarbeit unterschiedlicher Versorgungseinrichtungen 57

3.2.7   Die Arzt – Patient Beziehung 58

3.2.8   Vertrauen in das deutsche Gesundheitssystem 60

3.2.9   Umgang mit Informationen 60

3.2.10 Patientenrechte 61

3.2.11 Ein guter Rat für Gesundheit und Vorsorge aus der Sicht der Befragten 62

4   Studienteil A – Phase I, teilstandardisierte Interviews 64

4.1   Entwicklung des (teil-)standardisierten Instruments 64

4.2   Pretest 67

4.3   Ergänzende Dokumentationsinstrumente 67

4.4   Die Interviewer 70

4.4.1   Schulung der Interviewer 70

4.5   Durchführung der Befragung zu T1 71

4.6   Datenauswertung in Phase I 72

4.7   Ergebnisse zu T1 72

4.7.1   Prozessprotokolle – Wahrnehmungen der Interviewer während der Durchführung der Befragungen 73

4.7.2   Dauer der Befragung 74

4.7.3   Charakteristika der Untersuchungsgruppe 74

4.7.4   Informelle und professionelle Unterstützungen vor dem Klinikaufenthalt und Art der Unterstützung 78

4.7.5   Freizeitbeschäftigung und gesellschaftliche Aktivitäten 83

4.7.6   Zufriedenheit mit der sozialen und hauswirtschaftlichen Versorgung 84

4.7.7   Einstellung zum Leben 84

4.7.8   Präventionsverhalten – Impfungen, Selbstmedikation und
         Genussmittel 85

4.7.9   Hochaltrige Patienten und ihre Ärzte im ambulanten Bereich 86

4.7.10 Patientenrechte 92

4.7.11 Informationsverhalten 95

4.7.12 Erfahrungen mit Veränderungen im Gesundheitswesen 97

4.7.13 Vertrauen in die Gesundheitsversorgung 98

4.7.14 Das Wichtigste in der Gesundheitsversorgung
         aus der Sicht der Befragten 99

5   **Studienteil A – Phase II, teilstandardisierte Befragung in
         häuslicher Umgebung – (T2)** **101**

5.1   Entwicklung des (teil-)standardisierten Instruments
         zur persönlichen Folgebefragung zu T2 101

5.2   Durchführung der Befragung zu T2 102

5.2.1   Rekrutierung der Teilnehmer für die Befragung 102

5.2.2   Vorgehen in der Befragung 103

5.2.3   Prozessprotokolle – Wahrnehmungen der Interviewer
         während der Durchführung der Interviews zu T2 104

5.3   Auswertung der Folgebefragung zu T2 104

5.4   Ergebnisse zu T2 105

5.4.1   Stichprobe im Vergleich T1 zu T2 105

5.4.2   Stichprobencharakterisierung 106

5.4.3   Informelle und professionelle Unterstützungen
         nach dem Klinikaufenthalt 109

5.4.4   Gesellschaftliche Aktivitäten 111

5.4.5   Ernährung 112

5.4.6   Veränderungen des Lebens nach dem Rehabilitationsaufenthalt 113

5.4.7   Rechtliche Vorsorge im Alter vor und nach dem
         Rehabilitationsaufenthalt in der Klinik 113

5.4.8   Zufriedenheit mit der sozialen und hauswirtschaftlichen
         Versorgung 114

5.4.9   Ambulante Versorgung 115

6   **Studienteil B – Befragung von Angehörigen hochaltriger
         Patienten** **122**

6.1   Durchführung der qualitativen Interviews 122

6.2   Rekrutierung der Teilnehmer für die Interviews 123

6.3   Auswertung der qualitativen Phase zu T3 124

6.4   Ergebnisse der qualitativen Erhebung zu T3 124

6.4.1 Beschreibung der Untersuchungsgruppe 125

6.4.2 Inhaltsanalytische Auswertung der Interviewergebnisse 127

6.4.3 Gesundheitszustand der befragten Angehörigen 127

6.4.4 Angaben zum Gesundheitszustand der
       Angehörigen der Befragten 129

6.4.5 Art der Unterstützung 130

6.4.6 Belastung der Befragten durch die Betreuung
       ihrer hochbetagten Angehörigen 131

6.4.7 Zufriedenheit mit der gesundheitlichen und
       pflegerischen Versorgung 136

6.4.8 Verbesserung der Versorgung von hochbetagten Menschen 140

6.4.9 Autonomievorstellungen der Befragten 142

6.4.10 Vorsorgeregelungen 144

6.4.11 Informationsverhalten der Befragten 145

6.4.12 Vorstellungen über eigene Versorgung im Alter 146

7   Zusammenfassendes Fazit 148

7.1   Die Sicht der Hochbetagten 148

7.2   Die Sicht der nachfolgenden Generation 153

7.3   Versorgung im Alter: Autonomie, Zeit, Persönlichkeit 155

7.4   Befragungen alter und hochaltriger Menschen – gute Machbarkeit
       bei hohen methodischen Anforderungen 156

8   Interviews mit Hochbetagten – Erfahrungen und Empfehlungen . . . 157

8.1   Aufgaben von Hochbetagten während eines Interviews 157

8.2   Teilnahmebereitschaft von hochbetagten Probanden 158

8.3   Interview als Interaktion 159

8.4   Der Interviewer 162

8.5   Regeln zur Erstellung eines Befragungsinstruments 163

8.6   Stärkung der Validität der Ergebnisse durch weitere Datenquellen . . 164

Literatur 167

Stichwortverzeichnis 179

Vorwort

Mit dem vorliegenden Buch, das die Ergebnisse einer mehrjährigen Studie in Niedersachsen bündelt, sind zwei wichtige Ziele verbunden. Zum einen werden die Erfahrungen, Wünsche und Forderungen hochbetagter Patienten und ihrer Angehörigen an eine patientenorientierte Gesundheitsversorgung auf der Basis diverser Befragungen vorgestellt. Gleichzeitig werden die Möglichkeiten und Grenzen der Forschung mit hochbetagten Menschen erörtert.

Die Gestaltung der künftigen Gesundheitsversorgung für hochbetagte Menschen gewinnt angesichts der demografischen Entwicklung zunehmend an Bedeutung. Damit einher geht ein erheblich verändertes Morbiditätsspektrum mit einer weiteren Zunahme von chronischen Erkrankungen und Multimorbidität (▶ Kap. 1). Für die Gesundheits- und Sozialdienste (▶ Kap. 1.3.1–1.3.2) bedeutet diese Entwicklung, die Versorgung und Betreuung älterer Menschen unter Berücksichtigung ihrer spezifischen Ressourcen, Grenzen und persönlichen Wertvorstellungen zu gestalten. Dazu gehören vor allem der Ausbau präventiver und gesundheitsfördernder Ansätze, die Stärkung der Patientenautonomie (▶ Kap. 1.4) und eine Optimierung der Versorgungsabläufe.

Wie sich die Betroffenen selbst – hochaltrige Patienten und Angehörige der nächsten Generation – eine gute Versorgung vorstellen und welche Wünsche und Erwartungen sie haben, wurde in Kooperation mit drei geriatrischen Kliniken in Niedersachsen erhoben. Die Studie umfasste unterschiedliche Phasen (▶ Kap. 2). Zunächst wurden in einer qualitativen Vorphase leitfadengestützte, qualitative Interviews mit Hochaltrigen durchgeführt, um die Thematik aus Sicht der Betroffenen zu beleuchten und Erhebungsinstrumente für die Hauptphase zu entwickeln (▶ Kap. 3). Zudem wurden die organisatorischen Rahmenbedingungen analysiert unter der Frage, wie die wissenschaftliche Studie bestmöglich in den Klinikalltag der beteiligten Einrichtungen integriert werden konnte.

Die Hauptphase des Projekts bestand aus drei Teilen: Im ersten Teil wurden 152 Patienten (Durchschnittsalter 85 Jahre, 74 % Frauen) während ihres stationären Aufenthaltes in einer der beteiligten geriatrischen Kliniken persönlich mit Hilfe eines standardisierten Instruments zu den Themenfeldern gesundheitliche Versorgung, Versorgungsabläufe, Lebenssituation, Prävention und Gesundheitsförderung sowie Patientenautonomie interviewt (▶ Kap. 4). Um Veränderungen in den Lebensumständen, der Versorgungssituation und damit verbundene veränderte Anforderungen zu erfassen, wurden diese Patienten sechs Monate nach dem

Klinikaufenthalt erneut, dieses Mal in ihrer häuslichen Umgebung, unter Verwendung eines modifizierten Instruments zu o. g. Themenfeldern befragt (▶ **Kap. 5**).

Schließlich wurden 31 qualitative Interviews mit Angehörigen von Hochbetagten der nachfolgenden Generation (50+) durchgeführt (▶ **Kap. 6**), um die Angehörigenperspektive zu Fragen der Versorgung im (hohen) Alter zu erforschen.

Im ▶ **Kapitel 7** werden die Ergebnisse zusammenfassend diskutiert und Schlussfolgerungen für eine patientenorientierte zukünftige Gesundheitsversorgung formuliert.

Der Einsatz von persönlichen Befragungen bei hochaltrigen Menschen wirft zahlreiche Fragen auf, zumal diese Personengruppe bislang selten in Befragungsstudien einbezogen war. Deshalb wurden in der vorgestellten Studie Prozessbeobachtungen und Falldokumentation im Hinblick auf den Befragungsprozess selbst durchgeführt. Aus diesen Dokumenten lassen sich Empfehlungen zur Erhöhung der Teilnahmebereitschaft dieser Zielgruppe, zur Interviewdurchführung, zur Interviewerhaltung sowie zur Fragebogenerstellung ableiten (▶ **Kap. 8**).

Vertiefende Ergebnisse der Studie können in einem Tabellen- und Grafikband auf der Internetseite des Instituts für Epidemiologie, Sozialmedizin und Gesundheitssystemforschung der Medizinischen Hochschule Hannover abgerufen werden: https://www.mh-hannover.de/16208.html

Hannover, im Mai 2013   die Autoren

1 Hintergrund

Europa weist zurzeit weltweit den größten Anteil alter Menschen auf und wird diesbezüglich in den nächsten vier Jahrzehnten weiterhin Spitzenreiter bleiben (Schwartz und Walter 2003). Innerhalb der EU ist die demografische Entwicklung in Deutschland am meisten fortgeschritten: 2010 waren 20,7 % der Bevölkerung 65 Jahre und älter. Im Jahre 2030 wird dieser Anteil auf 29 % ansteigen, jeder zweite neugeborene Junge wird dann mindestens 87 Jahre, jedes zweite neugeborene Mädchen mindestens 91 Jahre alt werden (Statistisches Bundesamt 2011). Besonders erhöhen wird sich die Zahl der Hochbetagten von derzeit (2010) 4,3 Millionen (5 %) auf ein Maximum von 10 Millionen im Jahr 2050. Jeder siebte Einwohner wird dann 80 Jahre und älter sein (Bundesministerium des Innern 2011, Eisenmenger et al. 2003).

Wenn von Hochbetagten die Rede ist, finden sich in der Literatur unterschiedliche Definitionen. In den Berichten des Statistischen Bundesamtes in Deutschland umfasst Hochaltrigkeit beispielsweise die Gruppe der 80-Jährigen und Älteren (Statistisches Bundesamt 2009b). Im Vierten Bericht zur Lage der älteren Generation in Deutschland wird von Hochaltrigkeit fließend ab dem 80. bis 85. Lebensjahr gesprochen. Aufgrund der steigenden Lebenserwartung der Bevölkerung wird inzwischen auch diskutiert, ob es sinnvoll ist, den definitorischen Beginn der Hochaltrigkeit weiter nach oben zu verschieben (BMFSFJ 2002, BMFS-FJ 2002). Schließlich ist die Bevölkerungsgruppe der Älteren infolge ihrer langen und sehr unterschiedlich verlaufenen biographischen Entwicklung besonders heterogen. Eine allein auf dem kalendarischen Alter basierende Einteilung wird ihrer Differenzierung deshalb nicht gerecht (Tesch-Römer und Wurm 2006). Auch bedeutet ein kalendarisches Alter jenseits des 80. Lebensjahres nicht zwangsläufig Krankheit, Abhängigkeit oder Isolation. Vielmehr beeinflussen Lebensstil, psychosoziale und sozioökonomische Parameter sowie das Gesundheitsverhalten im Lebenslauf Gesundheit und Krankheit im Alter (Saß et al. 2009a, 2009b).

Dennoch ist davon auszugehen, dass Hochaltrigkeit mit erhöhter Vulnerabilität und einer reduzierten Anpassungsfähigkeit des Organismus an gesundheitliche Störungen einhergeht (BMFSFJ 2002, Pohlmann 2001, Backes und Clemens 2008). Besonderheiten und Risiken zeigen sich in

- einer Abnahme der Kapazität der Informationsverarbeitung,
- einer deutlichen Zunahme chronischer physischer und zerebrovaskulärer Erkrankungen,

- einem exponentiellem Anstieg der Prävalenz von Demenz,
- einem wachsenden Risiko für Multimorbidität und Polypathie,
- erhöhtem Pflegebedarf,
- einer Zunahme negativ bewerteter Attribute in der Selbstdefinition, bei Überwiegen der positiv bewerteten Eigenschaften,
- Zunahme sozialer Verluste und Reduzierungen in Netzwerkbeziehungen,
- Zunahme von Armut, besonders bei Frauen.

Die Pflege und die Betreuung alter und sehr alter Menschen sowie die Behandlung und der Umgang mit chronischen Erkrankungen und Multimorbidität stellen herausragende Themen in der Gestaltung der zukünftigen Gesundheitsversorgung dar (Walter und Hager et al. 2008).

Zu berücksichtigen ist, dass Gesundheit im Alter nach Kruse und Wahl 2010 nicht mehr das vollständige Freisein von körperlichen, seelischen und sozialen Einschränkungen umfasst, sondern vielmehr Aktivität, Lebenszufriedenheit, subjektiv erlebte Gesundheit, Gesundheitsverhalten und einen gesunden Lebensstil. Gesundheit im Alter ist »die Fähigkeit des Menschen, mit einer Krankheit zu leben und trotz dieser Krankheit ein selbstständiges und selbstverantwortliches Leben zu führen« (Kruse und Wahl 2010). Gesundheit verwirklicht sich also in dem Maße, wie Aktivität und soziale Teilhabe im täglichen Leben möglich sind oder/und gelebt werden.

Der Begriff »Funktionale Gesundheit« beschreibt das Vermögen des (älteren) Menschen, trotz auftretender gesundheitlicher Beschwerden Alltagsanforderungen zu bewältigen und am gesellschaftlichen Leben teilzuhaben. Gute funktionale Gesundheit wird als wesentlich für eine selbstständige Lebensführung und für Autonomie im Alter angesehen.

Als funktional gesund gelten nach der WHO (unter Berücksichtigung von Kontextfaktoren, z. B. Umwelt und persönliche Aspekte) jene Personen, deren

- körperliche sowie psychische Funktionen und Strukturen des Körpers denen eines Gesunden entsprechen (»*Konzept der Körperfunktionen und –strukturen*«),
- Aktivitätsspektrum dem eines Menschen ohne gesundheitliche Probleme entspricht (»*Konzept der Aktivitäten*«),
- Dasein in allen Lebenssituationen und -bereichen, welche subjektiv als wichtig erachtet werden, in Art und Umfang entfaltet werden kann, wie es von einem Menschen ohne gesundheitsbedingte Beeinträchtigungen der Körperfunktionen, körperlichen Strukturen oder Aktivitäten erwartet werden kann (»*Konzept der Partizipation*«) (Menning und Hoffmann 2009).

Der Gesundheitszustand lässt sich damit nicht nur in Symptomen und Krankheiten abbilden. Die Funktionalität und damit die Integration zentraler Lebensdimensionen wird als fundamentaler Paradigmenwechsel beschrieben (Menning und Hoffmann 2009, Greenfield und Nielson 1992).

1.1 Das Ungleichgewicht in der Geschlechterproportion im hohen Alter

In fast allen Ländern weisen Frauen eine höhere Lebenserwartung als Männer auf. So zeigt sich auch für Deutschland in der Bevölkerungsgruppe der sehr Alten ein deutlicher Überschuss der Frauen; bei den 80-Jährigen beträgt das Verhältnis 1:2; bei den 86-Jährigen sogar 1:3 (Backes und Clemens 2003, Hoffmann et al. 2009, Böhm et al. 2009, Tews 1993). In den nächsten Jahrzehnten wird sich das quantitative Übergewicht des Anteils der Frauen fortsetzen, allerdings werden sich die Proportionen nach der 12. Bevölkerungsvorausberechnung langsam annähern (Statistisches Bundesamt 2009a). Tews (1999) bezeichnete diese Entwicklung und die daraus resultierenden Besonderheiten bereits 1993 als »Feminisierung des Alters«. Diese ist eng mit einer Singularisierung verknüpft (Böhm et al. 2009).

Zahlreiche Veröffentlichungen liegen für den Zusammenhang von Geschlecht und Gesundheit vor (Kuhlmann und Annandale 2010, Rieder und Lohff 2008, Kuhlmann und Kolip 2005), die nicht nur darauf hinweisen, dass sich Frauen und Männer in der zweiten Lebenshälfte in ihrer gesundheitlichen Lage deutlich unterscheiden (Walter et al. 2008, Babitsch 2008), sondern auch, dass sie geschlechtsspezifischer Versorgungsangebote bedürfen (Babitsch et al. 2010).

Als Ursachen der Geschlechterdifferenz wirken, neben verhaltensbezogenen Faktoren, umweltspezifische Risiken, genetische und hormonelle Faktoren sowie Einflüsse der ökonomischen Modernisierung. Hinzu kommen ungleiche Selektionen infolge des Zweiten Weltkrieges (Walter et al. 2008). Unterschiede zwischen den Geschlechtern bestehen hinsichtlich des Erkrankungsspektrums, der Prävalenz einzelner Erkrankungen, aber auch in der Diagnostik, Therapie und in den Bewältigungsstrategien (Walter et al. 2008). In der Berliner Altersstudie wurden bei Frauen insgesamt mehr medizinische Diagnosen gestellt als bei den Männern. Bei 54 % der 85-jährigen und älteren Frauen wurden mindestens fünf Diagnosen gestellt, bei den gleichaltrigen Männern waren es nur 41 % (70–84 Jahre: 27 % vs. 19 %). Ebenso weist das Diagnosespektrum geschlechtsbezogene Unterschiede auf. Frauen sind Daten des Altersurveys zur Folge besonders häufig von Einschränkungen des Bewegungsapparats betroffen und müssen in größerem Maße als die Männer Mobilitätsverluste akzeptieren. Geschlechtsspezifische Unterschiede bestehen auch hinsichtlich der Symptome und des Krankheitsverlaufs. So können bei Frauen z. B. die häufig unspezifischen Symptome eines Herzinfarkts die Diagnostik und eine angemessene medizinische Versorgung verzögern.

Die Geschlechterdifferenz zeigt sich auch darin, dass mehr ältere Frauen als Männer mehr Jahre in Inaktivität mit mehr Beeinträchtigungen mit zugleich höherem Schweregrad verbringen. Ältere Männer weisen dagegen mehr chronische Erkrankungen auf als Frauen, insbesondere bei Herz-Kreislauf-Erkrankungen. Bei der Alzheimer Demenz und Osteoporose dagegen haben ältere Frauen im Vergleich zu Männern ein höheres Risiko zu erkranken (Walter et al. 2008). Erst in den letzten Jahren untersuchen Studien explizit den Zusammenhang zwischen sozialer Ungleichheit und Gesundheit im Alter (Mittag und Meyer 2011, von dem Knesebeck und Mielck 2009).

1.2   Gesundheit, Altern und Krankheiten

Altern kann als Prozess aufgefasst werden, der die Adaptationsfähigkeit des Organismus herabsetzt und dadurch Risiken entstehen lässt, die das Auftreten bestimmter Beeinträchtigungen und Erkrankungen wahrscheinlicher macht (Saß et al. 2009b, Backes und Clemens 2008, Ding-Greiner und Lang 2004).

Im Alter vorliegende Erkrankungen sind häufig chronisch und irreversibel. Weitere wichtige Merkmale sind die veränderte, häufig unspezifische Symptomatik, ein längerer Krankheitsverlauf, eine verzögerte Genesung und eine veränderte Reaktion auf Medikamente. Zudem bestehen insbesondere bei Hochaltrigen komplexe Gesundheitsprobleme, die selten nur auf körperliche Beeinträchtigungen beschränkt sind, sondern auch soziale und funktionelle Auswirkungen haben. Hierzu zählen neben den funktionellen Einbußen, welche als Folge bestimmter Erkrankungen auftreten, auch Funktionseinbußen einzelner Organsysteme, die noch keine eigenständige Erkrankung darstellen. Aus der Komplexität der gesundheitlichen Situation kann die Gefahr eines Mobilitätsverlustes sowie psychosozialer Symptome resultieren, die ein Risiko für die Aufrechterhaltung einer selbstständigen Lebensführung darstellen (Saß et al. 2009b).

Unterschieden wird zwischen alternden Krankheiten, primären Alterskrankheiten und Krankheiten im Alter, welche unabhängig voneinander, aber auch gleichzeitig auftreten können. Mitalternde Erkrankungen können auf Grund ihres langen Bestehens zu Folgeerkrankungen führen (Saß et al. 2009b, Backes und Clemens 2008, BMFSFJ 1993). Hinsichtlich der Genese von Erkrankungen und dem Krankheitswert unterscheidet man:

- Altersphysiologische Veränderungen mit möglichem »Krankheitswert«, die sich in einer verminderten Belastbarkeit und Anpassungsfähigkeit äußern,
- (altersbezogene) Erkrankungen mit langer präklinischer Latenz,
- Erkrankungen mit im Alter verändertem physiologischem Verlauf aufgrund verminderter homöostatischer Regulations- bzw. Reparaturmechanismen,
- Krankheiten in Folge langfristiger, mit der Lebenszeit steigender Exposition (Schwartz und Walter 2012).

Zur Analyse vorliegender Beeinträchtigungen und Krankheiten in der älteren Bevölkerung stehen unterschiedliche Datenquellen (Surveys, Routinedaten, Primärstudien) zur Verfügung. Die Angaben unterscheiden sich vor allem hinsichtlich des quantitativen Auftretens einzelner Krankheiten bzw. einzelner Funktionseinbußen sowie der Rangordnung ihres Auftretens. Diese Unterschiede sind unter anderem auf besondere Spezifika der Datenerhebung sowie auf die Auswahl der einbezogenen Altersgruppen zurückzuführen. So werden z. B. in der Berliner Altersstudie Daten aus ärztlichen Untersuchungen herangezogen, während die Daten aus dem Alterssurvey auf Selbstangaben älterer Menschen basieren. Weiterhin werden Daten aus anderen Kontexten berücksichtigt, z. B. Abrechnungsdaten (ADT-Panel, Abrechnungsdatenträger-Panel) oder Daten der Krankenhausdiagnosenstatistik (Saß et al. 2009b).

Häufige Erkrankungen

Das Krankheitsspektrum im höheren Lebensalter umfasst folgende, am häufigsten diagnostizierte Erkrankungen (Saß et al. 2009b, Backes und Clemens 2008, Lang 1994, Steinhagen-Thiessen et al. 1999):

- Herz- Kreislauferkrankungen, besonders Hypertonie
- Störungen am Bewegungs- und Stützapparat, besonders degenerative Erkrankungen sowie Osteoporose
- Störungen der Hautfunktion, besonders Pruritus
- Gastrointestinale Störungen
- Störungen des Urogenitalsystems
- Bösartige Neubildungen
- Hör- und Sehstörungen
- Atemwegserkrankungen
- Zerebrovaskuläre, hirnorganische und psychische Erkrankungen

In die Gruppe mit der höchsten Prävalenz fallen neben einigen Herz-Kreislauf-Krankheiten auch zwei muskuloskelettale Erkrankungen (Arthrose und Dorsopathie). Weitere häufige Erkrankungen bei über 70-Jährigen sind arterielle Verschlusskrankheit, koronare Herzkrankheit sowie COPD und Diabetes mellitus Typ II (Saß et al. 2009b, Steinhagen-Thiessen et al. 1994, Mayer und Baltes 1996, Gerste 2012). Zu den häufigsten Behandlungsdiagnosen bei Hochbetagten zählen neben Herzinsuffizienz, Harninkontinenz, Femurfrakturen und Hör- und Sehverlusten auch die Dekubitalgeschwüre (Böhm et al. 2009). Die häufigsten Krankenhausentlassungsdiagnosen bei den über 85-Jährigen sind mit absteigender Häufigkeit: Krankheiten des Kreislaufsystems, Verletzungen, Vergiftungen und Folgen äußerer Ursachen, Krankheiten des Verdauungssystems sowie Krankheiten der Atmungsorgane gefolgt von Neubildungen (Statistisches Bundesamt 2011c).

Bei der Erhebung des Mikrozensus im Jahr 2005 gaben 28 % der 75-Jährigen und Älteren an, in den letzten vier Wochen krank oder unfallverletzt gewesen zu sein, Frauen waren durchschnittlich etwas häufiger betroffen. Damit war in dieser Altersgruppe die höchste Anzahl an Erkrankten zu finden (Saß et al. 2009b).

Multimorbidität

Mit fortschreitendem Alter ist eine Ausweitung von gesundheitlichen Problemen erkennbar, sowohl hinsichtlich der Anzahl Erkrankter als auch bezüglich der Komplexität der auftretenden Beeinträchtigungen. Die Prävalenz von Erkrankungen und funktionellen Beeinträchtigungen steigt im höheren Lebensalter deutlich an (Ding-Greiner und Lang 2004). Dabei nimmt der Anteil derer, die an mehreren Krankheiten gleichzeitig leiden, zu. Nach den Daten des Alterssurveys 2008 leiden rund drei von vier Personen im Alter zwischen 70 und 81 Jahren an mindestens zwei Erkrankungen, jeder fünfte Erkrankte sogar an fünf und mehr Krankheiten (BMFSFJ 2008). Die Multimorbidität und Polypharmazie stellt die medizinische Versorgung vor große Herausforderungen, zumal es bisher keine Leitlinien für die Behandlung multimorbider Patienten gibt und die Medikation bei hochbetagten Patienten häufig überdosiert verordnet oder verabreicht wird (SVR 2010, BMFSFJ 2010).

Funktionsverlust und Frailty

Zahlreiche Gesundheitsstörungen und Krankheiten treten bei Älteren häufiger auf als bei Jüngeren (Saß et al. 2009a, Gerste 2012). Im Alter besteht häufig eine verringerte Anpassungsfähigkeit des Organismus und eine oftmals verlängerte Rekonvaleszenzdauer nach Erkrankungen. Ein großes Problem stellt der Verlust an Muskelmasse während der Immobilität dar. So verlieren bereits gesunde Ältere 10 % ihrer Beinmuskelmasse nach 10-tägiger Immobilität, bei älteren Patienten wird dieser Abbau bereits nach drei Tagen erreicht, während junge Gesunde nach 28-tägiger Immobilität nur 2 % ihrer Beinmuskelmasse einbüßen (Kortebein et al. 2007). Krankenhausaufenthalte bergen damit bei älteren Patienten ein hohes Risiko für Stürze.

Besondere Beachtung erfordern deshalb Krankheiten, die einen Risikofaktor für Funktionseinbußen darstellen und Hilfebedürftigkeit nach sich ziehen können; aber auch Behinderungen, die zu Funktionseinschränkungen führen können, sowie Gebrechlichkeit oder Instabilität (Frailty), die Indikatoren für drohenden oder weiteren Funktionsverlust sind. Frailty entsteht durch Beeinträchtigungen der muskoskelettalen bzw. neurologischen Funktionen und des Ernährungszustandes infolge von Krankheiten oder altersbedingter Veränderungen bei gleichzeitig eingeschränkten Kompensationsmechanismen bzw. funktionellen Reserven. Allerdings führen körperliche Veränderungen nicht zwangsläufig zu weiteren Einschränkungen. Vielmehr bestimmen sozioökonomische und interpersonale Faktoren sowie Faktoren der sozialen und räumlichen Umwelt, aber auch die Qualität der Versorgung, die Entwicklung erheblich mit (Böck et al. 2011, Walter und Patzelt 2012, Günster et al. 2012, von Renteln Kruse 2004). Bedeutsam ist zum Beispiel, dass Krankheiten und Gebrechlichkeit bei älteren Menschen mit geringeren sozialen, kulturellen und ökonomischen Ressourcen (Schüz et al. 2011) im Vergleich zu Menschen mit besseren Lebensbedingungen nicht nur die Lebensqualität stärker beeinträchtigen können (Meyer 2011, Heidelberg et al. 2011), sondern zu einer erhöhten Sterblichkeit beitragen (von dem Knesebeck und Mielck 2009). Die damit einhergehenden steigenden Anforderungen an das

Gesundheits- und Sozialwesen führen in der Politik und Wissenschaft zu intensiven Auseinandersetzungen mit Gesundheit im Alter. Deshalb wurde unter anderem 2006 der Förderschwerpunkt des Bundesministeriums für Bildung und Forschung »Gesundheit und Alter« etabliert. Die dort verorteten Forschungsprojekte und -verbünde beschäftigen sich mit Ko- und Multimorbidität bei älteren Menschen und der Stärkung von Ressourcen und Autonomie im Alter (Schüz et al. 2011).

Kognitive Leistungsfähigkeit und psychische Gesundheit

Der physiologische Alterungsprozess geht mit einer Veränderung der kognitiven Leistungsfähigkeit einher. Epidemiologische Studien belegen, dass bei etwa 25 % der über 65-Jährigen psychische Erkrankungen bzw. Störungen im weitesten Sinne vorliegen (Saß et al. 2009b, Backes und Clemens 2008, Gerste 2012, Radebold 1994). Demenzen führen bei Älteren häufig zu erheblichen Beeinträchtigungen der Aktivitäten des täglichen Lebens, so dass in der Regel eine selbstständige Lebensführung nicht mehr möglich ist und der Eintritt in ein (Pflege-)Heim notwendig werden kann.

Zu unterscheiden sind alt gewordene psychisch Kranke und psychisch Alterskranke, welche erstmals nach dem 60. bzw. 65. Lebensjahr erkranken. Vom Erscheinungsbild stehen bei Älteren depressive und demenzielle Syndrome im Vordergrund (Stoppe 2006). Prinzipiell tritt bei den über 65-Jährigen dasselbe Spektrum an psychiatrischen Erkrankungen auf wie bei Menschen im mittleren Lebensalter, auch werden die gleichen Ursachen beziehungsweise Erscheinungsbilder beobachtet. Jedoch gehen psychiatrische Erkrankungen bei Älteren häufiger mit körperlichen Beeinträchtigungen einher und neigen in stärkerem Maße zu Chronifizierung. Der quantitative Anteil der psychisch Erkrankten ist insgesamt mit dem Anteil psychisch Kranker im mittleren Lebensalter zu vergleichen (Saß et al. 2009b, Backes und Clemens 2008, Bruder 1999). Jedoch steigt z. B. in Folge von depressiven Symptomen und subsyndromalen Depressionen die Suizidrate bei älteren Menschen an, besonders Männer sind hier betroffen, sie erleiden viermal häufiger einen Suizid als Frauen (Stoppe 2006).

Nach den Daten der Berliner Altersstudie (BASE), die in den Jahren 1990 bis 1993 durchgeführt wurde, sind die häufigsten psychischen Krankheiten der Menschen über 70 Jahre Demenzen mit 14 %. Die zweithäufigste Gruppe bilden Depressionen mit 9 % (Helmchen et al. 1996).

Neuere Daten der AOK (2008, 25,4 Mio. Versicherte) zeigen, dass die Diagnose Vaskuläre Demenz im Alter erheblich zunimmt (Behandlungsprävalenz 2008: 85- bis 89-Jährige 5,4 %, 90- bis 94-Jährige 7,6 %, über 95-Jährige 9,2 %). Starke Zunahmen zeigen sich auch bei der nicht näher bezeichneten Demenz (Behandlungsprävalenz 2008: 85- bis 89-Jährige 14,6 %, 90- bis 94-Jährige 21,9 %, über 95-Jährige 27,3 %), Alzheimer (Behandlungsprävalenz 2008: 85- bis 89-Jährige 4,4 %, 90- bis 94-Jährige 5,4 %, über 95-Jährige 5,7 %) und anderen psychischen Störungen aufgrund einer Schädigung oder Funktionsstörung des Gehirns oder einer körperlichen Krankheit (Behandlungsprävalenz 2008: 85- bis 89-Jährige 5,2 %, 90- bis 94-Jährige 7,5 %, über 95-Jährige 9,4 %) (Gerste 2012).

Bei den Neuerkrankungen an Demenz sind die älteren Frauen überdurchschnittlich betroffen: Auf sie entfallen 70 % aller Neuerkrankungen (Saß et al. 2009b).

Bei Pflegeheimbewohnern wird von einer Prävalenz depressiver Symptome von bis zu 50 % und von schwerer Depression zwischen 15 % und 20 % ausgegangen (Stoppe 2008).

Trotz des vermehrten Auftretens psychischer Symptome im Alter werden bei diesen Patienten seltener eindeutige Diagnosen formuliert. Eine mögliche Ursache liegt in der Komorbidität mit somatischen Erkrankungen. Zu vermuten ist auch, dass hier der Einfluss von Alterssterotypen spürbar wird – so z. B. die Akzeptanz der Bürger, aber auch der Professionellen im Gesundheitswesen, dass es normal sei, im Alter schlechter zu schlafen oder dass es normal sei, wenn sich Ältere aus dem sozialen Kontext zurückziehen und Desinteresse am Leben zeigen (Stoppe 2006).

Es kann zudem schwierig sein, alterstypische und altersphysiologische Veränderungen der kognitiven Leistungsfähigkeit von frühen Demenzstadien abzugrenzen. Unklar ist, wie hoch die tatsächliche Anzahl Älterer mit subdiagnostischen Ausprägungen psychischer Erkrankungen ist, bei denen zwar Einschränkungen der Lebensqualität und eine erhöhte Inanspruchnahme von medizinischer Versorgung vorhanden sind, die aber in derzeit verwendeten Klassifikationssystemen nicht erkannt werden (Saß et al. 2009b).

Auch über die Möglichkeit der Betroffenen, fachärztliche Hilfe zu erlangen, liegen wenige Angaben vor. So ist nicht bekannt, wie viele Psychotherapeuten und Psychiater gerontopsychiatrisch qualifiziert bzw. tätig sind. In die Betreuung älterer psychisch Kranker sind in regional unterschiedlichem Maße sozialpsychiatrische Dienste einbezogen (List et al. 2009). Ambulante Psychotherapien bei älteren Menschen werden jedoch im Gegensatz zu Menschen jüngerer Altersgruppen selten durchgeführt, wie die Daten der GEK der von 2000–2006 genehmigten Psychotherapien verdeutlichen: Genehmigte Psychotherapien bei 75 bis 79 Jahre alten GEK-Versicherten: 0,1 % Männer, 0,3 % Frauen vs. 25–30 Jahre alten GEK-Versicherten: knapp 1,0 % Männer, 2,3 % Frauen (ISEG 2007). Diese Unterschiede sind unter anderem auf Vorbehalte bei den älteren Betroffenen, aber auch bei den Professionellen und der Wissenschaft zurückzuführen. Negativ orientierte Altersbilder und unzutreffende Krankheitskonzepte führten in der Vergangenheit zu einer geringen Nutzung von Psychotherapien im Alter. Im sechsten Bericht zur Lage der älteren Generation in der Bundesrepublik Deutschland werden die Möglichkeiten einer Psychotherapie im Alter positiv konnotiert, so dass davon ausgegangen werden kann, dass Psychotherapeuten zukünftig die Therapien immer mehr an die Potentiale des Alters anpassen werden und so die psychischen Probleme, die in Verbindung mit Einschränkungen und Verlusterleben im Alter eintreten können, mit den Klienten bearbeiten können (BMFSFJ 2010).

Subjektive Gesundheit

Der Begriff »subjektive Gesundheit« beschreibt das individuelle Erleben der Gesundheitssituation durch die Person selbst. Nach einer Metaanalyse decken sich die subjektiv empfundene und die objektive Gesundheit zwar nur in 5 bis 30 % der Fälle (Wurm et al. 2009), dennoch ist das subjektive Erleben verglichen mit der medizinisch diagnostizierbaren, objektiven Gesundheit ein bedeutenderer Prädiktor für die vorzeitige Sterblichkeit bzw. die Langlebigkeit von (älteren) Personen. Dies gilt insbesondere für das höhere Lebensalter. Über die Ursachen dieser Diskrepanz gibt es unterschiedliche Erklärungsansätze. Angeführt werden Grenzen der medizinischen Messbarkeit von Krankheiten, unerkannte (nicht diagnostizierte) Erkrankungen und besonders psychosoziale Ressourcen, die bei optimistischer Lebenseinstellung protektiv auf die Gesundheit wirken und bei negativen Haltungen zu emotionalen Belastungen oder psychischen Erkrankungen führen können. Verschiedene Studien fanden einen Zusammenhang zwischen subjektiver Gesundheit und der Entwicklung von funktionalen Einschränkungen bzw. dem Verlust von funktionalen Fähigkeiten sowie kognitiver Gesundheit: Personen, die ihren Gesundheitszustand subjektiv schlecht bewerten, leiden scheinbar unter größeren funktionalen Beeinträchtigungen und kognitiven Einschränkungen als Personen, die ihren Gesundheitszustand positiv bewerten, unabhängig von ihrem objektiven Gesundheitszustand. Hohe subjektive Gesundheit geht also mit besserer Funktionsfähigkeit und besserer kognitiver Gesundheit einher. Im Verlauf des Alterns verschlechtert sich die subjektiv wahrgenommene Gesundheit in geringerem Maße als die objektiv diagnostizierbare Gesundheit, die Differenz zwischen objektiver und subjektiver Gesundheit nimmt zu. Ältere beurteilen ihre gesundheitliche Situation vor allem im Hinblick auf vorliegende Krankheiten, körperliche Einschränkungen und das Fehlen von quälenden Beschwerden. Als Maßstab gilt weniger die eigene frühere Gesundheit als vielmehr die Konstitution von (schlechter gestellten) Gleichaltrigen (Wurm et al. 2009).

Im höheren Lebensalter ist demnach das subjektive Gesundheitsempfinden besser als es der objektive Zustand erwarten lassen würde. Daher gilt besonders im höheren Lebensalter die subjektive Gesundheit als relevante Gesundheitsinformation (Wurm und Tesch-Römer 2008).

Daten zum subjektiven Gesundheitszustand von Älteren

Daten des telefonischen Gesundheitssurveys von 2003 verdeutlichen, dass Menschen mit steigendem Lebensalter ihren Gesundheitszustand als weniger gut einschätzen. In der Altersgruppe der 75- bis 84-Jährigen bewerten weniger als die Hälfte der Befragten ihren Gesundheitszustand als sehr gut oder gut (Frauen 41 % vs. Männer 46 %). Eine schlechte oder sehr schlechte Einschätzung des Gesundheitszustandes nimmt dagegen mit steigendem Lebensalter zu und beträgt bei den 75- bis 84-Jährigen etwa 18 %. Der Großteil der Älteren berichtet zusammenfassend über eine mindestens mittelmäßige allgemeine Gesundheit. Beide Geschlechter schätzen ihre Gesundheit im Altersverlauf schlechter ein, jedoch bewerten Frauen ihren Gesundheitszustand etwas kritischer als gleich alte Männer. Bei der Einschätzung des psychischen Wohlbefindens ist kein Altersgradient zu verzeichnen, jede vierte Frau und jeder fünfte Mann in der jeweiligen Altersgruppe gibt an, ziemlich stark oder sehr stark im psychischen Wohlbefinden eingeschränkt zu sein (Wurm et al. 2009).

Nachlassende körperliche Belastbarkeit, physische Beschwerden, eine dauerhafte Einnahme von Medikamenten und häufigere Arztkontakte verdeutlichen älteren Betroffenen, dass eine gute gesundheitliche Konstitution weniger selbstverständlich ist als in jüngeren Jahren. Gesundheit gewinnt damit mit steigendem Alter auch im täglichen Leben an Bedeutung. So geben in der Basisstichprobe des Alterssurveys 2002 Frauen und Männer in der höchsten Altersgruppe (75–84 Jahre) die Gesundheit als wichtigstes Thema an, gefolgt von Sicherheit der Familie, Sorge um die Angehörigen, geistiger Leistungsfähigkeit und Einfühlungsvermögen sowie mitfühlendem Verständnis. In den jüngeren Altersgruppen wird Gesundheit in der Rangfolge weiter hinten platziert.

1.3 Strukturen der ambulanten gesundheitlichen Versorgung älterer Menschen

1.3.1 Ambulante ärztliche Versorgung

Die meisten gesundheitsbezogenen Anliegen und Probleme älterer Menschen können im Rahmen der gesundheitlichen Grundversorgung gelöst werden. Diese umfasst, im Sinne des primary health care Konzepts der Weltgesundheitsorganisation, neben der ärztlichen Primärversorgung die niedrigschwellige Betreuung auch durch andere Gesundheitsberufe sowie innerhalb von Familien und kommunalen Strukturen (WHR 2008).

Ältere Menschen stellen die größte Patientengruppe in den Hausarztpraxen dar, für Patienten und Angehörige ist der Hausarzt in vielen Fällen der erste Ansprechpartner im Gesundheitssystem. Über 90 % der erwachsenen Bevölkerung in Deutschland hat einen festen Hausarzt, bei Menschen über 65 Jahren steigt der Anteil auf 96 %. Über 65-Jährige suchen ihren Hausarzt im Mittel sechsmal pro Jahr auf, multimorbide Patienten haben im Durchschnitt doppelt so viele Hausarztkontakte wie nicht mehrfach Erkrankte (12 vs. 6 Konsultationen pro Jahr). Zu den besonderen Merkmalen der hausärztlichen Tätigkeit gehört die kontinuierliche Betreuung von Patienten mit einem breiten Spektrum gesundheitlicher Probleme und Beeinträchtigungen. Hausärzte behandeln Patienten mit uncharakteristischen Befindlichkeitsstörungen, mit chronischen Erkrankungen in unterschiedlichen Stadien, schwer kranke und sterbende Menschen, Erkrankte, die altersbedingte physiologische, sensorische oder psychische Einschränkungen aufweisen, oder auch Patienten, die mit individuellen Mischungen aus allen diesen Formen zu ihnen kommen (▶ Kap. 1.2).

Die Patienten und ihr unmittelbares Lebensumfeld nehmen einen wesentlichen Einfluss auf die diagnostischen und therapeutischen Entscheidungen und sollten in diesen berücksichtigt werden. Für die Rationalität hausärztlichen Handelns sind monodiagnostische klinische Begriffe und Standards nur von relativer Bedeutung; dies gilt insbesondere für die Versorgung älterer und hochaltriger Patienten, bei denen oftmals chronische Mehrfacherkrankungen dominieren (SVR 2010).

Die Aufgabe der Ärzte ist es, den Zustand des labilen Gleichgewichts der gesundheitlichen Situation möglichst stabil zu gestalten, indem sie durch Prävention, Therapie und Rehabilitation versuchen, das individuelle Maximum an Stabilität für die jeweiligen Patienten zu erreichen. Die im Alter häufig angestrebte, lange Erhaltung einer selbstständigen und -bestimmten Lebensführung in der gewünschten häuslichen und sozialen Umgebung ist ein wesentliches Ziel umfassender Betreuung älterer Menschen und entscheidend für deren Lebensqualität. Zur Gewährleistung dieser Betreuung müssen unterschiedliche Bedingungen erfüllt sein (Meier-Baumgartner 1991):

- Eine ausreichende finanzielle Sicherung
- Eine soziale Einbindung der Patienten
- Die Erkennung besonderer gesundheitlicher Risiken bei geriatrischen Patienten.

Die regelmäßige Erfassung alltagsrelevanter Funktionalität bei geriatrischen Patienten ist von zentraler Bedeutung, da die Spannbreite möglicher Einschränkungen durch Erkrankungen einer großen Variabilität unterliegt (Pientka et al. 1995). Mit dem einheitlichen Bewertungsmaßstab, der die Abrechnung ambulanter Leistungen in der gesetzlichen Krankenversicherung regelt (»EBM 2000plus«), wurde erstmals ein hausärztlich-geriatrisches Basis-Assessment eingeführt, das z. B. den Mini Mental Status Test und die Geriatric Depression Scale umfasst.

Ein geeigneter Einsatzort für das geriatrische Assessment ist die Hausarztpraxis, die für die allermeisten Patienten als erste und besonders wichtige Anlaufstelle bei der gesundheitlichen Versorgung eine zentrale Position einnimmt. Im Bedarfsfall können die Patienten zur weiterführenden Diagnostik und gegebenenfalls Behandlung an geriatrische Facheinrichtungen überwiesen werden, z. B. geriatrische Tageskliniken, Kliniken oder Ambulanzen.

Es fehlen zurzeit noch belastbare Daten zur konkreten Durchführung des Assessments in Hausarztpraxen. Ebenso liegen nur wenige Daten vor, die Auskunft darüber geben, inwieweit die Ergebnisse der Assessments die Grundlage einer sich anschließenden weiteren Diagnostik und Therapie darstellen (Walter et al. im Druck).

In Deutschland wird die hausärztliche Versorgung älterer Menschen durch Fachärzte für Allgemeinmedizin, hausärztlich tätige Fachärzte für Innere Medizin und – mit zahlenmäßig abnehmender Bedeutung auf Grund fehlender Berechtigung zur Niederlassung – praktischen Ärzten sichergestellt. Die Verfügbarkeit von Hausärzten variiert regional stark, zudem ist die Altersstruktur der derzeit niedergelassenen Hausärzte relativ ungünstig. Vor allem, aber nicht nur, in ländlichen Gebieten Ost- und Norddeutschlands nimmt die Hausarztdichte weiter ab, wovon besonders Gegenden mit schwacher Infrastruktur und einem eher überdurchschnittlichen Anteil älterer Menschen betroffen sind (SVR 2010).

Der drohende und in Teilen bereits bestehende Mangel an Hausärzten steht im Gegensatz zur oben skizzierten Bedeutung der Hausärzte für die gesundheitliche Versorgung der Bevölkerung insgesamt und im Besonderen für ältere und hochaltrige Menschen: Eine starke Primärversorgung (primary health care) gilt als Schlüssel für ein modernes, patientenzentriertes Gesundheitssystem, um eine qualitativ gute, kosteneffektive und verteilungsgerechte Versorgung zu gewährleisten. Insbesondere vor dem Hintergrund der Herausforderungen durch eine alternde Bevölkerung hat die Weltgesundheitsorganisation (WHO) in ihrem World Health Report von 2008 zur Stärkung der Primärversorgung aufgerufen (WHR 2008).

Ein wichtiges Bindeglied zwischen der Primärversorgung und der spezialisierten stationären Behandlung von Patienten bilden die niedergelassenen Fachärzte. Ältere Menschen konsultieren von diesen am häufigsten Ärzte für Augen-, Zahn- und Frauenheilkunde sowie Urologen und fachärztlich tätige Internisten; dabei sinkt die Frequenz der Konsultationen von Zahn- und Frauenärzten mit zunehmendem Alter der Patienten, während sie bei den anderen Ärztegruppen ansteigt.

Das deutsche Gesundheitswesen kennt, im Gegensatz zu einigen anderen Ländern (z. B. Großbritannien) keinen allgemeinen »Hausarztzwang«, so dass Patienten teilweise direkt Leistungen der spezialärztlichen ambulanten Versorgung in Anspruch nehmen können (primäre Nachfrage). Sekundäre Nachfrage wird durch ärztliche Überweisung von Patienten innerhalb des Versorgungssystems zu Spezialärzten oder Spezialeinrichtungen ausgelöst. Der ärztlichen (v. a. hausärztlichen) Primärversorgung kommt im Idealfall eine zentrale Steuerungsfunktion (»Lotse«) im Felde der ärztlichen Spezialisierungen zu, die der Gesetzgeber mit der hausarztzentrierten Versorgung (§ 73b SGB V) gestärkt hat.

In diesem Zusammenhang stellt eine qualifizierte Versorgung multimorbider geriatrischer Patienten eine Herausforderung für das Gesundheitswesen dar. Entsprechend ist mit Änderung der Approbationsordnung im Jahr 2002 das Fach Geriatrie als zweijährige Zusatzweiterbildung für Fachärzte integriert. Nach Erhebungen der kassenärztlichen Bundesvereinigung arbeiten deutschlandweit von ungefähr 2.100 geriatrisch qualifizierten Ärzten 377 im ambulanten Bereich: In Niedersachsen arbeiten weniger als 100 Ärzte mit einer geriatrischen Zusatzqualifikation im stationären oder ambulanten Bereich (Nds. MSFFGI 2011, Lübke et al. 2008).

Die Anzahl der praktizierenden Geriater ist mit Blick auf die Zunahme der geriatrischen Patienten als ungenügend einzuschätzen, ein erheblicher Nachholbedarf in der Weiter- und Fortbildung der Fachärzte ist notwendig. Auch muss konstatiert werden, dass die universitäre Repräsentation des Faches Geriatrie noch unzureichend ist, es existieren lediglich vier Lehrstühle für Geriatrie in Deutschland.

1.3.2 Ambulante pflegerische Versorgung

Als pflegebedürftig im Sinne der gesetzlichen Pflegeversicherung (SGB XI, § 14), gilt, wer auf Grund von Krankheit oder Behinderung bei gewöhnlichen und regelmäßig wiederkehrenden Verrichtungen des täglichen Lebens voraussichtlich für mindestens sechs Monate in erheblichem oder höherem Maße Hilfe benötigt. Die Leistungen der gesetzlichen Pflegeversicherung werden nach drei Pflegestufen bemessen. Seit Juli 2008 können zusätzlich Personen mit erheblichem allgemeinem Betreuungsbedarf, deren Hilfebedarf jedoch nicht das Ausmaß der Pflegestufe I erreicht hat und bei denen Demenzen, geistige Behinderungen oder psychische Erkrankungen vorliegen, Pflegeleistungen erhalten.

Laut der Pflegestatistik des Statistischen Bundesamtes waren 2009 rund 2,3 Millionen Menschen in Deutschland, vorwiegend Frauen (63 %), pflegebedürftig im Sinne der gesetzlichen Pflegeversicherung (SGB XI). Dies sind 16 % mehr als noch ein Jahrzehnt zuvor. Die Pflegebedürftigkeit nimmt besonders bei den Hochbetagten zu: 65- bis unter 70-Jährige 2,7 %, 70- bis unter 75-Jährige 4,7 %, 75- bis unter 80-Jährige 9,9 %, 80- bis unter 85-Jährige 19,9 %, 85- bis unter 90-Jährige 38 %, 90-Jährige und Ältere 59,1 % (Statistisches Bundesamt 2011c, Statistisches Bundesamt 2011b). Frauen sind etwa ab dem 80. Lebensjahr eher pflegebedürftig als Männer. So beträgt bei den 85- bis unter 90-jährigen Frauen die Pflegequote 42 %, bei den Männern gleichen Alters 28 %. Die Mehrzahl der Pflegebedürftigen wird zu Hause versorgt (69 %).

Sowohl der Anteil der Pflegebedürftigen (Pflegequote) als auch die Art der Versorgung ambulant/stationär, nur durch Angehörige/mit oder durch den Pflegedienst, variiert zwischen den einzelnen Bundesländern. So weist bei den 85- bis 90-Jährigen das Land Baden-Württemberg mit 32 % die niedrigste Pflegequote auf, während Mecklenburg-Vorpommern (51 %) und Brandenburg (50 %) deutlich über dem Bundesdurchschnitt (38 %) liegen. In Hessen werden 54 % aller Pflegebedürftigen zu Hause allein durch Angehörige gepflegt, in Schleswig-Holstein 38 % (Statistisches Bundesamt 2011a).

Gesundheitliche, familiäre, kulturelle und ökonomische Faktoren beeinflussen die Beantragung von Pflegeleistungen und erklären den Unterschied zwischen den Bundesländern mit. Zudem (Statistisches Bundesamt 2011a, Engels und Pfeuffer 2008) spielen die Ausprägung der lokalen Versorgungsstrukturen und die soziale Infrastruktur eine bedeutende Rolle (Engels und Pfeuffer 2008). In diesem Kontext ist auch der »graue Markt« an Haushalts- und Pflegehilfen in irregulären Beschäftigungsverhältnissen zu berücksichtigen. Die Zahl dieser Pflegekräfte, die vor allem aus östlichen EU-Ländern angeworben werden, wurde 2005 auf etwa 50.000 Personen geschätzt (Meyer 2006).

Erwartete Entwicklung

Für das Jahr 2050 geht der Sachverständigenrat zur Begutachtung der Entwicklung im Gesundheitswesen von 4,35 Millionen Pflegebedürftigen in Deutschland aus (SVR 2010).

Der Anteil der Pflegebedürftigen über 85 Jahre wird in Deutschland im Jahr 2020 rund 41 % und 2030 circa 48 % betragen. Die Gruppe der unter 60-Jährigen verliert hingegen an Bedeutung: Lag der Anteil an Pflegebedürftigen in dieser Altersgruppe im Jahr 2007 noch bei 14 %, so wird er im Jahr 2020 auf 10 % und im Jahr 2030 auf gut 7 % absinken (Statistische Ämter des Bundes und der Länder 2010).

Zwar ist Alter nicht zwangsläufig mit Pflegebedürftigkeit verbunden, ebenso wenig wie es zwingend mit Krankheit einhergeht, dennoch ist ein großer Teil der Bevölkerung, besonders im höheren Alter, auf Hilfe, Unterstützung und Pflege angewiesen (Kruse et al. 2002).

Häusliche Pflege kann als Sachleistung (Grundpflege und hauswirtschaftliche Versorgung) von ambulanten Pflegediensten erbracht werden. Die Zahl der ambulanten Pflegedienste hat sich seit den 1990er Jahren fast verdreifacht; gegenwärtig gibt es rund 12.000 ambulante Pflegedienste. Diese befinden sich zu 62 % in privater Trägerschaft und zu 37 % in freigemeinnütziger Trägerschaft. Lediglich 2 % der ambulanten Pflegedienste werden öffentlich getragen (Statistisches Bundesamt 2011b, Kuhlmey 2012).

Alternativ zur Sachleistung in Form ambulanter Pflegedienste – oder in Kombination – kann Pflegegeld in Anspruch genommen werden, mit der die Grundpflege durch nicht-professionelle Kräfte, z. B. Angehörige, sichergestellt wird. Teilstationäre Pflege (Tages- oder Nachtpflege) ist – beispielsweise zur Überbrückung von Krisen mit zeitweise erhöhtem Pflegebedarf – möglich. Anrecht auf vollstationäre Pflege in Pflegeheimen besteht, wenn häusliche und teilstationäre Pflege nicht möglich sind; dies betrifft derzeit rund 32 % der Pflegebedürftigen (Kuhlmey 2012, Klemperer 2010).

Tritt Pflegebedürftigkeit ein, stehen Betroffene wie Angehörige zunächst vor großen Herausforderungen im Hinblick auf die Gestaltung des Lebensalltags: Formelle und informelle Unterstützung muss organisiert, rechtliche Fragen müssen geklärt und finanzielle Absicherung gewährleistet werden. Zudem ist es erforderlich, die ärztliche, therapeutische und pflegerische Versorgung zu koordinieren und auf die jeweilige Situation abzustimmen.

Anlaufstellen für Betroffene und Angehörige in dieser Situation können z. B. regionale »Pflegestützpunkte« (§ 92c SGB XI) sein, wie sie im Zuge des Pflege-Weiterentwicklungsgesetzes (2008) in den Ländern eingerichtet wurden (KDA 2010). Diese sollen Anlaufzentren sein, in denen Pflegebedürftige und ihre Angehörigen eine unabhängige, kompetente Beratung und (Langzeit-)Unterstützung aus einer Hand erhalten, wobei die Entwicklung dieser Strukturen bei Weitem nicht abgeschlossen ist (Statistisches Bundesamt 2009b). In der Umsetzung dieses Vorhabens stellen sich derzeit Fragen der Steuerung und Implementierung, da unterschiedliche Organisationsstrukturen und -kulturen der beteiligten Akteure aufeinander treffen und jeweils zu berücksichtigende örtliche Besonderheiten vorliegen (Röber und Hämel 2011).

1.3.3 Soziale, informelle Netzwerke für Hochaltrige

Die Bedeutung der Familie für die älteren Patienten

Viele sozialwissenschaftliche Untersuchungen belegen den besonderen Stellenwert der Familie für die älteren Patienten. Intrafamiliäre Kontakte sind von hoher Bedeutung, zumal sie für die soziale Integration und Lebensqualität im Alter entscheidend sind (Backes und Clemens 2008, Reimann 1994). Fehlende oder geringe Familienbeziehungen können eine Einengung von Handlungs- und Kontaktspielräumen und eine Einschränkung sozialer sowie materieller Möglichkeiten bedeuten. Alte Menschen mit in der Nähe lebenden Familienmitgliedern weisen ein zufriedenstellendes Unterstützungssystem auf und erleben soziale Einbindung (Backes und Clemens 2008, Lang 1994). Die Familie wird trotz Wandlungserscheinungen wertgeschätzt, auch wenn sie durchaus als Spannungsfeld angesehen werden kann. Insgesamt bestehen enge emotionale, generationenübergreifende Beziehungen, die über die Familiengröße und Generationsstruktur bestimmt werden (Backes und Clemens 2008, Backes und Clemens 2008, Hoffmann et al. 2009, BMFSFJ 1993, Rosenmayr 1996).

Soziale Netzwerke werden vor allem unter dem Aspekt der sozialen Unterstützung betrachtet, die im Alter eine besondere Bedeutung erfährt. Netzwerke bestehen im Mittel aus acht bis elf Personen (Stosberg 1998, Wagner et al. 1996); Heimbewohner weisen die kleinsten Netzwerke auf (durchschnittlich 4,5 Personen), alte Menschen in Privathaushalten haben dagegen durchschnittlich 11,3 Netzwerkpartner (Wagner et al. 1996). Die Größe des Netzwerks sagt zwar nichts über die Qualität und Intensität der sozialen Beziehungen aus, es kann jedoch in kleinen Netzwerken eher zu Abhängigkeiten und bei weniger vorhandenen, sozialen Alternativen zu Kontrollausübungen kommen.

Kinderlosigkeit betrifft durchschnittlich mehr als 20 % aller nicht-ledigen Menschen der Geburtsjahrgänge 1910–1930 (Backes und Clemens 2008). In der BASE waren mehr als 40 % der über 90-jährigen befragten Frauen lebenslang kinderlos, weitere 13 % hatten ihre Kinder überlebt (Wagner et al. 1996). Dies bedeutet jedoch nicht, dass alte Menschen mit Kindern über viele, Kinderlose hingegen nur über wenige oder keine Netzwerkbeziehungen verfügen. Die kinderlosen älteren Menschen sind häufig in der Lage, durch Freunde, Bekannte oder Nachbarn das Fehlen familiärer Bindung (teilweise) auszugleichen (Backes und Clemens 2008).

Die Bedeutung von außerfamiliären sozialen Netzwerken für ältere Patienten

Empirische Studien haben den Anteil außerfamiliärer Netzwerkteilnehmer (z. B. Freunde, Bekannte oder Nachbarn) im Hinblick auf soziale Unterstützung bei Älteren (75–93 Jahre alt) ermittelt (Stosberg 1998). Außerfamiliäre Netzwerkpartner sind in den meisten Fällen Professionelle (37,8 %), jeder zehnte Hochbetagte wird von Nachbarn unterstützt (9,5 %) und einige erhalten Hilfe von Freunden und Bekannten (6,6 %).

Fast alle alten Menschen haben mindestens eine Person, durch die sie Hilfe erhalten (87 %); von den 70- bis 84-Jährigen haben noch 69 % mindestens einen Freund, von den 85-Jährigen und Älteren nur noch 43 % (Backes und Clemens 2008, Wagner et al. 1996).

Dabei ist zu bedenken, dass nicht die Anzahl, sondern die Qualität der sozialen Kontakte und die Netzwerkstruktur darüber bestimmt, ob ein sozial zufriedenstellendes Altern gelingt und Isolation und Einsamkeit verhindert werden können. Neben der instrumentellen Unterstützung sind die emotionale Unterstützung für ein zufriedenes Altern, die Bewältigung einer möglichen Krankheitslast und die kognitive Leistungsfähigkeit von relevanter Bedeutung.

Einsamkeit betrifft vorwiegend alleinlebende Hochbetagte, deren Netzwerkbe-
ziehungen – familiär sowie außerfamiliär – geringer geworden sind. Dies zeigt
sich unter anderem in der Singularisierung der Haushaltsstrukturen. So leben
Menschen 80 Jahre und älter in Westdeutschland zu 61 % in Ein-Personenhaus-
halten, zu 34 % in Zwei-Personenhaushalten, in Ostdeutschland zu 65 % in Ein-
Personenhaushalten und zu 32 % in Zwei-Personenhaushalten (Niepel 2004).
Die Auswirkungen der sozialen Veränderungen in der Gesellschaft (abnehmendes
Pflegepotential durch Angehörige, steigende Erwerbsquoten der Frauen) stellen
aktuell und zukünftig eine Herausforderung für die Unterstützung und Pflege von
hilfsbedürftigen Menschen dar (Enquete-Kommission 2005).

1.3.4 Der Stellenwert von informellen Unterstützungssystemen: Privat erbrachte Pflege- und Hilfeleistungen

Das gesamte Spektrum an Pflege- und Hilfeleistungen bei der Versorgung älterer
Menschen wird häufig durch soziale, informelle Unterstützungsnetzwerke abge-
deckt, formelle Unterstützung stellt mit Ausnahme der klinischen Einrichtungen
für viele lediglich eine ergänzende Komponente dar. Mitglieder informeller Unterstützungssysteme sind neben Familienangehörigen und Verwandten Freunde,
Bekannte oder Nachbarn. Der Alterssurvey zeigt, dass 27 % der 40- bis 85-jähri-
gen Töchter und 21 % der gleichaltrigen Söhne mindestens einmal pro Tag Kontakt zu einem außerhalb des eigenen Haushalts lebenden Elternteils hat (Backes
und Clemens 2008).

Aber besonders bei Kinderlosigkeit, fehlenden Generationen übergreifenden
Familienbeziehungen oder großer räumlicher Distanz zu Angehörigen treten
häufig tragfähige außerfamiliäre Beziehungen an deren Stelle, die sozialen Austausch, Kommunikation und Unterstützungspotentiale sichern und in der Lage
sind, familiäre Beziehungen zu ergänzen oder sogar zu ersetzen (Backes und Clemens 2003). Frauen verfügen häufiger als Männer über Sozialbeziehungen zu
Menschen außerhalb der eigenen (Kern-)Familie und pflegen häufiger gleichge-
schlechtliche, lang andauernde Freundschaften. Mit zunehmendem Alter kris-
tallisieren sich vermehrt Problemgruppen beiderlei Geschlechts mit schwachen
sozialen Beziehungen heraus. Dazu gehört vor allem die Gruppe der Hochbetagten, da sich deren Bekannt- und Freundschaftsbeziehungen mit steigendem Alter
häufig ausdünnen. Hochbetagte ohne eigene Kinder sind hiervon besonders stark
betroffen. Durch schwindende Zugriffsmöglichkeiten auf soziale Netzwerke im
steigenden Lebensalter verringert sich das informelle Unterstützungspotential für
Ältere, das ein weitgehend selbstständiges Leben und Wohnen ermöglicht bzw.
erleichtern kann. Etwa nach dem 75. Lebensjahr setzen weitreichende Veränderungen in sozialen Beziehungen ein und das in einer Lebensphase, die durch einen
vermehrten Hilfs-, Unterstützungs- und Pflegebedarf gekennzeichnet ist (▶ **Kap.
1.3.2**).

Pflege durch Angehörige

Die Pflege älterer Menschen wird traditionell überwiegend in Privathaushalten durch persönliche Dienstleistungen von Angehörigen erbracht. Von den in Privathaushalten Betreuten werden etwa 80 % von Frauen versorgt (Backes und Clemens 2003, Schneekloth und Müller 2000).

Die Versorgung pflegebedürftiger Angehöriger beginnt bei Hilfen zur Alltagsbewältigung und erstreckt sich insbesondere bei Hochaltrigen bis hin zur Begleitung in schwerer Krankheit und im Sterben. Dabei leisten die pflegenden Angehörigen nicht nur personenbezogene Pflege, sondern erhalten auch das Lebensumfeld und die sozialen Kontakte der Gepflegten (Kuhlmey 2012).

Das private Hilfs- und Pflegepotential wird in Zukunft aus mehreren Gründen abnehmen:

- Quantitative Abnahme des Anteils der 45- bis 69-jährigen Frauen in Deutschland im Vergleich zu den Menschen, die älter als 70 Jahre alt sind
- Zunehmende Erwerbstätigkeit von Frauen
- Verstärkte Individualisierung und Singularisierung
- Entwicklung veränderter Lebensstile, Normen und Werte

Aus diesen Umständen ergibt sich möglicherweise in Zukunft ein Mangel an traditionell geleisteter, sozialer Unterstützung für ältere, pflegebedürftige Menschen. Für die Kompensation privater Pflegekapazitäten müssen deshalb funktionale Äquivalente gefunden werden (Alber und Schölkopf 1999).

Pflegebereitschaft

Blinkert (2007) gibt einen Überblick über sozio-strukturelle, -ökonomische und -kulturelle Faktoren, die die generelle Verfügbarkeit (und Bereitschaft) Angehöriger für die Pflege negativ beeinflussen können. Dazu zählen z. B. eine niedrigere Geburtenhäufigkeit, die zunehmende Erwerbstätigkeit von Frauen sowie ein Rückgang der Milieus mit hoher familiärer Pflegebereitschaft. Vor diesem Hintergrund wächst die Bedeutung infrastruktureller Stütz- und Vereinbarkeitsmaßnahmen für pflegende Angehörige.

Auf politischer Ebene wurde im Rahmen des Gesetzes zur strukturellen Weiterentwicklung der Pflegeversicherung (Pflege-Weiterentwicklungsgesetz 2008) durch die Einführung der sogenannten *Pflegezeit* für Arbeitnehmer eine Möglichkeit geschaffen, Arbeitszeit (unentgeltlich) zu reduzieren, um Angehörige zu pflegen. Dies gilt jedoch bislang nur für Personen, die bei Arbeitgebern mit mindestens 15 Beschäftigten tätig sind, und somit nicht für die 19 % aller Beschäftigten in Deutschland, die in Kleinstunternehmen (max. neun Beschäftigte) arbeiten (Kuhlmey 2012).

Wer pflegt wen? Soziodemografische Aspekte

In Deutschland haben mehr als die Hälfte der über 40-Jährigen Erfahrungen mit Pflegebedürftigkeit im persönlichen Nahbereich (Klie 2006). Insgesamt erhalten

92 % der Pflegebedürftigen Hilfe von ihren Angehörigen. Dabei sind 60 % der Hauptpflegepersonen 55 Jahre oder älter (Schneekloth und Wahl 2008).

Ein Vergleich zwischen 1991 und 2002 zeigt im Hinblick auf den Beziehungsstand der Hauptpflegeperson zum Gepflegten, dass die Ehepartner 2002 deutlich seltener die Hauptpflegeperson waren als noch eine Dekade zuvor (1991: 37 %, 2002: 28 %). Auch bei Müttern und Schwiegertöchtern ist in diesem Zeitraum ein leichter Rückgang zu verzeichnen (von 14 % auf 12 % und von 9 % auf 6 %). Dagegen stiegen die Anteile der hauptpflegenden Söhne (1991: 3 %, 2002: 10 %) und der Freunde, Nachbarn und Bekannten (1991: 4 %, 2002: 8 %). Hieraus lässt sich ersehen, dass der Anteil der männlichen Pflegenden gestiegen ist (von 17 % auf 27 %). Gestiegen ist auch der Anteil der älteren Pflegenden, insbesondere der über 80-Jährigen (1991: 3 %, 2002: 7 %) (Schneekloth und Wahl 2008). Zu der von Schneekloth und Wahl beobachteten Entwicklung einer Annäherung der Geschlechter in der Pflege kann die Einführung der Pflegeversicherung im Jahre 1995 (für den stationären Sektor 1996) einen Beitrag geleistet haben. Diese generierte einen Rechtsanspruch auf pflegerische Leistungen und eröffnete damit Alternativen zur reinen Familienpflege (und damit hauptsächlich Frauenpflege) in der häuslichen Versorgung.

Pflegetätigkeit der Angehörigen

Die Pflegetätigkeit von Angehörigen findet überwiegend im räumlichen Nahbereich statt: Knapp ein Drittel der Pflegenden betreut Personen, die im selben Haushalt leben, 19 % leben im selben Haus, 10 % in der Nachbarschaft und 21 % im selben Ort (Schulze und Drewes 2005).

Nach einer für Deutschland repräsentativen Erhebung (Schneekloth und Wahl 2008) wendete die Hauptpflegeperson im Jahr 2002 im Durchschnitt 36,7 Stunden pro Woche für die Pflege auf. Dabei stieg der aufgewendete Zeitrahmen mit der Pflegestufe (I: 29,4 h, II: 42,2 h, III 54,2 h) und jeweils zusätzlich, wenn der Gepflegte kognitiv eingeschränkt war. Die Pflegetätigkeit der Angehörigen umfasst neben den genuin pflegerischen Aufgaben wie Hilfe beim Waschen, Kleiden, etc. auch die hauswirtschaftliche Versorgung (Einkaufen, Zubereitung von Mahlzeiten, Putzen etc.) sowie die allgemeine soziale Betreuung (Glaeske et al. 2009).

Die Gesundheit pflegender Angehöriger

Angehörige sind im Rahmen ihrer Pflege einer Reihe von Belastungen ausgesetzt (Dörpinghaus et al. 2004). Während bei rein körperlichen Erkrankungen der zu pflegenden Person der körperliche Funktionsverlust und die tatsächliche Pflegetätigkeit im Vordergrund stehen, ist bei einer demenziellen Erkrankung die Notwendigkeit ständiger Anwesenheit ein Belastungsfaktor (Pinquart und Sörensen 2007). Sewitch et al. (2006) fanden bei Ehepartnern von älteren Erkrankten ein deutlich höheres Risiko für die Verschlechterung des allgemeinen Gesundheitszustands und der Lebensqualität als bei den erwachsenen Kindern (Sewitch et al. 2006). Diese Unterschiede lassen sich zu weiten Teilen durch höhere gesundheitliche Einschränkungen älterer Pflegender erklären (Kofahl et al. 2007). Unter

Berücksichtigung des Beziehungsstandes des pflegenden Angehörigen zur gepflegten Person und der räumlichen Versorgungsgestaltung finden sich Unterschiede
im Gesundheitszustand der Pflegenden (Kalytta und Wilz 2008): Pflegende Ehefrauen weisen ein höheres Ausmaß an depressiven Symptomen auf als pflegende
(Schwieger-)Töchter; hinsichtlich Körperbeschwerden gibt es aber kaum Unterschiede. Signifikante Unterschiede zeigen sich dagegen im Vergleich von Angehörigen, die im eigenen Haushalt pflegten und denjenigen, die getrennt von den zu
pflegenden Angehörigen wohnten. Erstere weisen sowohl in Bezug auf Körperbeschwerden als auch auf Depression ein deutlich höheres Belastungserleben auf.

Vor dem Hintergrund der Vorstellung, die Pflege von Angehörigen stelle generell eine (gesundheitliche) Belastung dar, geben neuere Untersuchungen Hinweise
darauf, dass die Pflege unter gewissen Voraussetzungen auch gesundheitsförderlich wirken kann (verminderte Mortalitätsraten gegenüber Nicht-Pflegenden)
(Brown et al. 2009). Es wird vermutet, dass die Wahrnehmung des Leidens des
Gepflegten zwar gesundheitsgefährdend, das Mitgefühl des Pflegenden (und daraus resultierende Pflege) jedoch letztendlich gesundheitsförderlich wirken können (Schulz et al. 2007).

Unterstützungsperspektiven

Eine besondere Herausforderung bei der Unterstützung pflegender Angehöriger
besteht darin, das familiäre Potential auszuschöpfen, ohne die Pflegenden dabei zu überfordern (Schneider et al. 2010). Einen konkreten Endpunkt für eine
Überforderung der Pflegenden stellt z. B. der Übergang von der Pflege zu Hause
in die institutionalisierte Pflege dar. Savundranayagam et al. (2011) untersuchten
das Belastungsempfinden von Ehepartnern und erwachsenen Kindern chronisch
Kranker: Für Ehepartner ist die Stressbelastung, für erwachsene Kinder vor allem
die Belastung durch die Veränderung der Eltern-Kind-Beziehung ausschlagge-
bend für eine Heimeinweisung des Pflegebedürftigen. Diese Ergebnisse verdeutlichen, dass Angehörige differenzierte Unterstützungsangebote benötigen. Grundsätzlich können aber beide Angehörigengruppen von Programmen profitieren,
die auf Bewältigungsstrategien und den Umgang mit problematischem Verhalten
der Pflegebedürftigen ausgerichtet sind (Savundranayagam al. 2011).

Konkrete Ansätze für die Unterstützung pflegender Angehöriger gewannen
Behmann et al. (Behmann et al. 2011) aus einer Delphi-Studie mit Public Health-
und Palliative Care-Experten: Auf der persönlichen Unterstützungsebene sind der
Ausbau von sozialrechtlichen Beratungsangeboten sowie professionell gehaltene
Schulungen für Angehörige zur Übernahme häuslicher Pflege erforderlich, da-
rüber hinaus der Ausbau von Angeboten zur Trauerbegleitung.

Politisch und organisatorisch wird ein Rechtsanspruch auf bezahlte Freistellung von der Arbeit für die Pflege Angehöriger und die flächendeckende Etablie-
rung von Angeboten der Kurzzeit-Palliativpflege zur Entlastung von pflegenden
Angehörigen gefordert. Schließlich sollten (pflegende) Angehörige im Rahmen
der medizinischen Versorgung regelhaft in Entscheidungsfindungen eingebunden
werden (z. B. durch strukturierte Einbeziehung in Visiten, Arzt-Patienten-Kon-
takt und Gespräche mit dem Behandlungsteam).

Die Pflege eines Angehörigen stellt die Pflegenden vor organisatorische, finanzielle, körperliche und emotionale Herausforderungen. Es lassen sich auf verschiedenen Ebenen der Lebenswelt Ansätze zur Unterstützung der familiären Pflege erkennen, die an vielen Stellen jedoch noch der besseren Koordination und zielgruppenspezifischen Anpassung bedürfen. Dabei spielen hinsichtlich der Bewältigung der Pflegeaufgabe auch innerfamiliäre Beziehungen und Erwartungen eine bedeutende Rolle, was im Zuge der demografischen Entwicklung z. B. niedrigschwellige psychologische Unterstützungsangebote für die Beteiligten sinnvoll erscheinen lässt.

Perspektivisch ist es relevant, die Gesundheitsförderung und Prävention bei (potentiellen) pflegenden Angehörigen zu verbessern, insbesondere unter dem Fokus der physischen und psychischen Belastungen, denen die Angehörigen ausgesetzt sind, dem Wunsch vieler Pflegebedürftigen, zu Hause versorgt zu werden, und mit Blick auf den prognostizierten Anstieg der Zahl der Pflegebedürftigen (Dräger et al. 2012).

1.3.5 Öffentliche gesundheitsbezogene und soziale Versorgungssysteme

Formen formeller Unterstützungssysteme sind als Einrichtungen des Gesundheitswesens und der Altenhilfe in staatlicher, wohlfahrtsverbandlicher oder privater Trägerschaft organisiert. Diese Unterstützungssysteme lassen sich nach dem Grad der Versorgung, die älteren Nutzern geboten wird, unterscheiden. Die Spannbreite reicht von einer hohen Versorgungsleistung bis hin zu Hilfen und Dienstleistungen, die selbstständig lebende ältere Menschen unterstützen oder zur Entlastung informeller Unterstützungssysteme herangezogen werden. Seit mehreren Jahren hat sich das Spektrum der Angebote auf diesem Sektor besonders im Bereich der teilstationären und ambulanten (Dienst-)Leistungserbringung erheblich vergrößert. Leistungsangebote der formellen gesundheitsbezogenen und sozialen Versorgungssysteme betreffen unter anderem:

- Hilfen zur Förderung von sozialer Integration, Kompetenz und Aktivitäten
- Hilfen zur Förderung physischer und psychischer Kompetenz
- Hilfen für die Grundversorgung
- Hilfen bei Pflegebedürftigkeit und Krankheit

1.3.6 Das Verhältnis von formeller sowie informeller Hilfe und Unterstützung

Bei der Pflege Hochbetagter wird oftmals lange Zeit auf die Einbeziehung professioneller Hilfe verzichtet, selbst bei zunehmender persönlicher Belastung oder Überforderung. Dräger et al. (Dräger et al. 2003) beschreiben drei verschiedene Komplexe, die Angehörige zögern lassen, professionelle Hilfe in Anspruch zu nehmen. Die erste Gruppe von Hinderungsgründen liegt in der Einstellung und

Disposition der Pflegeperson selbst z. B. Gefühle von Schuld, Ungenügen und Versagen, Scheu vor einer Einmischung in die Privatsphäre, finanzielle Gründe oder Unkenntnis über Entlastungsangebote. Eine zweite Gruppe von Barrieren besteht im Zusammenhang mit der pflegebedürftigen Person: Der Pflegende antizipiert, dass wechselnde Pflegepersonen Stress für den Pflegebedürftigen seien. Der Aufenthalt in einem Pflegeheim wird aufgrund des Verhaltens (Aggressivität, Immobilität, Inkontinenz) als schwierig eingestuft. Die dritte Gruppe bemängelt die Qualität der ambulanten Pflegedienste.

Die hier genannten Gründe verdeutlichen, dass der Auf- und Ausbau von Hilfssystemen für Pflegende auch die Bereitschaft der Pflegenden selbst voraussetzt, Unterstützung anzunehmen bzw. einzufordern (Backes und Clemens 2003, Zeman 1994).

Durch funktionales Ineinandergreifen formeller und informeller Unterstützung kann die Lebens- und Versorgungssituation älterer hilfebedürftiger Menschen optimiert werden. Es kann ein Beitrag dazu geleistet werden, sie in ihrem Bestreben, möglichst lange in der eigenen Häuslichkeit zu verbleiben, zu unterstützen. Wird der notwendige Unterstützungsbedarf in Relation zu den vorhandenen qualitativen und quantitativen Leistungsoptionen zu umfangreich, als dass informelle Hilfe durch soziale Netzwerke diesen Bedarf decken könnte, kann eine Kompensation durch formelle Unterstützung erfolgen.

Diese Notwendigkeit kann z. B. durch eintretende Behinderungen, Verschlechterung des Gesundheitszustands des Hilfebedürftigen oder durch eine Dezimierung der Kapazitäten informeller Unterstützung eintreten. Eine Einbeziehung professioneller Unterstützungssysteme kann dazu beitragen, Konfliktpotentiale in der Pflegebeziehung und darüber hinaus zu verringern. Professionelle Hilfe soll dabei so verstanden werden, dass durch sie eine Stärkung fehlender oder unzureichender Ressourcen privater Unterstützung erwirkt werden kann, sie sollte dabei auf der informell erbrachten Hilfe aufbauen und keinesfalls in Konkurrenz dazu stehen oder sie gar entwerten. Nach Zeman (1996) sollte professionellen Akteuren in der Versorgung Pflegebedürftiger bewusst sein,

- dass ihre Rolle auch bei hoher fachlicher Qualifikation im Rahmen der Pflegesituation eher ergänzend ist,
- dass selbst die unmittelbar am Gepflegten geleisteten medizinisch-pflegerischen Leistungen gleichzeitig als Pflege für die Pflegenden und als Hilfe für die Helfenden angesehen werden müssen, und
- dass nicht der Ersatz, sondern die Hilfe und Unterstützung im informellen Pflegekontext das Ziel sein sollte (Backes und Clemens 2003, Zeman 1996).

Die Hilfe für den Helfer hat dabei in der direkten Pflegesituation indirekt zu erfolgen, um den häuslichen Pflegekontext nicht aus dem Gleichgewicht zu bringen und um die Vereinbarkeit formeller und informeller Hilfe sicherzustellen (Backes, Clemens 2003, Zeman 1996).

Integration der professionellen Helfer in das häusliche Pflegearrangement ist dabei als wichtige Komponente und Voraussetzung erfolgreicher Kooperation anzusehen. Häufig setzen die ambulanten Pflegedienste eine stetige Anwesenheit der (Haupt-)Pflegeperson über einen längeren Zeitabschnitt des Tages voraus, dadurch wird auch eine zumindest teilweise Erwerbstätigkeit der Person erschwert oder verhindert (Backes und Clemens 2003, Dallinger 1994). Die inhaltliche Organisation und Aushandlung der Pflegetätigkeiten und Hilfsaufgaben zwischen informellen und formellen Unterstützungssystemen sollte individuell auf die Bedürfnisse des Gepflegten und in Anbetracht der vorhandenen Ressourcen gemeinsam bedürfnis- und leistungsgerecht entwickelt, geplant, organisiert und durchgeführt werden (Backes und Clemens 2003, Zeman 1994).

1.4 Patientenbedürfnisse, Kommunikation und die Arzt-Patienten-Beziehung

Heute gilt – zumindest theoretisch – der mündige Patient und eine damit zusammenhängende partnerschaftliche Beziehungsgestaltung zwischen Behandlern und Patienten als Idealform (Dierks und Schwartz 2012). Auch die Patienten selbst wollen als gleichberechtigte Partner in der Interaktion betrachtet werden, ohne dass dabei der Wunsch nach fürsorglicher Unterstützung, dem fachlichen Rat und auch der Abgabe von Entscheidungsverantwortung gänzlich aufgehoben ist (Dierks 2008, Elwyn et al. 2005). Dass dieser Rat nicht mehr unhinterfragt übernommen wird, ist ein Charakteristikum der *neuen* Patienten, die – sofern sie die Informationsressourcen (z. B. Zweitmeinungen, Internet, Beratungshotlines) kennen und nutzen wollen, dazu bereits heute Möglichkeiten haben, deren institutionelle Verankerung sich vermutlich in den nächsten Jahren intensivieren wird.

Diese neue Ausgestaltung der Beziehung gründet sich auf Forderungen der Betroffenen nach Autonomie und Mitsprache, sie erscheint darüber hinaus eine angemessene Option vor dem Hintergrund des veränderten Krankheitsspektrums in einer Gesellschaft, in der immer mehr chronische Krankheiten das Bild bestimmen (SVR 2001). Zudem kann die Abwägung zwischen Behandlungsalternativen, die weit reichende Konsequenzen für die individuelle Lebensqualität, aber auch für die Lebenserwartung der Betroffenen haben, nicht ohne angemessene Berücksichtigung der Werte und Präferenzen der Patienten erfolgen (Dierks und Schwartz 2001).

Ausmaß und Intensität hängen von patientenbezogenen Merkmalen wie Alter und Schulbildung, Gesundheitszustand und individuellen Präferenzen ab. Zahlreiche Studien belegen, dass die meisten Patienten, wenn man sie theoretisch danach fragt, eine aktive Rolle bei gesundheitsbezogenen Entscheidungen spielen möchten (Coulter und Magee 2003). Dies gilt auch für ältere und hochaltrige Menschen, wenngleich sie tendenziell eine niedrigere Präferenz zur Entscheidungsbeteiligung als jüngere Personen aufweisen. Für ältere Patienten ist nicht so sehr die aktive Beteiligung an Entscheidungen von Bedeutung; hier steht der

Wunsch nach einer vertrauensvollen Beziehung zum Arzt, ein personenzentriertes Vorgehen (z. B. Interesse des Arztes, vertrauenswürdiges und unterstützendes Verhalten) und der Wunsch nach Informationen im Vordergrund.

1.4.1   Shared-decision-making (SDM)

Als Königsweg in der Patientenzentrierung gilt eine partnerschaftliche Entscheidungsfindung (Shared-Decision-Making) zwischen Ärzten und Patienten für oder gegen eine Therapie oder Behandlung »auf gleicher Augenhöhe«, die auf einem gemeinsamen Abwägen der Risiken und Chancen einer Behandlung und einem beiderseitigen Informations- und Erfahrungsaustausch beruht. Diese Beziehungsgestaltung führt bei Patienten zu höherem Wissen über Behandlungsmöglichkeiten, zu realistischen Erwartungen über den Verlauf einer Erkrankung, zu höherer Entscheidungssicherheit und zu höherer Patientenzufriedenheit. Darüber hinaus konnte in einigen Studien auch eine beständigere Umsetzung der gewählten Behandlung (Compliance) und eine höhere Therapiewirksamkeit belegt werden. Zudem sind Patienten bei dieser Art der Entscheidungsfindung zufriedener mit ihrer Behandlung. Auch verlängert eine stärkere Patientenbeteiligung nicht, wie häufig befürchtet, die Konsultationszeit (Scheibler et al. 2003, Elwyn et al. 2003, Klemperer 2003).

Das Konzept des SDM ist ein Modell zur Beschreibung der Arzt-Patienten-Interaktion und zeigt Möglichkeiten zur Entscheidungsfindung bei unterschiedlichen Therapieoptionen auf (Scheibler et al. 2003, Charles et al. 1994). Als wesentliche Unterscheidungskriterien – in Abgrenzung zu anderen Konzepten – sind die Dimensionen Kontrolle über die Information und Kontrolle über die Entscheidung von Bedeutung (Scheibler, Janssen et al. 2003, Wensing, Elwyn et al. 2002).

Charles et. al. konstatieren, dass bei der Arzt-Patienten-Interaktion im Sinne des SDM folgende vier Bedingungen erfüllt sein müssen:

1. »[...] Shared decision-making involves at least two participants – the physician and patient.
2. Both parties (physicians and patients) take steps to participate in the process of treatment decision-making.
3. Information sharing is a prerequisite to shared decision-making.
4. A treatment decision is made and both parties agree to the decision [...]« (Charles et al. 1994).

Besonders wird hier auf den gemeinsamen Prozess der Entscheidungsfindung Wert gelegt und hervorgehoben, dass eine Therapieentscheidung getroffen werden soll, mit der nicht nur beide Akteure einverstanden, sondern zu deren Umsetzung auch beide Parteien bereit sein müssen. Diese prozessorientierte Definition des SDM geht über den häufig verwendeten Begriff der adherence (Therapietreue) hinaus, da dazu außer der Einhaltung des zuvor entwickelten Therapiekonzepts auch eine gemeinsame Festlegung von Zielen und die Therapiedurchführung notwendig sind.

Die Ärzte bringen im SDM Informationen entsprechend dem neuesten Stand der medizinischen Forschung ein, die Patienten ihre individuellen Präferenzen. Zu berücksichtigen ist jedoch, dass das Zustandekommen einer so beschriebenen Entscheidungsfindung neben den Präferenzen der Patienten auch von der Ermunterung bzw. Aufforderung durch das behandelnde medizinische Personal und deren Sozialkompetenz abhängig ist (Scheibler und Janssen et al. 2003).

Das skizzierte Konzept steht im Gegensatz zu einem paternalistischen Verständnis in der Arzt-Patienten-Interaktion. Am erfolgreichsten kann diese Art der Entscheidungsfindung in Situationen eingesetzt werden, in denen unterschiedliche Patientenpräferenzen bzw. medizinische Unsicherheit bezüglich der Behandlungsergebnisse existieren. Gerade bei Erkrankungen, die verschiedene Behandlungsalternativen ermöglichen, welche sich in Bezug auf Lebensqualität und -erwartung unterscheiden, sollte eine Partizipation der Patienten angestrebt werden, da Ärzte in diesen Fällen selten in der Lage sind, individuell unterschiedlich gewichtete Interessen, Präferenzen und Werte der Betroffenen angemessen zu antizipieren (z. B. bei Prostata- oder Brustkrebs) (Scheibler et al. 2003, Brock 1991).

Forschungsergebnisse aus Studien zur partnerschaftlichen Entscheidungsfindung konstatieren, dass das tatsächliche Ausmaß patientenseitiger Partizipation an medizinischen Entscheidungsfindungen geringer ausfällt als der geäußerte Wunsch der Behandelten, in Entscheidungen, die die eigene Gesundheit oder Krankheit betreffen, eingebunden zu werden (Coulter und Magee 2003, Dierks und Seidel 2005). Ein Eingehen auf die individuellen Präferenzen der Patienten bedeutet im Sinne einer Zukunftsaufgabe für Professionelle im Gesundheitswesen, die explizit und implizit geäußerten Wünsche und Erwartungen der Patientinnen und Patienten wahrzunehmen und entsprechend zu handeln. Das heißt auch, die Entscheidungskompetenzen von Patienten nicht nur theoretisch zu akzeptieren, sondern sie praktisch zu forcieren und die legitimen Erwartungen der Patienten nicht als Störung der Routine zu begreifen (Dierks und Seidel 2005).

1.4.2 Kommunikationsverhalten der Ärztinnen und Ärzte

Wertschätzung, Anerkennung, Akzeptanz und die empathische Haltung eines Arztes können dazu beitragen, die Arzt-Patienten-Beziehung patientenorientiert zu gestalten. Dabei hat diese Kommunikation weniger mit Redetechniken als vielmehr mit der inneren Haltung zu tun. Diese Haltung ist, folgt man dem Gesprächsführungsmodell von Carl Rogers, von drei Prinzipien geprägt:

1. *Akzeptanz* (Wertschätzung) impliziert, Klienten und Patienten in ihrem »Dasein« zu schätzen, zu akzeptieren und anzunehmen. Tonfall, Mimik, Gestik und Körperhaltung sind dabei wichtige Elemente.
2. *Empathie* (einfühlendes Verstehen) ist die Fähigkeit, sich in die Gedanken, Gefühle und das Weltbild von anderen hineinzuversetzen.
3. *Kongruenz* (Echtheit und Offenheit) bedeutet, authentisch zu sein, mit sich selbst überein zu stimmen. Es ist relevant für das Vertrauen und die Offenheit

der Patienten im Beratungsgespräch keine »Rolle« zu spielen oder sich hinter einer Fassade oder Maske zu verbergen (Weinberger 2005).

Diese Prinzipien basieren auf einem humanistischen Menschenbild, das u. a. davon ausgeht, dass Menschen Ressourcen haben bzw. entwickeln können und selbstbestimmt über ihr Leben entscheiden, unter Umständen mit Unterstützung durch eine Assistenz, unabhängig davon, ob sie in einer Abhängigkeit, Resignation oder erlernten Hilflosigkeit stehen, unabhängig davon, ob sie gesund oder krank, behindert oder frei von Behinderung sind (Herriger 2002b, Dierks et al. 2001).

Die Gestaltung der Arzt-Patienten-Beziehung bedarf gerade bei älteren Patienten besonderer Sorgfalt, da es Ärzte in der Regel mit

- häufiger Inanspruchnahme durch die älteren Patienten,
- einer langfristigen Betreuung,
- einer an Intensität und Umfang zunehmenden Betreuung,
- häufig schwerwiegenden und existenziell bedrohlichen Erkrankungen und Krankheitssituationen bei den Patienten,
- einer engen Verflechtung zwischen krankheits- und lebensbezogener Beratung,
- unter Umständen eingeschränkter Urteilsfähigkeit und eingeschränktem Verständnis der älteren Patienten (kognitive Defizite bzw. demenzielle Erkrankungen) zu tun haben (Fischer 1991).

Des Weiteren können für die Gestaltung der Arzt-Patienten-Beziehung nach Iringer 1986 folgende psychologische Bedürfnisse älterer und alter Menschen richtungsweisend sein (Fischer 1991, Irninger 1986):

- Bedürfnis nach Hoffnung, Sicherheit und Nestwärme
- Bedürfnis, anerkannt zu werden und etwas zu bedeuten
- Bedürfnis, ernst genommen zu werden
- Bedürfnis nach erlebter Abwechslung

Dabei kommt dem Gespräch eine besondere Bedeutung zu. Es erfüllt mehrere Funktionen, die weit über die Diagnostik und Behandlung hinausgehen und ein hohes Maß an sozialen Kompetenzen, wie zum Beispiel Kommunikationsfähigkeit oder Einfühlungsvermögen, von den Professionellen erfordern.

Relevant ist, insbesondere bei vereinsamten älteren Menschen, das Gefühl der Lebenskontinuität für die Interpretation und Verarbeitungsmöglichkeiten der Erkrankung aufrechtzuerhalten. Denn Ärzte, und hier besonders Hausärzte, fungieren häufig als sehr wichtige Kontaktperson der älteren Patienten, Kontaktpersonen, die im Übrigen noch die alten Lebensumstände (Wohn- und soziale Situation) kannten. Das Anknüpfen an diesen Kontext kann helfen, den Wert erlebter Erinnerung und des gelebten Lebens aufzuzeigen.

Beim ärztlichen Gespräch ist es von großer Bedeutung, sich nicht nur gelegentlich für die individuellen Dimensionen der Persönlichkeit der Behandelten zu interessieren, vielmehr sollte auf eine kontinuierliche Einbeziehung dieser Aspekte in der Beratung geachtet werden. Dies dient der Vermittlung eines Eindrucks von vermehrter Zuwendung, besonderer Wertschätzung und Bedeutung der Person und Persönlichkeit der behandelten Menschen.

Eine patientenorientierte empathische Arzt-Patienten-Interaktion fördert die Zufriedenheit von Patienten und Ärzten, erhöht die Therapietreue und verbessert Behandlungs- bzw. Therapieergebnisse. Mit Blick auf die alternde Gesellschaft und die damit einhergehende Zunahme chronischer Erkrankungen ist die ärztliche Gesprächsführung möglicherweise eine wichtige Ressource für die Prävention und die Behandlung chronisch kranker Patienten (Petzold 2005). In der Arzt-Patienten-Interaktion ist es zudem sinnvoll, den Grad der Gesundheitskompetenz der Patienten zu berücksichtigen, damit die Information tatsächlich verstanden und in gesundheitsbezogenes Handeln umgesetzt werden können (Dierks 2008, Dierks und Seidel 2005).

Bei der Verordnung medizinischer Maßnahmen sollten im höheren Patientenalter nur solche Maßnahmen empfohlen werden, die nicht nur adäquat, effektiv und indiziert sind, sondern auch durch die Patienten akzeptiert und wirklich genutzt werden. Zu berücksichtigen sind dabei das medizinische Behandlungsziel sowie der soziale und individuelle Bezugsrahmen, in dem die Patienten verortet sind (Fischer 1991, 1989).

Die Auswirkungen einer Maßnahme für die Behandelten müssen den Patienten und/oder ihren Angehörigen vermittelt werden. Hierzu müssen bestimmte patientenseitige Voraussetzungen erfüllt sein. Zu diesen gehören:

• Ein gewisses Maß an kooperativer Bereitschaft
• Soziale Bedingungen
• Interesse
• Kritikfähigkeit
• Biographische Anreize

Der individuelle Bezugsrahmen dient der Klärung der Frage, was sich die Patienten wirklich wünschen. Altern ist ein kontinuierlicher Prozess und besteht aus Entwicklungsphasen. Am Anfang steht das von Aktivität und Lebensverbundenheit geprägte Kindheits- und Erwachsenenleben, am Ende die Bereitschaft zum Tod. Aufgabe der Ärzte ist, zu erkennen, in welcher Lebensphase sich die Patienten zum Behandlungszeitpunkt befinden. Die Stimmungslage der Behandelten kann dort, wo sie andauernd depressiv und lebensverneinend ist, als limitierender Faktor für die Anwendung medizinischer Maßnahmen gelten. Interventionen und Behandlungsinhalte sollten nicht mit persönlichen Wertvorstellungen und lebensgestalterischen Konzepten der Patienten im Widerspruch stehen, ein persönlicher Sinn sollte in der durchgeführten Maßnahme zu erkennen sein.

Eine ausführliche Exploration des ausdrücklichen Wunsches der Behandelten kann dazu beitragen, patientengerecht zu (be-)handeln.

1.5 Patientenverfügung und Vorsorgevollmacht

Patientenverfügungen können von entscheidungsfähigen Patienten für den Fall einer späteren Äußerungsunfähigkeit betreffend ihrer Behandlungswünsche beim Eintreten einer Erkrankung verfasst werden, es sind Willensäußerungen in schriftlicher oder mündlicher Form (BMJ 2011). Sie sind die besondere und konkrete Verwirklichung des aus der Patientenautonomie folgenden Selbstbestimmungsrechts. Mit ihnen können und sollen Patienten bestimmen, ob und in welchem Umfang bei bestimmten, näher definierten Krankheitssituationen medizinische Maßnahmen durchgeführt oder unterlassen werden sollen.

Die Patientenverfügung ist somit als ein in die Zukunft hinein wirkender Patientenwille für den Fall fehlender Entscheidungs- und Willensfähigkeit zu werten. Lange Zeit waren das »Ob« und die Reichweite einer Bindungswirkung für Ärzte stark umstritten. Dabei nahm eine bedeutende Ansicht eine grundsätzlich rechtliche Bindung für die behandelnden Ärzte an. Dieser Auffassung hat sich der deutsche Gesetzgeber in der Neufassung des § 1901a BGB (Bürgerliches Gesetzbuch in der Fassung der Bekanntmachung vom 2. Januar 2002 (BGBl. I S. 42, 2909; 2003 I S. 738), das zuletzt durch das Gesetz vom 28. September 2009 (BGBl. I S. 3161) geändert worden ist, angeschlossen. In dieser Vorschrift wird die Patientenverfügung in § 1901a I 1 BGB zunächst gesetzlich definiert. Im Weiteren werden gesetzlich bestimmte Anforderungen festgelegt, die Voraussetzungen der Bindungswirkung der Patientenverfügung sind (Schriftform, Einwilligungsfähigkeit des Patienten). Fehlt eine Voraussetzung und liegt keine Patientenverfügung vor, ist – mit Hilfe eines Betreuers – der mutmaßliche Wille des Patienten zu ermitteln. Eine ärztliche Fachberatung sowie das regelmäßige Aktualisieren sind keine Wirksamkeitsvoraussetzung (Albrecht und Albrecht 2009). Patientenverfügungen sind nicht als frei interpretierbar anzusehen. Ärzte handeln rechtswidrig, wenn sie sich ohne erkennbare Willensänderung der Patienten oder eindeutige Begründung über die Niederschrift im Dokument bzw. den verbal geäußerten Wunsch hinwegsetzen (Albrecht und Albrecht 2009). Andererseits hat der behandelnde Arzt zu prüfen, ob sich der niedergelegte Patientenwille auf die spezifische Behandlungssituation bezieht, in der sich ein Patient gerade befindet, oder ob Umstände zu erkennen sind, die eine Distanzierung vom einst abgefassten Willen erkennen lassen. Allerdings sind hier seit der Kodifizierung der Patientenverfügung hohe Anforderungen zu stellen, um eine vorschnelle Einordnung des Patientenwillens unter § 1901a II BGB zu verhindern (Albrecht und Albrecht 2009).

Die Vorsorgevollmacht ist ein rechtliches Instrument, durch das eine Person für bestimmte Situationen ermächtigt wird, für eine andere Person – den Vollmachtgeber – rechtlich verbindlich zu handeln. Der Vorsorgebevollmächtigte hat sich gegenüber einem Arzt durch Vorlage der Vollmacht zu legitimieren, eine erteilte Vollmacht kann jederzeit widerrufen werden. Regelmäßig ist auf Grund der Regelung des § 172 II BGB die Urkunde im Original vorzulegen. Um die Existenz der Vorsorgeurkunde – hier liegt oft das tatsächliche Problem – in jedem Fall zu gerichtlicher Kenntnis zu führen, wurde eine Registrierungsstelle, das

Zentrale Vorsorgeregister der Bundesnotarkammer (ZVR), eingerichtet. Wird bei Patienten ein Hinweis, die sogenannte ZVR-Card aufgefunden, kann der Arzt die benannte Vertrauensperson kontaktieren. Dieses Zertifikat dokumentiert jedoch nur die Tatsache, dass eine Eintragung im Zentralen Vorsorgeregister der Bundesnotarkammer vorgenommen worden ist und ist daher nicht zur Legitimation des Bevollmächtigten geeignet.

Die Vollmacht ist zur Wirksamkeit wegen § 126 BGB schriftlich zu erteilen und muss sich ausdrücklich auf die Untersuchung des Gesundheitszustands, eine Heilbehandlung oder einen ärztlichen Eingriff beziehen, mithin einen entsprechenden Bestimmtheitsgrad aufweisen (Diehn und Rehbhan 2010).

Das Verfassen von Patientenverfügungen und Vorsorgevollmachten stellt viele Bürger vor eine anspruchsvolle Aufgabe, da diese Instrumente nur dann wirksam werden können, wenn sie präzise definierte Behandlungssituationen und -möglichkeiten beschreiben und trotz aller natürlichen Abstraktheit hinreichend konkret sind. Zudem müssen sie in ihrer juristischen Terminologie eindeutig verfasst sein. Viele Betroffene verwenden vorformulierte Texte und Vordrucke, ohne dass sichergestellt ist, dass sie deren Inhalt und Tragweite in jeder Konsequenz abschätzen können. Dieser Umstand lässt zweifeln, ob alle Betroffenen auch tatsächlich in der Lage sind, die für sie richtigen und gewünschten medizinischen Vorsorgeentscheidungen in Form der hierfür vorgesehenen Rechtsinstrumente zu verfassen. Besonders Ältere könnten mit der Aufgabe des Ausfüllens eines ihren Wünschen entsprechenden Vorsorgeinstruments überfordert sein. An dieser Stelle könnten präzise, patientengerechte Informationen oder Aufklärungskampagnen dazu beitragen, Betroffene zu schulen, um Wünsche und Bedürfnisse der Patienten betreffs ihrer medizinischen Behandlung besser umzusetzen und zu respektieren.

2 Die Studie

In Anbetracht des zunehmenden Anteils hochaltriger Menschen mit ihren alterstypischen gesundheitlichen und sozialen Problemen ist es eine wichtige Zukunftsaufgabe, die gesundheitliche Versorgung besser an die tatsächlichen Bedürfnisse der Betroffenen anzupassen (Dierks und Schaeffer 2006, Kruse 2006, Schlette et al. 2005, Schneider 2006, Walter et al. 2006). Obwohl die Gruppe der Hochbetagten mittlerweile auch in der Versorgungsforschung wahrgenommen wird (Tesch-Römer und Wurm 2006, Mayer et al. 1999, Bukov et al. 2002, Güther et al. 2002, Ellert und Ziese 2006, Kohler und Ziese 2004, Pinscher 2007, GESIS 12.09.2007, SHARE 17.09.2007), liegt bislang nur wenig Wissen zu den Sichtweisen, Einstellungen und Präferenzen Hochaltriger in Hinblick auf ihre Gesundheitsversorgung vor.

Wie sich die Betroffenen selbst – hochaltrige Patienten und Angehörige der nächsten Generation – eine gute Versorgung vorstellen und welche Wünsche und Erwartungen sie haben, war deshalb Gegenstand einer Untersuchung mit dieser Personengruppe.

Hier sollten die Anforderungen an die Gesundheitsversorgung von aktuell hochbetagten Patienten einerseits (Studienteil A) und von Personen, die in ca. 15 bis 25 Jahren selbst zu hochbetagten Patienten werden können (Studienteil B) andererseits, analysiert werden. Zur Bearbeitung der Forschungsfragen wurde das Instrument der persönlichen Befragung gewählt. Dies Instrument erlaubt es, die subjektive Sichtweise der Befragten differenziert zu erfassen und gleichzeitig auf die physischen, psychischen und kognitiven Besonderheiten dieser Zielgruppe einzugehen.

Dabei wurden qualitative Befragungsteile (verstehender, interpretierender Zugang) und standardisierte Befragungsteile (vergleichsweise hohes Messniveau) kombiniert.

2.1 Studienteil A: Befragung von hochbetagten Patienten

Dieser Studienteil war als Mehrpunkterhebung angelegt und erfasste Patienten, die zum ersten Erhebungszeitpunkt (T1) in stationärer Behandlung (geriatrische Kliniken) waren. Handlungsleitend war die Annahme, dass Einstellungen und Präferenzen insbesondere dann verbalisiert werden können, wenn aktuelle Bezüge vorliegen. Ziel einer Folgeuntersuchung sechs Monate nach dem Krankenhausaufenthalt (T2) war es, die Reproduzierbarkeit der Ergebnisse in der häuslichen Umgebung zu überprüfen und die Erfahrungen der Menschen zu nachstationären Versorgungssituationen (Überleitung aus dem Krankenhaus, ambulante Weiterversorgung) zu erfassen. Befragt wurden die Patienten zu drei Themenkomplexen:

1. *Versorgungsabläufe* (Einstellungen und wahrgenommener Verbesserungsbedarf zu unterschiedlichen Leistungsanbietern wie Hausärzten, Pflegediensten u. a.)
2. *Patientenautonomie* (z. B. Stellenwert der partnerschaftlichen Entscheidungsfindung, Balance zwischen (gewünschtem) Paternalismus und Patientenautonomie, Stellenwert von Patientenverfügungen, Bedürfnis nach gesundheitsbezogenen Informationen)
3. *Prävention* (z. B. Verständnis für präventive Maßnahmen, Identifikation und Priorisierung von Zielen und Zugangswegen)

Die Patienten wurden aus drei ausgewählten geriatrischen Rehabilitationskliniken in Niedersachsen (Bad Salzdetfurth und Hannover) rekrutiert unter der Vorstellung, dass diese Untersuchungsorte einen guten Zugang zu den Interviewpartnern gewährleisten, sie eine im Hinblick auf ihre aktuelle Situation verhältnismäßig homogene Gruppe bilden und dass im Bedarfsfall auf routinemäßig in der geriatrischen Rehabilitation erhobene Parameter zurückgegriffen werden kann (z. B. Sozialanamnese, Tests auf kognitive Fähigkeiten, Alltagskompetenzen). Darüber hinaus sprach für dieses Setting, dass die Patienten häufig ein einschneidendes gesundheitliches Ereignis hinter sich haben (z. B. Schlaganfall, Schenkelhalsfraktur) und in der Rehabilitation alle Bemühungen auf den Erhalt bzw. die Wiederherstellung einer bestmöglichen Selbstständigkeit, möglichst im gewohnten häuslichen Umfeld, ausgerichtet sind. Es konnte deshalb davon ausgegangen werden, dass sich die zu Befragenden intensiv mit ihrer gesundheitlichen Situation beschäftigen. Angestrebt war eine Gesamtzahl von ca. 150 Interviews mit Patienten.

Eingesetzt wurden in einer Vorphase zunächst leitfadengestützte, qualitative Interviews, auf deren Basis zwei standardisierte Instrumente für den Einsatz in persönlichen Befragungen entwickelt wurden (▶ **Kap. 3.1 und 3.2**). Arbeitspakete der Studie waren in chronologischer Reihenfolge:

- Studienteil A, Phase 0
  - Literaturanalysen
  - Entwicklung des Interviewleitfadens
  - Rekrutierung der Interviewpartner Phase 0
  - Durchführung der qualitativen Interviews
  - Prozessbeobachtung der Interviews
  - Auswertung der qualitativen Interviews
  - Auswertung der Prozessbeobachtung

- Studienteil A, Phase I
  - Entwicklung eines standardisierten Erhebungsinstrumentes
  - Interviewerschulung
  - Rekrutierung der Interviewpartner (T1)
  - Durchführung der standardisierten Interviews
  - Prozessbeobachtung
  - Auswertung der standardisierten Interviews
  - Auswertung der Prozessbeobachtung

- Studienteil A, Phase II
  - Entwicklung des Erhebungsinstrumentes für die Nachbefragung
  - Durchführung der standardisierten Interviews (T2)
  - Prozessprotokolle
  - Auswertung der standardisierten Interviews
  - Auswertung der Prozessprotokolle

2.2 Studienteil B: Befragung von Angehörigen hochbetagter Patienten

Unter der Prämisse, zukünftige Gestaltungsoptionen einer nachwachsenden Generation von hochbetagten Patienten aufzunehmen, wurden Angehörige von hochbetagten Patienten aus der nachfolgenden Generation (Töchter und Söhne bzw. Schwiegertöchter und -söhne) untersucht. Ausgeschlossenen wurden dabei explizit Angehörige von interviewten Patienten aus Studienteil A, um untersuchungsbedingte Interaktionen zwischen Angehörigen- und Patientenbefragungen zu vermeiden.

Die Untersuchungsgruppe der Angehörigen wurde in zwei Untergruppen aufgeteilt:

1. Angehörige von demenzerkrankten hochbetagten Patienten
2. Angehörige von nicht demenzerkrankten hochbetagten Patienten

Im Mittelpunkt standen die Analyse und Bewertung der Anforderungen der Befragten an die Prävention, Patientenautonomie und Versorgungsabläufe bei 80 Jahre und älteren Patienten.

Durchgeführt wurde eine qualitative Untersuchung mithilfe teilstrukturierter Interviews (▶ **Kap. 6**). Arbeitspakete der Angehörigenbefragung, Studienteil B waren in chronologischer Reihenfolge:

- Literaturanalysen
- Entwicklung des Interviewleitfadens
- Rekrutierung der Interviewpartner, Angehörige von Patienten mit Demenzerkrankungen und Angehörige von Patienten ohne Demenzerkrankung
- Interviews mit den Angehörigen
- Auswertung der Interviews

3   Studienteil A – Phase 0

Der Studienteil A wurde in drei Phasen bearbeitet

- *Phase 0*: qualitative Vorstudie
- *Phase I*: standardisierte Befragung von 150 hochbetagten Patienten (T1)
- *Phase II*: Nachbefragung dieser 150 Patienten sechs Monate nach der stationären Behandlung (T2)

3.1   Phase 0 – Qualitative Vorstudie

In der qualitativen Vorstudie sollten zunächst die geeigneten Erhebungsinstrumente entwickelt und die organisatorischen Bedingungen für die Durchführung der standardisierten Erhebungsphase in den beteiligten Kliniken geprüft werden, um damit:

- Ein vertieftes Verständnis der Perspektive der Hochaltrigen zu erlangen
- Das Rekrutierungsverfahren zu entwickeln
- Die Patientendaten auf Eignung für die Studie zu prüfen
- Die Datenübermittlung zu sichern
- Die bestmögliche Integration der Studie in den Klinikalltag zu erlangen

3.1.1   Qualitative Interviews

In Phase I wurden leitfadengestützte, qualitative Interviews mit den hochaltrigen Patienten durchgeführt. Der Gesprächsleitfaden diente als strukturierende Grundlage der Interviews und konnte von den Interviewern im Gesprächsverlauf flexibel gehandhabt werden. Der Leitfaden beinhaltete folgende Diskussionsschwerpunkte:

- Struktur und Organisation des Lebensalltags vor dem Ereignis »Erkrankung«
- Präventives Verhalten vor dem Ereignis
- Kooperation der Versorgungseinrichtungen
- Vorstellungen über den Lebensalltag nach dem Aufenthalt in der geriatrischen Rehabilitationsklinik
- Mögliche Unterstützungen zur Bewältigung des Alltages
- Arzt-Patienten-Beziehung, inkl. präventive Hausbesuche
- Patient-Krankenkassen-Verhältnis
- Informationsverhalten
- Kenntnis über Patientenrechte
- Soziodemografische Aspekte

Die Interviewer führten die Gespräche in einem Besprechungsraum in der geriatrischen Rehabilitationsklinik, in der sich die Befragten zum Zeitpunkt des Interviews aufhielten. Aufgabe der Interviewer war es, die Gesprächsteilnehmer bei der Artikulation ihrer Aussagen und Meinungen zu unterstützen und eine Atmosphäre zu schaffen, in der die Befragten bereit waren, an dem Gespräch teilzunehmen und dies bis zum Ende durchzuführen.

Im Rahmen der Interviews wurde auch überprüft, ob und wie die Studienteilnehmer mit standardisierten Fragen und Antwortvorgaben umgehen können und welche visuellen Hilfen bei der Beantwortung dieser Fragen sinnvoll sind. Dazu wurde eine Skala mit Smileys bei der Frage nach dem Gesundheitszustand eingesetzt, zudem eine Antwortskala, die mit einem Schieberegler zu beantworten war (► **Abb. 1**).

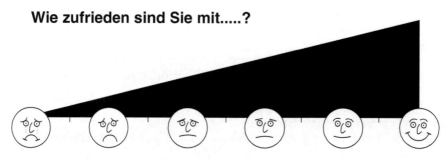

Wie zufrieden sind Sie mit.....?

Abb. 1: Visuelle Analogskala; auf der Rückseite war eine Skalierung von eins bis zehn abgebildet.

Die Interviews wurden mit einem Mini-Disk-Gerät aufgezeichnet und anschließend transkribiert.

3.1.2 Prozessbeobachtung

Da die Literaturangaben zur Durchführung von Interviews mit Patienten im Alter von 80 Jahren und älter nicht sehr umfangreich sind, sollten in der Vorstudie nicht nur die Ergebnisse der Interviews analysiert werden, vielmehr sollte auch der Interviewprozess selbst Gegenstand der Forschung sein.

Zur Identifizierung möglicher Interviewer-Effekte bei Befragungen mit hochbetagten Menschen und zur optimalen Vorbereitung der quantitativen Befragungsphase wurde deshalb in der qualitativen Phase I eine Prozessbeobachtung durchgeführt. Bei jedem Interview war eine zweite, qualifizierte Person anwesend und protokollierte den Interviewverlauf, das Verhalten der Befragten und das Verhalten der Interviewer. Im Beobachtungsprozess wurden folgende Kategorien dokumentiert:

- Wie verhält sich die befragte Person während des Interviews (Zeitverlauf, Ermüdungserscheinungen, Konzentration, Interesse, Unmut, Abwehrmechanismen)?
- Wie verhält sich die Interviewerin (Empathie)?
- Versteht die befragte Person die Interviewerin (Deutlichkeit der Sprache, Nachfragen, Lautstärke, Schnelligkeit)?
- Hast Du den Eindruck, dass die befragte Person die Fragen versteht (Verständnisschwierigkeiten, z. B. Wortwahl etc.)? Dokumentiere die Fragen, bei denen es Schwierigkeiten gibt, aber auch die, bei denen die Befragten viel zu erzählen haben.
- Beobachte, wie die Befragten mit den standardisierten Fragen umgehen (Entscheidungszeit, Lesezeit, Ängstlichkeit usw.).
- Was fällt Dir an dem Gespräch positiv auf?
- Was fällt Dir an dem Gespräch negativ auf?
- Was war besonders interessant (Geschichten, Erzählungen, Bemerkungen zu Fragen/Befragung/zu Interviewerinnen – eigentlich alles, was auffällt)?
- Subjektiver Eindruck des Beobachters vom interviewten Patienten (gepflegt, geistiger Zustand, Verhalten, Freundlichkeit etc.)

3.1.3 Erfassung von Patientendaten

Als Ergänzung zum qualitativen Interview wurde ein standardisierter Dokumentationsbogen eingesetzt. Hier dokumentierte eine Studienassistentin Daten aus den Patientenakten, um Hinweise auf den objektiven Gesundheitszustand und die soziale Lage der Befragten zu ermitteln. Die Patientendaten im Dokumentationsbogen bezogen sich auf:

- Alter
- Staatsbürgerschaft
- ICDs bei Einweisung (ICD-Nummer und Klartextangaben)
- Gewicht/Größe oder BMI

- Fragen zur Einweisung der Patientin/des Patienten
- Fragen zu verschiedenen Tests: Demenztest, Barthel-Index (Pflege) bzw. Fim Test
- Fragen zur Pflegestufe
- Familienstand
- Wohnort
- Wohnsituation
- Krankenversicherung
- Verbleib der Patientin/des Patienten nach der Entlassung

3.1.4 Rekrutierung der Teilnehmer für die Interviews

Als Erhebungsorte wurden drei geriatrische Rehabilitationskliniken im Raum Hannover und Hildesheim ausgewählt (Klinik für Medizinische Rehabilitation und Geriatrie der Henriettenstiftung Hannover, Klinikum Hannover – Geriatrisches Zentrum Hagenhof, Geriatrische Abteilung der Salze Kliniken, Bad Salzdetfurth).

Bei der Auswahl der Befragten wurde ein »theoretical sampling« genutzt (Lamnek 1998), um ein breites Spektrum von Aussagen zu den interessierenden Themen zu gewinnen. Dabei war zu berücksichtigen, dass die Befragten 80 Jahre und älter sind, sich in der stationären geriatrischen Rehabilitation befinden und über ausreichende Deutschkenntnisse verfügen sollten. Zudem sollten sowohl Frauen wie Männer befragt werden, Menschen mit guter Integration in soziale und familiäre Zusammenhänge sollten ebenso zu Wort kommen wie einsam lebende Menschen, Patienten, die vor dem Krankenhausaufenthalt in ihrer eigenen Wohnung lebten, ebenso wie Menschen, die in Alten- oder Pflegeheimen leben.

Ausschlusskriterium war eine diagnostizierte manifeste Demenz bei den Befragten, da diese kognitiv dazu in der Lage sein mussten, ein Interview durchzuführen.

Unter Berücksichtigung des Datenschutzes war es notwendig, die potentiellen Studienteilnehmer mithilfe des Klinikpersonals zu rekrutieren. Entsprechend wurden die Patienten, die die Einschlusskriterien erfüllten, von den Chef-, Oberoder Stationsärzten sowie von Mitarbeitern der Kliniken angesprochen. Die Mitarbeiter der Kliniken händigten den Patienten ein Informationsblatt aus, das über Inhalt und Ziel des Interviews aufklärte und Informationen über Ziele und Mitwirkende an der Studie enthielt. Sie gaben die entsprechenden Daten dann an die Studienkoordination weiter.

3.1.5 Auswertung der Daten aus der qualitativen Phase I

Die Analyse des Datenmaterials erfolgte in mehreren Schritten (Strauss und Corbin 1990). Nach der Transkription wurden die Texte zunächst im Sinne inhaltsanalytischer Verfahren bearbeitet. Dazu wurden die erfassten Aussagen unter Nutzung des Auswertungsprogramms »ATLAS TI« engmaschig am Material verschlagwortet (Kategorien). Auf diese Weise konnten 770 Aussagen identifiziert und kodiert werden, diese wurden in einem nächsten Schritt zu 43 übergreifenden Kategorien zusammengefasst und in einem weiteren Schritt zu 18 Subkategorien verdichtet.

Die Patientendaten aus dem Krankenblatt der jeweiligen Klinik wurden von einer Mitarbeiterin des Studienteams dokumentiert, in eine Accessdatenbank eingegeben und mit dem Auswertungsprogramm SPSS analysiert.

3.2 Ergebnisse der qualitativen Interviews und Schlussfolgerungen für Phase I

Durchgeführt wurden in der Zeit vom 15. Juli bis zum 27. Juli 2006 zehn qualitative Interviews, je vier Interviews in zwei Kliniken und zwei Interviews in einer Klinik.

Die Interviews fanden in Besprechungsräumen der Kliniken statt, weil hier eine ungestörte Interviewführung möglich war. Zwei Befragte saßen während des Interviews in einem Rollstuhl, alle anderen Befragten nutzten den Rollator, um zum Interviewtreffpunkt zu gelangen.

Den Befragten ging es zum Zeitpunkt der Befragung gut, es gab keine Schwierigkeiten in der Durchführung der Interviews. Die Skala mit Smileys, Schiebe-regeler und der Frage »Wie geht es Ihnen heute?« war ein erfolgreicher, entspannender Gesprächsöffner.

Eine Prozessbeobachterin saß in einiger Entfernung zu den Interviewten im Raum. Die Interviewdauer variierte zwischen 37 Minuten und 70 Minuten (durchschnittlich 53 Minuten).

3.2.1 Beschreibung der Untersuchungsgruppe

Mit der befragten Gruppe konnte das intendierte theoretical sampling gut erreicht werden (▶ Tab. 1).

Fast alle Befragten sind mit ihrer wirtschaftlichen Situation zufrieden und konnten bis zum Zeitpunkt der Befragung die Kosten für ihre Gesunderhaltung tragen.

Alle Befragten wurden aus einem Akutkrankenhaus direkt durch den Krankenhausarzt in die geriatrische Rehabilitationsklinik überwiesen, die meisten hatten in der Hauptdiagnose einen Knochenbruch (50 %), wobei die Anzahl der diagnostizierten Erkrankungen bei durchschnittlich 6,8 lag (4–12 Diagnosen). Die Interviewten waren wegen unterschiedlicher Erkrankungen in der geriatrischen Rehabilitationsklinik. Hauptdiagnosen (ICD-10) waren akuter Myokardinfarkt bei KHK, Zustand nach transuretraler Resektion der Prostata, Hüft-Tep, Schenkelhalsfraktur, Zustand nach Fahrradsturz.

Tab. 1:   Soziodemografische Merkmale der Interviewten

Merkmal		Interviewte
Stichprobengröße	n	10
Alter		Durchschnittlich 82,6 Jahre (80–85 Jahre)
Staatsangehörigkeit	Deutsch	100 %
Krankenversicherung	GKV	60,0 %
	PKV	30,0 %
	Keine Angaben	10,0 %
Bildungsstand	Volksschulabschluss	70,0 %
	Realschulabschluss	20,0 %
	Studium	10,0 %
Frühere Berufsgruppe	Hausfrau	30,0 %
	Arbeiter	20,0 %
	Angestellter	40,0 %
	Selbstständiger	10,0 %
Pflegestufe	Keine Pflegestufe	40,0 %
	Pflegestufe 1	20,0 %
	Pflegestufe 2	20,0 %
	Pflegestufe beantragt	10,0 %
	Keine Angaben	20,0 %

Zum Zeitpunkt des Interviews lag die Verweildauer der befragten Patienten zwischen fünf und 39 Tagen.

Barthel-Index

Bei den Patienten wird routinemäßig in den einbezogenen geriatrischen Kliniken der Barthel-Index ermittelt. Dieser Index, ein standardisiertes Verfahren, dient der Bewertung von alltäglichen Fähigkeiten und der systematischen Erfassung der Selbstständigkeit beziehungsweise Pflegebedürftigkeit der Patienten. Dabei werden Punktwerte vergeben für die wichtigsten »Aktivitäten des täglichen Lebens«, wobei minimal 0 Punkte (komplette Pflegebedürftigkeit) und maximal 100 Punkte (Selbstständigkeit) erreichbar sind (Ausschuss Qualitätssicherung

II BAGkgE 2002, Kompetenzzentrum Geriatrie 2009a). Zur Einschätzung des Barthel-Index empfiehlt es sich, die im Deutschen Institut für Medizinische Dokumentation und Information (DIMDI) veröffentlichte Einteilung zu übernehmen (DIMDI 2009).

Zu Beginn des Klinikaufenthalts lag der Barthel-Index bei den Befragten durchschnittlich bei 57,5 Punkten (20–85 Punkte), bei der Entlassung aus der Klinik bei durchschnittlich 71,4 Punkten (25–100 Punkte, n = 7). In einer Klinik wurde zusätzlich der Functional Independence Measure Test eingesetzt (Kompetenzzentrum Geriatrie 2009b).

Allerdings zeigte sich, dass die Erfassung der Selbstständigkeit bzw. Pflegebedürftigkeit in den Kliniken nicht einheitlich erfolgt, so wird nicht bei allen Patienten der Barthel-Index auch am Ende eines Klinikaufenthaltes erhoben.

Mini Mental Status

Ein Test zur Überprüfung einer demenziellen Erkrankung wurde nur bei einem Patienten durchgeführt.

3.2.2 Inhaltsanalytische Auswertung der Interviewergebnisse

Die Aussagen der Teilnehmer zu den angesprochenen Themen wurden mit dem Verfahren der qualitativen Inhaltsanalyse kategorisiert und ausgewertet. Dabei wurden zunächst die Aussagen der Interviewpartner zu den Forschungsfragen am Material kodiert (insgesamt 770 Nennungen), diese Kodierungen dann im Zuge der zusammenfassenden Analyse in 18 zentrale Kategorien sortiert. In der anschließenden quantitativen Analyse wurde überprüft, wie sich die 770 Nennungen auf die einzelnen Kategorien verteilen (▶ Tab. 2). Die dargestellte Anzahl der Nennungen zeigt, welchen Stellenwert ein Thema bei dem jeweiligen Interviewpartner hatte und wie viele verschiedene Nennungen zu dem Themenbereich erfolgten.

Die meisten Nennungen der Befragten beziehen sich auf persönlich erlebte Ereignisse oder Situationen. Vorwiegend berichten die Interviewten von ihren Erfahrungen mit Ärzten (13,9 %), ihren sozialen Kontakten (13,2 %) und von ihrer Wohnsituation (12,2 %). Weniger Antworten geben sie bei Fragen, die ihre persönliche Zukunft betreffen (0,3 %), die Versorgungsprobleme thematisieren (3,1 %) oder mögliche Veränderungen in der Versorgung ansprechen (1,8 %).

Tab. 2: Anzahl der Nennungen zu den entwickelten Kategorien (n = 770)

Subkategorie	Kategorien	Nennungen in %
Soziale Kontakte	Aktivitäten	8,3
	Sozialkontakte	3,9
	Veränderung der Aktivitäten	1,0
Angehörige	Angehörige	6,2
Unterstützung	Unterstützung	3,0
	Unterstützung durch Angehörige	1,8
	Unterstützung durch Freunde	3,0
Wohnsituation	Grund für späte Wohnraumveränderung	0,6
	Wohnort	2,6
	Veränderung der Wohnungssituation	5,1
	Tagesbeginn	1,3
	Mobilität	0,5
	Haustier	0,9
	Infrastruktur	1,8
Finanzielle Lage der Befragten	Finanzen	1,7
Gesundheitsverhalten	Gesundheitsverhalten	3,5
	Vorsorgemaßnahmen	1,6
	Ernährung	4,3
Ärzte	Hausarzt	3,5
	Erfahrungen mit Ärzte	1,8
	Arztkontakte	2,3
	Beschwerde	1,3
	Hausbesuche	1,3
	Der gute Arzt	1,7
	Vorsorgliche Hausbesuche	1,7
Krankenkasse	Krankenkasse	3,1
	Pflegekasse	1,9
	Zuzahlungen	1,4
Schnittstellenmanagement	Schnittstellenmanagement	3,1
Zufriedenheit mit Klinik	Zufriedenheit mit Klinik	2,3
Veränderung der Versorgung	Veränderung der Versorgung	1,8
Information	Information	2,7
	Informationsqualität	1,4
	Medikamenteninformation	1,6
Patientenrechte	Bürokratische Regelungen	2,6
	Einsicht in Patientenunterlagen	2,6
	Einwilligung	1,0
Haltung	Vorstellung vom Altsein	0,8
	Einstellung zu sich selbst	3,2
Zukunft	Wunsch an die Zukunft	0,3
Rat	Rat	2,3
Vertrauen	Vertrauen in das Gesundheitswesen	1,3
Einstellung zum Interview	Einstellung zum Interview	1,9

3.2.3 Lebenseinstellungen der Befragten

Auffallend ist, dass fast alle Befragten eine positive Lebenseinstellung haben und bisher zufrieden und mit Energie durchs Leben gegangen sind. Dies verdeutlichen ihre Anmerkungen zu der im Interview vorgeschlagenen Aussage: »Ich bin zufrieden mit meinem Leben, wenn ich in die Vergangenheit zurückschaue«. Dazu einige Zitate:

> »Ich konnte flitzen, ich war immer die Erste [...]. Ich bin ein flinkes Mädchen ... Ich bin eine starke Person. Bin interessiert« (2:13-172:229)[1].

> »Ich meine, ich bin nicht so, dass ich immer das Schlechteste denke, oder so, ich bin immer ganz gut zurechtgekommen« (4:28-338:341).

> »Ja, ich bin immer unter Menschen, war auch immer fröhlich« (5:11-111:112).

> »Ich bin auch ein zufriedener Mensch an sich [...] und ich will dann immer stark sein irgendwie« (9:15-197:197).

> »Ich versuche aus dem Leben das Beste zu machen, [...], ich schöpfe die Sahne ab und lass das Wasser unten stehen« (10:20-187:189).

Die Antworten auf die Aussage: »wenn ich an die Zukunft denke, bin ich zuversichtlich« zeigen jedoch auch, dass die Befragten bei aller Zuversicht doch skeptisch in die Zukunft blicken und durchaus realisieren, dass sich ihr körperlicher und geistiger Zustand zunehmend verändert.

3.2.4 Struktur und Organisation des Lebensalltags vor und nach dem Ereignis »Erkrankung«

Fünf Interviewte lebten vor dem Klinikaufenthalt in einer altengerechten Wohnsituation, wobei mehr als die Hälfte der Befragten nach eigenen Angaben eine Eigentumswohnung bzw. ein Eigenheim hat. Bei vier Befragten wird es nach dem Klinikaufenthalt aufgrund der Erkrankung zu räumlichen Veränderungen kommen, ein Umzug in ein Alten- und Pflegeheim oder in betreutes Wohnen steht an.

Alle Befragten berichten von einem »strukturierten Tagesablauf« vor dem Klinikaufenthalt. Sie stehen zwischen 5.30 Uhr und 8.30 Uhr auf, alle frühstücken. Einfache Aufgaben im Haushalt wurden von neun Befragten in der Regel allein durchgeführt, ein Interviewpartner wurde durch Mitarbeiter eines Pflegedienstes beim Anziehen der Kompressionsstrümpfe unterstützt, eine andere Patientin erhielt Unterstützung durch ihre Tochter, die ihr beim Ankleiden, insbesondere beim Anziehen der Hosen, behilflich war.

Sieben von zehn Befragten kochten sich vor dem Klinikaufenthalt ihr Mittagessen selbst, diese Hochbetagten berichten über eine ausgewogene Ernährung:

> »Und dann bereite ich das Mittagessen vor, ich koche mir jeden Mittag selber Essen, und immer viel Gemüse, also Fleisch am wenigsten. Ich brauche kein Fleisch, ich esse wenig

---

[1] Kennzeichnung der Interviewstelle bei der Audioaufnahme.

Fleisch. Ich meine, ich esse auch gerne mal ein Schnitzel oder mal einen Sauerbraten esse ich auch gerne oder eine Roulade. Aber am liebsten, wenn ich Kartoffeln habe und schönes Gemüse, dann reicht mir das. Aber Gemüse muss ich immer haben. Und ich mache mir jeden Tag grünen Salat, eine Schale Salat, jeden Mittag« (4:3-13:22).

Ein Problem im Alter ist für einige der Befragten dennoch Appetitlosigkeit: »Das Wichtigste für mich wäre jetzt, wenn mir jemand helfen würde, wieder Appetit zu bekommen. Das ist wirklich eine ganz große Plage« (8:5-28:32). Es fällt auf, dass die Befragten, die von einer ausgewogenen Ernährung sprechen, umfassende Darstellungen ihrer Ernährung liefern, hingegen die Befragten mit Appetitlosigkeit eher knapp gehaltene Aussagen tätigen: »Das Frühstück geht ganz schnell, da gieße ich mir einen Topf Kaffee ein und eine Scheibe Brot und dann ist es zu Ende, mehr ist das nicht« (8:2-13:15).

Sozialkontakte und Aktivitäten

Alle zehn Befragten haben soziale Kontakte und sind mit der Anzahl durchaus zufrieden, zusätzliche Kontaktwünsche über die bestehenden Kontakte hinaus wurden nicht formuliert. Dabei variiert die Größe des sozialen Netzwerks durchaus – von zwei Personen bis zu einem nicht genauer definierten, aber als »groß« bezeichneten Freundes- und Bekanntenkreis.

Durch eigene Erkrankungen und/oder Erkrankungen der Freunde und Bekannten verringert sich bei vielen älteren Menschen die Kontakthäufigkeit. Die damit oftmals einhergehende eingeschränkte Mobilität verstärkt das Alleinsein. Das Telefon ist deshalb für alle Befragten ein wichtiges Kommunikationsmittel, wobei die hier möglichen technischen Hilfen kaum eingesetzt werden. So berichten zahlreiche Befragte, dass körperliche Beeinträchtigungen den schnellen Gang zum Telefon verhindern. Ein Anruf kann nicht sofort entgegengenommen werden, ein Anrufbeantworter scheint nicht vorhanden – zurück bleiben Unsicherheiten und Beunruhigung.

Dass sich der Freundes- und Bekanntenkreis im Alter reduziert, sprechen zwei Befragte dezidiert an: »Ach, die meisten sind ja schon tot. Überlegen sie mal, wer wird heute schon fünfundachtzig. Na ja, und die anderen, na ja, die können auch nicht mehr zum Teil« (3:39-390:394).

Entsprechend beziehen sich zahlreiche der genannten Freizeitbeschäftigungen auf individuelle Aktivitäten im häuslichen Bereich, hier werden vor allem Fernsehen, lesen, Musik hören oder Pflanzen versorgen genannt. Deutlich seltener sind regelmäßige soziale Aktivitäten wie Karten spielen oder Treffen mit Freunden.

Einige Aktivitäten können nach eigener Einschätzung von den Befragten nach dem Klinikaufenthalt durch die eingeschränkte Mobilität nicht mehr durchgeführt werden: Viele Befragte hoffen, dass sich ihr Zustand noch so verbessern wird, dass sie ihre Aktivitäten wieder aufnehmen können.

Angehörige und Unterstützungsbedarf

Alle Befragten haben Angehörige, die sie aktiv in Entscheidungen, die ihre Gesundheitsversorgung betreffen, einbeziehen.

In der Regel gibt es eine Hauptbezugsperson, die mit der befragten Person gemeinsam oder auch für die befragte Person notwendige Angelegenheiten regelt. Mehr als die Hälfte dieser Bezugspersonen wohnen in der Nähe der Hochbetagten (gleich nebenan, zwei Häuser weiter oder im selben Stadtteil). Bei den Angelegenheiten handelt es sich u. a. um pflegerische Dienste, wie z. B. An- und Ausziehen und zur Nachtruhe vorbereiten sowie Haushaltshilfen. Dazu kommen weitere Hilfen, wie z. B. die Erledigung behördlicher Angelegenheiten, Einkaufen, Abwicklung von Finanzfragen, Pflegeeinstufung und Umzug.

Den Haushalt haben die befragten Personen vor dem Klinikaufenthalt entweder selbständig erledigt (5 Befragte), eine Reinigungskraft beauftragt (3 Befragte) oder mit Unterstützung der Tochter erledigt (2 Befragte). Nachbarschaftshilfe und Hilfe durch Freunde und Bekannte erhält die Hälfte der Befragten, dabei geht es um Einkaufen, Blumen gießen, nach der Wohnung schauen, wenn die Befragten nicht da sind, oder um die Versorgung eines Haustiers.

Zusätzliche oder neue Unterstützungswünsche für die Zeit nach dem Klinikaufenthalt wurden nur von drei Befragten formuliert, und zwar in Bezug auf einen kontinuierlichen Besuchsdienst, häusliche Pflege und bei dem Umzug in eine geeignete Wohnung.

Sehr wichtig ist es für alle Befragten, so weit wie möglich ihre Selbstständigkeit zu erhalten. »Ich möchte ganz gerne allein durchkommen, mit diesen ganzen Hilfsmitteln« (3:58-581:590).

Wenn der Umzug in ein Alten- oder Pflegeheim ansteht (2 Befragte), ist dies mit Ängsten belastet, Wünsche an die Pflege werden sehr klar formuliert:

> »Wenn ich in dem Altersheim bin, werde ich sicherlich so pflegebedürftig, ja, bettfähig oder nur im Rollstuhl sitzen [...] da möchte ich, dass ich so behandelt werde, wie ich meine Kranken behandelt habe, die ich als ehemaliger Krankenpfleger behandelt habe. Nicht mit Wut und nicht mit Kraft und mit Arbeit oder gar die Hand rutscht mal aus oder so was, das möchte ich natürlich nicht. Ich möchte so behandelt werden, wie ich die behandelt habe, und so möchte ich in meinen alten Tagen auch behandelt werden. Unter psychiatrischer Aufsicht, unter ärztlicher Aufsicht, unter schwester- und pflegerischer Aufsicht« (7:25-265:275).

3.2.5 Präventives Verhalten vor dem Ereignis – Aspekte der Förderung von Gesundheit und Wohlbefinden

Insgesamt konnten zwölf Themenkreise zum Gesundheitsverhalten identifiziert werden, die Befragten berichten über zahlreiche präventive Aktivitäten. Dazu gehört die ausgewogene Ernährung, der Verzicht auf Rauchen, ein geringer Alkoholkonsum, Sport und Bewegung, Gehirnjogging oder auch alternative Medizin bzw. die Einnahme von Vitaminpräparaten. Regelmäßige Arztkontakte, das Befolgen ärztlicher Ratschläge, regelmäßige Grippeschutzimpfungen und Informiertheit werden von den Befragten ebenfalls als Aktivitäten zur Förderung der

Gesunderhaltung und des Wohlbefindens genannt. Im Folgenden sind die zwölf Themenkreise mit Interviewauszügen dargestellt:

- Selbstmanagement:
  »Ich muss also sehen, ich arbeite so, dass meine Rückenbeschwerden oder meine ganze Verfassung, ja, dass das eben geht. Und ich hatte im vorigen Jahr dann irgendwie zu viel gemacht und das hat mir eben geschadet« (1:10-73:77).

- Ernährungsumstellung wegen Erkrankung:
  »Ich habe (vor) neunzehn Jahren meine Ernährung umgestellt auf Vollwertkost, keinen Zucker mehr und eben kein ausgemahlenes Mehl [...]. Ich hatte immer oder zeitweise Magenprobleme, hatte zu wenig Magensäure und dann gar keine mehr, und seitdem ich die Ernährung umgestellt habe, ist alles vollkommen in Ordnung« (1:15-149:158).
  »Wegen des Blutdrucks esse ich dann Vollkornreis, und das hilft eben auch, den Blutdruck zu senken. Fast besser als die Medikamente« (1:77-825:830).

- Biokost:
  »Und vor allem, ich kaufe sehr viel Biosachen, so was, weil ich viel zu viel Angst habe und so was« (10:21-195:209).

- Obst und Gemüse essen/Verarbeitung der Nahrung:
  Drei Befragte gaben an, dass sie viel Obst und (rohes) Gemüse essen (Äpfel, Orangen). Eine Befragte wies auf die Notwendigkeit der angemessenen Verarbeitung der Nahrung im Mund hin: Interviewerin: »Sie haben ja gerade gesagt, dreiunddreißig mal kauen.« Befragte: »Ja, ja, genau. Das ist wichtig, dass der Magen erst so und so viel Arbeit hat. Das ist ganz wichtig« (9:13-160:164).

- Nicht rauchen und angemessener Alkoholkonsum:
  »Ich rauche nicht, ich trinke nicht. Ja, mal ein Glas Sekt oder mal ein Glas Bier, aber das nicht täglich, mal so zum Wochenende. Also Raucherei schon gar nicht, hab ich noch nie gemacht« (9:35-429:432).
  »Und sehr oft, sehr gerne mag ich vorm Schlafengehen entweder ein Gläschen Rotwein oder ein Gläschen Sekt, dann schläft man besser ein. Und Rotwein ist gesund fürs Blut. Also ich rauche nicht und ich trinke nicht. Trinken heißt ja an und für sich, wenn man das in Massen nimmt. Also trinken tue ich meinen Wein und meinen Sekt sehr gerne« (10:21-195:209).

- Sport und Bewegung:
  »Persönlich habe ich Wert drauf gelegt, wenigstens zweimal Schwimmen zu gehen in der Woche« (6:25-239:240).
  »Ja, geachtet habe ich insofern darauf, dass ich viel an der frischen Luft war, viel spazieren gegangen bin, viel gelaufen bin, mich viel bewegt habe« (7:10-111:117.
  »Und ich war ja auch Leistungssportlerin, ja, Schwimmen und Tennis, und hab dann in der Wettkampfmannschaft und in der Turniermannschaft gespielt. Bin viel Rad gefahren, gewandert, ja« (9:36-434:437).

- Gehirnjogging:
  »Bis sechs. Und durch diese Zahlen, die wir da knobeln, ja, die werden zusammengezählt, und da sehen wir immer zu, dass wir das im Kopf noch können« (3:35-362:364).

- Finanzielle Eigenbeteiligung – alternative Medizin und Ergänzungsmittel:
  »Und, ja, ich bezahle auch etwas, also für meine Rückenbeschwerden Akupunktur, die im Augenblick nicht bezahlt wird, bezahle ich dann selbst. Die tut mir gut, es ist nicht so anstrengend wie Packungen und Massage für mich, denn das macht mich dann etwas müde, erschöpft. Ja« (1:4-23:28).

»Ja. Und dann kaufe ich mir Vitamin B Komplex, das muss ich ja auch bezahlen, und Kieselerde, Vitamin E, ist auch wichtig (9:95-1126:1131) [...]«

»Ja, dann verzichte ich eben auf was anderes, aber das, was sein muss, für meine Gesundheit, das ist wichtiger als alles andere.« (9:31-387:389)

»Ja, ich trinke viel Früchtetee und dann trinke ich auch ganz gerne öfter, das leiste ich mir mal, Doppelherz und so was« (10:21-195:209).

- Regelmäßige Facharztkontakte:
»Na ja, ich hab meine Arztbesuche gemacht, ich hab mich untersuchen lassen. Ich bin auch immer zum Zahnarzt und bei der Rheumatologin. Und dann bin ich mit meinem Darm – ich hab seit '79 Darmprobleme« (4:36-465:468).

- Compliance – Befolgen ärztlicher Ratschläge:
»Ich habe Medikamente eingenommen aufgrund des Hausarztes, die er mir empfohlen hat aufgrund meines hohen Blutdruckes und aufgrund meiner Herz- und Kreislauf (Affären), und daraufhin habe ich dann natürlich auch demnach leben müssen« (7:10-111:117).

»Auf meine Gesundheit und mein Wohlergehen, wie soll man sagen, habe ich sehr geachtet und so was. Ich habe an und für sich etliche Krankheiten hinter mir durch die Hüftoperation – ich bin sechs Mal an den Hüften operiert. An der Blase bin ich operiert, bin viel in Krankenhäusern gewesen. Durch die vielen Operationen habe ich eine (Schrumpfblase), so dass ich einen Katheder tragen muss« (10:19-177:187).

- Vorsorgemaßnahmen:
Sieben Befragte unterziehen sich regelmäßig einer Grippeschutzimpfung. Drei Befragte nehmen nicht daran teil. Eine Befragte begründete dies mit den Worten: »Ach, ich bin doch schon so alt, was solls.« Eine andere meinte, dass sie diese Impfung nicht bräuchte, da sie nicht mit vielen Menschen zusammentreffe. Andere Vorsorgeuntersuchungen werden entweder nicht oder unregelmäßig durchgeführt.

- Über Erkrankungen informiert:
»Ich habe nebenher noch Medizin studiert und mein Hauptstudium war Jura, und daneben habe ich mich mit der Medizin beschäftigt. [...] Also es kann mir eigentlich kein Arzt etwas vormachen« (8:14-159:166).

3.2.6 Bewertung der aktuellen Behandlungssituation und Erfahrungen mit der Zusammenarbeit unterschiedlicher Versorgungseinrichtungen

Bezogen auf die aktuelle Behandlungssituation sind die Befragten zufrieden, allerdings hatten sie an eine geriatrische Rehabilitation andere Erwartungen. Die vorgefundene Situation entspricht ihrer Meinung nach eher dem Bild eines Krankenhausaufenthaltes als einer von ihnen erwarteten *Kur*. Kritisiert werden zudem die Hygienemöglichkeiten in einem Vierbettzimmer.

»Vier Personen sind wir, eine Toilette. Wenn dann einer mal gerade auf der Toilette ist. [...] Ich habe da Pech gehabt, da war gerade besetzt, und dann hab ich ... geklingelt, dann kam keiner. Ja, und dann zum Schluss kam's dann in die Hose. Ja, und das ist das Schlechte, das wesentlich Schlechtere. Man kann auf anderes vielleicht mal verzichten, aber dieses könnte einen Tick besser sein« (6:46-484:496).

Die Befragten konnten wenig zum Aspekt »Zusammenarbeit unterschiedlicher Versorgungseinrichtungen« sagen. Bei den meisten Befragten »hat alles gut funktioniert« (1:35-360:363). Nur ein Befragter weist darauf hin, dass die Koordinierung zwischen Hausarztbesuch und verschiedenen Facharztbesuchen manchmal etwas kompliziert sei.

Fehlende Informationen über zukünftige Behandlung und Versorgung in der geriatrischen Rehabilitationsklinik führten zu Unsicherheiten seitens der Befragten. Eine Patientin berichtet:

> »Und dann ging es darum: in die Reha. Und da sollte ich hier nach Langenhagen. Und da hab ich gesagt, da gehe ich nicht hin. Und da hat der Arzt gesagt – Weil ich eben, wie ich es gehört habe, da sind Demenz- oder Alzheimerkranke und Demenzkranke, und das wäre nicht so gut und so. [...] Jedenfalls kam dann am Montag meine Therapeutin, da sollte ich das zweite Mal Therapie machen. Und da kam dann der Rettungsdienst rein, und sagten ... Ja, aber ist denn hier eine Frau [...] Ich hab gesagt: Ja, das bin ich. Ja, Sie kommen jetzt nach Langenhagen (in die geriatrische Rehabilitation). Da habe ich gesagt: Wieso? Ich geh da nicht hin nach Langenhagen. Keine Schwester wusste Bescheid. Und dann hat der aber den Arzt geholt, und der hat dann zu mir gesagt, meine Krankenkasse hätte genehmigt, dass ich hierher darf. [...] Und da hat er mir das dann alles erklärt. Aber jetzt konnten die anderen ja nichts sagen. Keine Schwester wusste Bescheid, dass sie meine Sachen einpacken und so weiter und so fort [...]. Hab ich mich dann doch von dem Arzt überzeugen lassen, er hat gesagt, die ärztliche Betreuung geht hier weiter, weil das ja Reha heißt. [...] Und, na ja, also ich hab mich dann einverstanden erklärt und bin dann hierhin« (9:78-549:618).

3.2.7 Die Arzt-Patient-Beziehung

Alle Befragten haben einen Hausarzt, manche schon über viele Jahre denselben, den sie regelmäßig aufsuchen. Dabei ist der Arzt nicht nur Behandler, sondern auch ein Betreuer, der sich kümmert. Deutlich wird, dass zwischen Patienten und Hausärzten eine vertrauensvolle Beziehung besteht:

> »Ich muss sagen, ich habe noch keinen Arzt gehabt, mit dem ich so guten Kontakt hatte. Einer Ärztin, der ich eben alles sagen kann, die ich alles fragen kann und ich auch eine Antwort kriege« (1:51-534:539).

Alle Befragten berichten von guten Erfahrungen mit ihren Hausärzten, alle Hausärzte machen beispielsweise Hausbesuche. Alle Patienten suchen den Hausarzt und den Zahnarzt »regelmäßig« auf, genauere Häufigkeitszyklen werden allerdings nicht formuliert. Für die Interviewten ist es sehr wichtig, dass ihr Arzt sie ehrlich über ihre Erkrankung informiert. Immerhin die Hälfte der Befragten ist an einer gemeinsamen Entscheidungsfindung mit ihrem Arzt interessiert, auch wollen sie Entscheidungen zusammen mit ihrem Arzt und ihren Angehörigen treffen.

Ein Befragter betont seine eigene Haltung innerhalb der Arzt-Patienten-Beziehung, die auf Bescheidenheit beruht:

> »Ich bin auch ehrlich, ich strapaziere sie nicht und ich stelle auch keine großen Forderungen. Wenn mir der Arzt sagt, das ist ja bekannt, das dürfen wir nicht verordnen.

Dann sage ich, ja, das weiß ich, dann sage ich, gut, dann kaufe ich mir das selber. Noch kann ich mir das leisten. Und der Kardiologe, der Doktor, der bewilligt mir auch Medikamente, die wichtig sind, mir helfen, und da kann ich nicht klagen« (10:63-788:797).

Vorstellung über einen »guten« Arzt

Die Hochbetagten stellen sich unter einem guten Arzt einen Menschen vor, der eine hohe Sozialkompetenz aufweist:

> »Er muss Mensch sein, er muss Kontakt zu den Leuten haben, zu den Patienten, und vor allen Dingen muss er Kontakt zu den Angehörigen haben, dass dieser Kontakt zu Patient und zu den Angehörigen nicht unterbrochen wird, das muss eine Einheit sein. Der Kontakt zu beiden, Kindern, Angehörigen und dem Arzt, das muss hergestellt werden (7:37-391:396).

Ein guter Arzt hört seinen Patienten zu und ist auch manchmal energisch. «Also so meine ich, dass ich gerne einen Arzt habe, der auch mal etwas sagt, der nicht nur zu rücksichtsvoll ist und alles macht, sondern mir auch sagt, ich würde es ihnen nicht empfehlen« (7:37-391:396).

Ein guter Arzt spricht mit seinen Patienten »Ich muss mit dem auch über alles reden können, ja. Und, wie gesagt, nicht hier auf die Schnelle, also das nicht« (9:69-828:833) und ist schnell erreichbar: »Für mich ist er gut. Er ist gleich gekommen, wie ich gefallen bin. Gleich gekommen.«

Nur zwei Befragte sprechen aktiv die Fachkompetenz an, dass der Arzt »eine Diagnose stellen kann, die richtige« (5:47-496:498) und sich durch Schulungen weiterbildet.

Vorsorgliche Hausbesuche

In den qualitativen Interviews wurde den Befragten das folgende Szenario zu präventiven Hausbesuchen vorgelesen.

> »Es gibt Überlegungen, vorsorgliche Hausbesuche einzuführen. Das heißt, ein Arzt oder eine Gemeindeschwester führen regelmäßig, so alle drei Monate, unabhängig von einer akuten Erkrankung, Hausbesuche durch. Da wird dann zusammen besprochen, wie es Ihnen gesundheitlich geht, wie Sie sich fühlen usw. Möglich ist, dass Sie Empfehlungen erhalten, wie Sie sich gesundheitlich weiter verhalten sollten. Was halten Sie von einer solchen Idee?«

Danach wurden die Hochaltrigen zu ihrer Einschätzung befragt. Die meisten befürworten so beschriebene vorsorgliche Hausbesuche. Sie sehen diese Besuche in erster Linie als soziale Interaktion. Die Kommunikation und die Besprechung gesundheitlicher Probleme stehen dabei im Vordergrund, jedoch wird auch die Vorstellung genannt, dass die Ärzte oder Schwestern sozialrechtliche oder medizinische Schwierigkeiten besprechen:

> »[...] nach [...] fünf Wochen kommt jemand, da kannst du deine ganzen Probleme, die du jetzt mal notiert hast, dem dann vortragen und den dann um Rat fragen, und der möge das eventuell dem Arzt oder, wie soll man sagen, einer anderen Institution vortra-

gen, ob es das Sozialamt ist oder ob es, wie soll man sagen, der medizinische Dienst ist oder so. Das finde ich sehr gut, das wäre empfehlenswert« (10:61-759:769).

Allerdings gibt es auch Menschen, die sich gegen die vorsorglichen Hausbesuche aussprechen, weil sie die Vorstellung haben, dass dann ein fremder Arzt oder eine andere fremde Person und nicht ihr Hausarzt zu ihnen kommt.

3.2.8   Vertrauen in das deutsche Gesundheitssystem

Von zehn Befragten haben nur zwei uneingeschränktes Vertrauen in das Gesundheitswesen. Insbesondere finanzielle Aspekte beeinträchtigen das Vertrauen, weil »alles zu Ungunsten der kleinen Leute umgeworfen und verteuert« (9:89-1066:1071) wird.

Bisher konnten sich alle Befragten die finanziellen Eigenbeteiligungen zu ihrer Gesundheitsversorgung noch leisten und sind erleichtert, dass sie die Zuzahlungen bis jetzt bewältigen konnten. Sie empfinden die Zuzahlungen zwar manchmal als Ärgernis, »Aber weiter auch nichts« (3:85-973:974). Es herrscht die Einstellung: »Es ist nicht zu ändern, man muss es hinnehmen« (8:64-730:732), »Das muss man ja tun, das ist das Gesetz« (5:56-635:639).

Dennoch spüren die Befragten Veränderungen in der Versorgung (die Krankenkasse hat Ablehnungen ausgesprochen, Fahrtkosten zu Behandlungsorten und Medikamente wurden nicht gezahlt), eine Befragte äußerte den Wunsch, »dass notwendige Medikamente, wo ich schon jahrelang mit zu tun habe, dass sie das, was sie vorher bezahlt haben, dass sie das bezahlen würden« (9:74-918:923).

Das Thema »Krankenkasse« ist für die Befragten wenig interessant. Sie sind traditionell in einer Kasse, zum Teil mehr als 60 Jahre, ein Wechsel ist kein Thema. Fast alle berichten von guten Erfahrungen mit ihrer Krankenkasse, ohne weiter auszuführen, welche diese gewesen sind. Einzig die Tatsachen, dass »sie (die Krankenkasse) bewilligt, was ich brauche« (10:68-837:842) und die Kosten für die Behandlungen übernehmen, wurden als Gründe für die guten Erfahrungen genannt.

Wünsche an ihre Krankenkasse formulierten die Befragten kaum: Sieben Befragte hatten keine Wünsche, zwei Befragte meinten, »es soll so bleiben wie es ist« (7:47-548:550). Zuschüsse zur Verbesserung ihrer Wohnsituation hat kein Befragter erhalten. Einige Befragte haben, wie schon berichtet, eine Pflegeeinstufung, andere Befragte wollen eine Pflegeeinstufung beantragen. Hier spielt jedoch eher die Krankenkasse eine Rolle.

3.2.9   Umgang mit Informationen

Die Hälfte der Befragten informiert sich aktiv über Krankheiten und Behandlungsmöglichkeiten über die Apotheken Umschau, Seniorenzeitschrift, Diabetikerzeitung oder das Fernsehen. Dabei ist es allen sehr wichtig, verständliche Informationen zu erhalten.

Die andere Hälfte der Befragten nimmt eine passive Rolle ein und informiert sich nicht aktiv selbst.

Für alle Befragten ist es jedoch äußerst bis sehr wichtig, von den Ärzten über Behandlungsmöglichkeiten informiert zu werden.

Nur vereinzelt haben sich die Befragten bislang über die Qualität von Fachärzten und stationären Einrichtungen informiert, dabei vor allem das soziale Umfeld befragt oder ihren Hausarzt eingeschaltet.

3.2.10 Patientenrechte

Nur drei der Befragten wissen, dass sie das Recht haben, Einsicht in die Patientenakten nehmen zu können. Krankenberichte und Befunde werden immerhin von zwei Befragten kontinuierlich in einer eigenen Patientenakte gesammelt. Dagegen gibt es auch Patienten, die definitiv kein Interesse an diesen Informationen haben – »das kann nur der Arzt verstehen«, ist das eine Argument, die Befürchtung, dass zu viel Information verwirrend und damit auch gesundheitsschädlich sein könnte, das andere.

Fast alle Befragten wissen, dass ein Arzt eine Behandlung erst durchführen darf, wenn sie dazu eingewilligt haben. Dabei ist ihnen dieses Recht vor allem bei der Einwilligung zu einer Operation bewusst. Ein Befragter ist der Meinung, dass er allein mit dem aktiven Arztbesuch in die Behandlung des Arztes einwilligt: »Ja, davon gehe ich aus (dass ein Arzt eine Behandlung erst durchführen darf, wenn ich dazu eingewilligt habe). Sonst würde ich ja gar nicht erst hingehen. In dem Moment, wo ich hingehe, willige ich ja ein.« (8:73-805:811). Eine andere Befragte wies darauf hin, dass man nur im Krankenhaus nach der Einwilligung gefragt wird.

Beschwerden über Behandler

Beschwerde hat bisher noch kein Befragter gegen einen Arzt oder gegen Pflegepersonal offiziell bei einer Krankenkasse, Schlichtungsstelle oder bei Gericht eingereicht, dabei gaben jedoch drei Befragte Hinweise auf mögliche Schwierigkeiten: Lange Wartezeiten in Arztpraxen (2 Befragte), fehlende Aufklärung und Information über die Konsequenzen eines operativen Eingriffs und unfreundliche Krankenschwestern (1 Befragter) werden genannt. Dagegen vorgegangen ist keiner der Befragten. Zum einen, weil sie nicht wussten, an wen sie sich wenden sollen, zum anderen, weil ihnen eine »Beschwerde« scheinbar zu weit führt:

»Da will ich mich drüber beschweren, mal versuchen, dass irgendwie – Wie soll man sagen? Ich will mich nicht beschweren, ich will das vortragen, dass man das abschafft, dass man nicht jeden Menschen als Simulant betrachten soll. Wenn jemand sagt, er hat Schmerzen, dann muss man auch einmal ein bisschen Rücksicht nehmen und so was. Aber da kann man das Krankenhaus nicht – Das sind persönliche Menschen. Das ist nicht das Krankenhaus oder die Verwaltung, das sind ein oder zwei Menschen, die, wie soll man sagen, das Ansehen der ganzen Gesellschaft ruinieren können« (10:27-294:305).

Patientenverfügungen

Sechs der zehn Befragten haben Kenntnis über Patientenverfügungen und in diesem Bereich einige Regelungen getroffen. Sie wurden in der Regel von ihren Angehörigen, von ihrem Hausarzt oder von z. B. dem (zukünftigen) Alten- oder Pflegeheim auf die Patientenverfügung hingewiesen und bei dem Aufsetzen maßgeblich unterstützt. Zwei Befragte haben zudem die Vorsorge für ihre Betreuung geregelt, eine weitere Befragte die Vorsorgevollmacht für finanzielle und rechtsgeschäftliche Angelegenheiten.

3.2.11 Ein guter Rat für Gesundheit und Vorsorge aus der Sicht der Befragten

Als Rat formulieren sieben Befragte generelle Aspekte der Gesunderhaltung: Man sollte auf seine Gesundheit achten, d. h. regelmäßige Gesundheitsvorsorgemaßnahmen durchführen lassen, sich gesund ernähren, sich bewegen, Sport treiben, nicht rauchen und keinen übermäßigen Alkohol zu sich nehmen.

> »Ja, so wie der ganze Tag war, früh aufstehen, meinen Lebensweg ablaufen lassen, Mittagessen, Essen und Trinken, Fernsehen, Waschen, Anziehen und abends zu Bett gehen, und am anderen Morgen das Gleiche wieder. So wie es eben war. Ohne Krankheit natürlich. Dass ich in den ganzen dreißig Jahren keinen Tag krank gewesen bin, darf ich doch nicht vergessen, das ist ja wichtig. Wenn ich krank gewesen wäre, kommt ja zwischendurch was anderes. Aber ich hatte ja nun das gute Glück, dass ich nie krank gewesen bin in den Jahren« (7:65-730:739).

Drei Befragte geben den Rat, »rechtzeitig« eine altengerechte Wohnung zu beziehen, obwohl sie selbst den Zeitpunkt nur ungenau definieren konnten und den Umzug aus unterschiedlichen Gründen immer wieder vertagt hatten.

Ein Befragter weist zudem darauf hin, dass eine finanzielle Vorsorge für das Alter wichtig ist:

> »Und weil man im Alter auch mal gern Urlaub macht und da muss man was für tun vorher. Man kann nicht alles durch die Kehle kippen, man muss auch mal dran denken. Und das ist wichtig, ganz wichtig. Auch diese Vorsorge, etwas zurücklegen« (6:83-1010:1016).

Schließlich geben die Befragten Ratschläge, die sich auf positive Lebenseinstellungen, Bescheidenheit, Autonomie und Partizipation beziehen:

> »Viel lachen, das ist gesund. Sagt man jedenfalls, und ich glaube, das ist auch so. Und nicht egoistisch sein, kein Egoismus, nicht nur, wie soll man sagen, nicht nur fordernd sein, sondern sich auch, wie soll man sagen, sich an der Gesellschaft beteiligen. Das kann ich nur jedem empfehlen« (10:87-1084:1090).

> »Kümmere dich darum, sieh zu, dass du alles zu deinem Besten und zu deinem Sichersten machst, nimm nicht zu viel Sachen von der Seite, die dich nichts angehen, und vor allen Dingen Sachen, wo du dich nicht drum kümmern brauchst, lass das aus dem Leben,

bleibe bei dir, bleibe im kleinen Kreis und lass es alles so laufen, wie du es nach deinen Vorstellungen gemacht hast« (7:66-745:752).

»Ja. Früher hatten sie alle kein Geld, irgendwas zu kaufen. Und heute haben sie das Geld, aber sollen nicht üppig werden. Ich wünschte, wir sollten alle sparsam sein und es tut nicht nötig, dass man immer Hurra macht, sondern dass man – na ja. Solide leben – Also dass sie glücklich sind« (3:99-1120:1129).

4   Studienteil A – Phase I, teilstandardisierte Interviews

4.1   Entwicklung des (teil-)standardisierten Instruments

Entwickelt und eingesetzt wurde ein 14 Din-A4-seitiger Fragebogen mit standardisierten und teilstandardisierten Fragen. Er diente dazu, die Gruppe der Hochbetagten genau zu beschreiben, ihre Einstellungen und Bedürfnisse zu ihrer Gesundheitsversorgung, ihr Präventions- und Risikoverhalten, die Arzt-Patienten-Interaktion, ihre Autonomiebestrebungen, ihre Arztkontakte und ihr gesellschaftliches Leben aus ihrer Sicht zu erheben.

Die Logik des Befragungsablaufs sollte für die Befragungspersonen gut nachvollziehbar sein. Fragen zum gleichen Thema waren somit zu einem Frageblock zusammengefasst. Die Einstiegsfragen bezogen sich auf persönlich betreffende, aber technisch einfach zu bearbeitende Fragen, um die Motivation der Befragungsperson zur weiteren Teilnahme aufrechtzuerhalten und einer Überforderung entgegenzuwirken.

Einige Fragen im Instrument trafen nicht auf alle Teilnehmer zu. Um zu vermeiden, dass Befragte mit Fragen konfrontiert wurden, die sie nicht betreffen, wurden an den entsprechenden Stellen im Instrument »Filter« eingebaut. Durch diese Filter wurden die Interviewer angewiesen, die folgenden Fragen zu überspringen und die Befragung an einer späteren, durch den Filter genau definierten Stelle des Fragebogens weiterzuführen.

Schwierige Fragen und soziodemografische Angaben wurden an das Ende der Befragung gestellt, um die Gefahr des Interviewabbruchs zu verringern.

Entsprechend der theoretischen und methodischen Vorüberlegungen wurden 33 Items entwickelt, die geschlossene und halboffene Fragen sowie Einzelfragen als Bewertungsfragen bzw. als Reporting-questions beinhalteten. Einzelfragen eignen sich besonders, wenn eine Vielzahl unterschiedlicher Einschätzungen eruiert werden soll, wenn nicht bekannt ist, welche Antwortmöglichkeiten es gibt und wenn Situationsbeschreibungen interessieren.

Die Einschätzungen der hochbetagten Interviewpartner wurden dabei mithilfe dichotomer Skalen sowie verbaler Mehrpunktskalen (u. a. fünfstufige Likerts- kalen) sowie einer Mehrpunktskala erfasst. Der Fragebogen enthielt folgende Bereiche:

- Wohnsituation vor dem Rehabilitationsaufenthalt
- Präventives Verhalten vor dem Ereignis
- Lebensformen und soziale Unterstützung
- Gesellschaftliche Beteiligung
- Lebensgewohnheiten
- Subjektives Wohlbefinden
- Arztkontakte
- Zufriedenheit mit der hausärztlichen Versorgung
- Entscheidungsbeteiligung an der Gesundheitsversorgung
- Informationsstand über die Rechte als Patient
- Informationsverhalten
- Rechtliche Altersvorsorge für die Gesundheit
- Beschwerden über eine Behandlung beim Arzt
- Erfahrungen mit Veränderungen im Gesundheitswesen
- Vertrauen in verschiedene Bereiche und Institutionen im Gesundheitswesen
- Zufriedenheit mit verschiedenen Bereichen des Lebens
- Soziodemografische Daten
- Materielle Lage

Um das subjektive Wohlbefinden, die Autonomie und die Zufriedenheit mit der hausärztlichen Versorgung der Hochaltrigen zu erfassen, wurden einzelne Items aus anderen Befragungsinstrumenten zur Ergänzung in das vorliegende Erhe- bungsinstrument aufgenommen.

- Um die kognitive Dimension des Wohlbefindens zu erfassen, wurde nach Beurteilungen der Lebenszufriedenheit in zwei Zeitabschnitten gefragt. 1. »Ich bin zufrieden mit meinem Leben, wenn ich in die Vergangenheit zurück- schaue« (Item aus Life Satisfaction Index, Neugarten et al. 1961). 2. »Ich bin zuversichtlich, wenn ich in die Zukunft blicke« (Mayer et al. 1999, Andrews und McKennell 1980).
- Weitere Items zur Erfassung des subjektiven Wohlbefindens stammen aus dem Instrument »Allgemeine Selbstwirksamkeitserwartung (SWE)« (Jerusalem und Schwarzer 2009). Dabei wurden folgende Items aufgenommen: 1. Wenn sich Widerstände auftun, finde ich Mittel und Wege, mich durchzusetzen. 2. Auch bei überraschenden Ereignissen glaube ich, dass ich gut mit ihnen zu- rechtkommen kann. 3. Für jedes Problem kann ich eine Lösung finden.
- Der subjektive Gesundheitszustand wurde mit dem Item »Wie würden Sie ihren Gesundheitszustand im Vergleich mit anderen Gleichaltrigen einschät- zen?« in Anlehnung an den SF-36 Fragebogen (Bullinger und Kirchberger 1998) zum Gesundheitszustand erfasst.

- Zur Erfassung der Autonomie bei Entscheidungen, die die eigene Gesundheitsversorgung betreffen, wurde die Kontrollpräferenzskala von Degner
  (Degner und Sloan 1992) genutzt und für die vorliegende standardisierte
  Befragung, entsprechend der Erkenntnisse aus der Vorstudie um zwei Items
  erweitert: »mein Arzt und meine Angehörigen sollen zusammen entscheiden«
  und »mein Arzt und meine Angehörigen und ich sollen zusammen entscheiden« modifiziert.
- Zur Abbildung der Patientenzufriedenheit in der hausärztlichen Versorgung
  wurden verschiedene Items zur Arzt-Patienten-Interaktion, zur Fachkompetenz des Hausarztes, zur Information und zur Praxisorganisation in Anlehnung an die Fragebögen zur Zufriedenheit in der ambulanten Versorgung
  (ZAP) (Bitzer et al. 2009) und »Qualiskope-A« (Gericke et al. 2004) entwickelt.
- Die Frage zum Vertrauen in die Gesundheitsversorgung in der Versicherten
  Stichprobe der zweiten Welle des Gesundheitsmonitor (Böcken et al. 2009)
  wurde in das vorliegende quantitative Befragungsinstrument zu T1 integriert.
  Die Fragebatterie bezieht sich auf das Vertrauen, das die Befragten in unterschiedlichen Bereichen der Gesundheitsversorgung aufbringen. Es gab vier
  Antwortmöglichkeiten: »sehr viel Vertrauen«, »viel Vertrauen«, »wenig Vertrauen«, »sehr wenig Vertrauen«.

Zu berücksichtigen ist, dass die Antwortkategorien in dem vorliegenden standardisierten Instrument nicht durchgängig den Antwortkategorien in den Ur-
sprungsinstrumenten entsprechen. So wurden z. B. zur optimalen Handhabung
des Instruments die Fragen zur allgemeinen Selbstwirksamkeit nicht auf einer
vierstufigen Skala, wie im Ursprungsinstrument, mit »(1) stimmt nicht, (2)
stimmt kaum, (3) stimmt eher, (4) stimmt genau« integriert, sondern unter Verwendung einer fünfstufigen Likertskala mit folgenden Antwortkategorien: »trifft
voll zu, trifft ziemlich zu, trifft teils/teils zu, trifft weniger zu, trifft gar nicht zu,
weiß nicht«.

Bei den meisten der geschlossenen Fragen in der Befragung wurde mit vorgegebenen Antwortkategorien gearbeitet, den hochbetagten Teilnehmern wurden
zur visuellen Unterstützung Kategorientafeln mit Originalschrift Arial 24 pt vorgelegt.

Wie in ▶ Kapitel 5 weiter ausgeführt, werden Antwortkategorien favorisiert,
die aus Wörtern bestehen, (Schwarz 1998), deshalb wurden nur bei wenigen Fragen numerische Antwortkategorien gewählt.

Die Zufriedenheit wurde mithilfe einer visuellen Analogskala, welche Gesichter unterschiedlicher Mimik enthält, erfragt (▶ Abb. 1). Die Auswertung erfolgt
mittels anschließender Skalierung von eins bis zehn, wobei zehn Punkte den
höchsten Zufriedenheitsgrad darstellen.

Es interessierte zudem, ob und welche Erfahrungen die Befragten in den letzten Jahren persönlich mit den Veränderungen in dem Gesundheitswesen gemacht
haben und wie sie diese Veränderungen empfinden. Die Interviewpartner wurden

mit einleitenden Worten auf die Frage, die im Klartext beantwortet werden sollte, folgendermaßen vorbereitet:

> »In den letzten Jahren gab es immer wieder Gesundheitsreformen. So wurde z. B. die Praxisgebühr eingeführt, bestimmte Medikamente und Vorsorgeuntersuchungen muss man jetzt selbst bezahlen oder man wird von der Krankenkasse darauf hingewiesen, dass man sich in Programme, wie z. B. das sogenannte Hausarztmodell, einschreiben kann. Erzählen Sie bitte, welche Erfahrungen haben Sie persönlich mit den Veränderungen in unserem Gesundheitswesen gemacht?«

4.2 Pretest

Im Pretest des Fragebogens zu T1 (n = 13) wurden die Eignung der Fragestellung und der Formulierungen, die Verständlichkeit und die Handhabbarkeit des Instruments geprüft (Porst 2002). Dabei standen das Interesse und die Aufmerksamkeit der Befragten bei einzelnen Fragen und beim gesamten Fragebogen, die Häufigkeitsverteilung der Antworten, die Stimmigkeit der Reihenfolge der Fragen, technische Probleme mit dem Instrument und die Dauer der Fragebogenausfüllung im Mittelpunkt (Geyer 2003). Im Pretest wurden die Befragten nach Beendung der Befragung die Option eingeräumt, die Zumutbarkeit und Handlungsrelevanz der Befragung sowie die Verständlichkeit und Angemessenheit der Frageninhalte und Frageformate einzuschätzen und zu bewerten. Zudem wurde geprüft, inwieweit das gewählte Procedere der Interviewdurchführung in den Klinikalltag integriert werden konnte, ohne Behandlungsabläufe oder den Klinikalltag zu stören. Der Pretest wurde erfolgreich durchgeführt. Änderungen waren einzig im Layout nötig.

4.3 Ergänzende Dokumentationsinstrumente

Der Dokumentationsbogen zur Erhebung der Indikatoren für den objektiven Gesundheitszustand aus Phase 0 wurde modifiziert und beinhaltete zur Erhebung T1 folgende Items:

- Alter
- Tag der Einweisung ins Krankenhaus
- Tag der Entlassung
- Staatsbürgerschaft
- Hauptdiagnose bei Einweisung (ICD-Nummer und Klartextangaben)

- Dokumentation der Demenztests (Mini-Mental Status Test, MMST/DemTect) und der Mobilitätstests (FIM Test, Barthel, Frühreha-Barthel)
- Pflegestufe
- Wohnort
- Krankenversicherung
- Verbleib der Patientin/des Patienten nach der Entlassung

Der Dokumentationsbogen wurde von Mitarbeitern der Studienzentrale unabhängig vom Befragungszeitpunkt ausgefüllt. Die Daten stammen aus der Patientenakte der jeweiligen Klinik.

Dokumentiert wurden die von den Kliniken erhobenen Hauptdiagnosen/Einweisungsdiagnosen der Erkrankung oder Gesundheitsstörung und Nebendiagnosen, die meist in Klartextangaben in den Patientenakten notiert waren. Die Hauptdiagnosen/Einweisungsdiagnosen wurden von der Studienleitung unter Verwendung des ICD-10-2007-GM-Thesaurus eingeteilt, verschlüsselt und in eine Accessdatenbank eingegeben. Bei der Einteilung der Diagnosegruppen wurde nach den gängigen ICD-10-2007-Kodierregeln vorgegangen, Diagnosen, die nicht eindeutig zuzuordnen waren, wurden in der Gruppe »Sonstige« zusammengefasst.

Weiterhin sollten die rekrutierten Patienten anhand der Schwere ihrer durch die jeweilige Erkrankung hervorgerufenen funktionellen Beeinträchtigung in Subgruppen zusammengefasst werden, um Vergleiche zwischen diesen Subgruppen ziehen und gegebenenfalls Unterschiede im Versorgungs- und Unterstützungsbedarf aufdecken zu können. Dazu wurden die in den Patientenakten dokumentierten Ergebnisse des Barthel-Indexes (eine Klinik nutzt den Barthel-Test, eine andere Klinik die Erweiterung, den sogenannten Frühreha-Barthel, der für sehr schwer betroffene Patienten entwickelt worden ist und zusätzlich Fragen zu pflegerischen Aspekten wie z. B. Beatmungspflicht und Beaufsichtigungspflicht enthält) (Kompetenzzentrum Geriatrie 2009a) sowie des Functional Independent Measurement-Tests (FIM), (Verwendung als Assessmentinstrument in der dritten Klinik) bei Aufnahme sowie bei Entlassung der Patienten aus den Rehabilitationskliniken für die vorliegende Studie dokumentiert und zur Charakterisierung der Studienteilnehmer herangezogen.

Um eine sinnvolle Kategorisierung der Ergebnisse (Punktzahlen) des Barthel-Indexes bzw. des FIM-Tests vornehmen zu können, wurde eine Literaturrecherche/Internetrecherche vorgenommen (http://www.kcgeriatrie.de/assessment_2. htm) sowie ein persönlich-schriftlicher Kontakt zu einem der Chefärzte einer der Rehabilitationskliniken unserer Studie (Stolz 2006) und ein schriftlicher Kontakt zu der Firma Merz Pharmaceuticals GmbH hergestellt, die sich an der Entwicklung des »Hamburger Manuals zum Barthel-Index« beteiligt hat (MDK Hildesheim/Hannover 2006b) Ferner wurden telefonische Kontakte (MHH Pflegedienstleistung 2006, MDK Hildesheim/Hannover 2006a) hergestellt, um umfassende Informationen für eine mögliche Zuordnung und Vergleichbarkeit zu erhalten. Die Zusammenschau der Ergebnisse fand Verwendung bei der Einteilung der jeweiligen motorischen Funktionseinschränkung eines Patienten bei Entlassung (▶ **Tab. 3**).

Tab. 3: Vergleichbarkeit des Barthel-Tests und des Functional Independent Measure (FIM)-Tests

Einteilung der Funktionseinschränkung	(Früh) Barthel Test-Punktwert	Fim Test / Punktwert
Keine oder geringe motorische Funktionseinschränkung	100	85–91
Leichte motorische Einschränkung	80–95	69–84
Mittlere motorische Einschränkung	60–75	59–68
Mittelschwere motorische Einschränkung	40–55	43–58
Schwere motorische Einschränkung	20–35	31–42
Sehr schwere motorische Einschränkung	0–15	13–30

DemTect

Der DemTect ist ein Assessmentverfahren zur Erfassung kognitiver Einschränkungen. Der DemTect wird als Befragung durchgeführt, die zwischen 10–20 Minuten dauert. Die Ergebnisse des Patienten werden vom Untersucher auf einen Testbogen protokolliert. Der DemTect enthält Aufgaben zu den Funktionen verbales Gedächtnis, Wortflüssigkeit, intellektuelle Flexibilität und Aufmerksamkeit (Kompetenzzentrum Geriatrie 2009a).

Mini-Mental Status Test (MMST)

Der MMST ist ein Screeningverfahren für kognitive Leistungsdefizite und wird als Interview mit dem Patient durchgeführt. Der Test umfasst 30 Fragen anhand derer zentrale kognitive Funktionen in folgenden Bereichen überprüft werden: Im ersten Teil werden Orientiertheit, Gedächtnis und Aufmerksamkeit überprüft, im zweiten Teil das Benennen, Lesen und Schreiben sowie visuell-konstruktive Fähigkeiten. Die Durchführung dauert in der Regel 3–10 Minuten. Geistig rüstige Menschen im höheren Lebensalter erreichen im Mittel 28 Punkte. Es wird angenommen, dass 24 oder weniger Punkte mit hoher Wahrscheinlichkeit auf eine kognitive Einschränkung hinweisen. In diesem Fall ist eine weitere Abklärung der Gedächtnisfunktionen dringend erforderlich (Kompetenzzentrum Geriatrie 2009a).

Dokumentation der Nebenbedingungen der Interviews

Nach Beendigung der Befragung dokumentierten die Interviewer ihre in der Befragung gewonnen Eindrücke auf einem Dokumentationsbogen, der folgende Leitfragen beinhaltete:

• Welchen Eindruck haben Sie vom interviewten Patienten (gepflegt, geistiger Zustand, Verhalten, Freundlichkeit etc.)?

- Wie verhielt sich die befragte Person während des Interviews (Zeitverlauf, Ermüdungserscheinungen, Konzentration, Interesse, Unmut, Abwehrmechanismen)?
- Hatten Sie den Eindruck, dass die befragte Person die Fragen versteht (Verständnisschwierigkeiten, Wortwahl etc.) (notieren Sie bitte die Fragen, bei denen es Schwierigkeiten gab – nennen Sie die Nummer)?
- Wurden Sie von dem Patienten gut verstanden (Deutlichkeit der Sprache, Nachfragen, Lautstärke, Schnelligkeit)?
- Wie ist die Befragte/der Befragte mit den standardisierten Fragen umgegangen (Entscheidungszeit, Lesezeit, Ängstlichkeit usw.)?
- Wo gab es Schwierigkeiten bei der Befragung?
- Was ist Ihnen positiv an dem Gespräch aufgefallen?
- Gab es Störungen während des Interviews (Pausen, Toilettengang, Störung durch Dritte)?
- Weitere Bemerkungen

4.4 Die Interviewer

4.4.1 Schulung der Interviewer

Einbezogen waren 13 Interviewerinnen und Interviewer im Alter von 25 bis 46 Jahren (durchschnittlich 29,4 Jahre, neun Frauen) mit unterschiedlichem beruflichem Hintergrund (vier Medizinstudenten, ein Erziehungswissenschaftler, ein Psychologe, ein Sprachwissenschaftler, zwei Sozialwissenschaftlicher, drei Mediziner und ein Zahnmediziner).

Alle Interviewer wurden in einer vierstündigen Schulung auf die Interviews vorbereitet. Sie erhielten Informationen über den angemessenen Umgang mit Hochbetagten bei Befragungen sowie schriftliches Informationsmaterial mit Hinweisen zur Durchführung von standardisierten persönlichen Befragungen und weitere studienrelevante Interviewmaterialien (Antwortskalen, Fragebogen, Einwilligungserklärung). Sie wurden zudem in die Nutzung des Fragebogens, der Filterführung und der Nutzung der Antworttafeln und Antwortkategorien eingewiesen.

Die Interviewer wurden instruiert, langsam, klar und deutlich zu sprechen (nicht unbedingt laut), Vertrauen zum Interviewten aufzubauen und Geduld zu zeigen (Gruca und Schewe 1992). Sie sollten auf das Tempo, den Sprachrhythmus und die Wortwahl der Befragten eingehen sowie das Gesagte mit Gesten unterstützen. Sie wurden auch darauf hingewiesen, dass die Befragten ausreichend Zeit bei der Beantwortung der standardisierten Fragen brauchen.

Im Rahmen der Schulung wurde in Form von Gruppengesprächen und Rollenspielen ein empathisches Interviewerverhalten eingeübt. Die Interviewer sollten sich dabei auch in die Position der Befragten hineinversetzen. So dienten Szenarien mit Regie- und Rollenanweisungen unter Verwendung von Sonnenbrillen,

Ohrstöpseln und einer Patientenliege dazu, Beeinträchtigungen in der Kommunikation »am eigenen Leib« zu verspüren. Die Szenen wurden mit dem Camcorder aufgenommen und anschließend in der Gruppe analysiert.

4.5 Durchführung der Befragung zu T1

Durchgeführt wurde die persönliche, teilstandardisierte Befragung bei 152 Patienten aus drei geriatrischen Rehabilitationskliniken vom 9. Januar 2007 bis zum 28. April 2007. Zwei Drittel der Interviews wurden in den ersten zehn Tagen nach Einweisung der Patientinnen und Patienten in die geriatrische Rehabilitationsklinik durchgeführt (66,5 %; Mittelwert: 10,2 Tage, Median 8,5, Range 1–40 Tage, n = 152).

Die Teilnahmekriterien für die Studienteilnehmer entsprachen den in ▶ **Kapitel 3.1.4** aufgeführten Kriterien. Das heißt, die Teilnehmenden waren 80 Jahre alte und ältere Frauen und Männer, die sich zum Zeitpunkt der Befragung in der stationären geriatrischen Rehabilitation befanden und über ausreichende Deutschkenntnisse verfügten. Ausschlusskriterium war eine diagnostizierte manifeste Demenz bei den Befragten, da diese kognitiv dazu in der Lage mussten, ein Interview durchzuführen.

Als Erhebungsorte dienten wiederum die drei geriatrischen Rehabilitationskliniken im Raum Hannover und Hildesheim. Die potentiellen Studienteilnehmer wurden über das Klinikpersonal um Mitwirkung an der Studie gebeten. Zunächst war das Einverständnis der Patienten zur Teilnahme an der Befragung einzuholen (eine Aufgabe der Klinikmitarbeiter). Die Mitarbeiter der Kliniken übergaben den Patienten bei der Frage zur Mitwirkung an der Studie ein Informationsblatt, das über Inhalt und Ziel des Interviews aufklärte und Informationen über die Studienleitung enthielt. Bei einer Zusage seitens der Patienten übermittelte das Klinikpersonal der Studienzentrale die Namen der Patienten inkl. Befragungszeitpunkt. Für eine reibungslose Rekrutierung der quantitativen Befragungen in den Kliniken sorgten insbesondere zwei Chefärzte, ein Oberarzt sowie eine wissenschaftliche Mitarbeiterin einer Klinik.

Die Interviewer erhielten vor dem Interview den Namen und das Alter der Gesprächspartner, jedoch keine Informationen über deren Erkrankung und das Erkrankungsstadium, um mögliche Voreingenommenheit der Interviewer gegenüber den Befragten in der Gesprächssituation zu vermeiden.

Die Befragungsorte innerhalb der Kliniken variierten. Die Befragungen wurden im Patientenzimmer, im Besprechungszimmer, im Büro oder im Aufenthaltsraum der jeweiligen Klinik durchgeführt.

Zu Beginn einer jeden persönlichen Befragung wurde dem Patienten eine Einwilligungserklärung zur Teilnahme an der Befragung zur Gesundheitsversorgung im Alter ausgehändigt, mit der Bitte, die Erklärung durchzulesen und dem Interviewer unterschrieben zurückzugeben.

4.6   Datenauswertung in Phase I

Die Daten der Befragung wurden in das Datenbankprogramm Access für Windows eingegeben und bereinigt. Fehlende Werte wurden gekennzeichnet, unzulässige Werte, formale Inkonsistenzen sowie Filterfehler korrigiert und mit dem Statistikprogramm SPSS ausgewertet. Dabei kamen univariate und bivariate Analysen zum Einsatz. Klartextangaben wurden inhaltsanalytisch ausgewertet (Lamnek 2005).

Die Daten aus dem Dokumentationsbogen wurden ebenso in eine Accessdatenbank eingegeben und mit dem Auswertungsprogramm SPSS ausgewertet.

Die Ergebnisse der Dokumentation der Nebenbedingungen wurden direkt nach den Befragungen durch die Interviewer protokolliert. Die Protokolle wurden in eine Accessdatenbank eingegeben, in einem qualitativen Analyseprozess kodiert und in Kategorien subsumiert, die Auswertung erfolgte ebenfalls mit SPSS.

Aufgrund des Stichprobenumfangs mit zum Teil relativ kleinen Untergruppen werden aus Plausibilitätsgründen nicht immer Signifikanzniveaus zu den Ergebnissen angegeben.

4.7   Ergebnisse zu T1

Von Januar bis Anfang Mai 2007 führten 13 Interviewerinnen und Interviewer (67,7 % Frauen) in drei geriatrischen Kliniken mit 152 Patientinnen und Patienten (74,3 % Frauen) persönliche standardisierte Befragungen durch. Die meisten Interviews wurden in der Henriettenstiftung Hannover, Klinik für Medizinische Rehabilitation und Geriatrie durchgeführt (68 Interviews), gefolgt von dem Klinikum Bad Salzdetfurth, Salze Kliniken, Geriatrische Abteilung (61 Interviews). Im Klinikum Region Hannover, Geriatrie Langenhagen fanden 23 Interviews statt.

Es war angestrebt, im Untersuchungszeitraum jeden in die Zielgruppe fallenden geriatrischen Rehabilitationspatienten in den drei Kliniken in die Studie zu integrieren und insgesamt 150 Patientinnen und Patienten zu befragen.

Da die Rekrutierung allein in den Händen der Klinikmitarbeiter lag, ist über die tatsächliche Rekrutierungspraxis wenig bekannt.

Leider konnte auch eine ursprünglich vorgesehene Dokumentation der Nonresponder durch die rekrutierenden Mitarbeiter in den Kliniken aus Zeitmangel nicht erfolgen, so dass weder eindeutige Aussagen zur Grundgesamtheit der Patienten, die die Einschlusskriterien im Erhebungszeitraum erfüllten noch über die Akzeptanz der Befragten insgesamt gemacht werden können. Es ist zu vermuten, dass nicht alle infrage kommenden Patienten tatsächlich angesprochen wurden, weil die Ansprache der Patienten zeitintensiv war und vielleicht im ohnehin arbeitsintensiven Routinebetrieb untergegangen sein könnte. Zudem konnten keine Patienten mit Migrationshintergrund in die Studie aufgenommen werden, da diese entweder gar nicht in den Rehabilitationskliniken waren oder diese möglicherweise die Befragung abgelehnt haben.

Inwieweit auf diese Weise eine Selektion der Befragten erfolgte, kann nicht endgültig beurteilt werden, ebenso wenig wie die Frage, ob die Bitte um die Mitarbeit an der Studie vor allem an »gesunde Patienten« adressiert wurde.

Einzig die Gesamtheit aller über 80-jährigen Patienten (inklusive der Demenzerkrankten) im Zeitraum der Untersuchung ist annähernd dokumentiert: Im Untersuchungszeitraum haben sich insgesamt 790 Patienten im Alter von 80 Jahren und älter in den drei geriatrischen Rehabilitationskliniken aufgehalten (30,1 % Männer). Somit konnten von dieser Gruppe knapp 20 % befragt werden.

4.7.1 Prozessprotokolle – Wahrnehmungen der Interviewer während der Durchführung der Befragungen

Die Interviewerinnen und Interviewer waren instruiert, jeweils direkt nach den durchgeführten Interviews, ihre Eindrücke über den körperlichen Zustand der Befragten und die Interviewdurchführung zu dokumentieren.

Im Allgemeinen waren die Befragungen gut durchführbar. Die meisten Interviews konnten störungsfrei durchgeführt werden (72,9 %). Einige Interviews wurden durch Ärzte, Krankenpfleger oder Reinigungskräfte kurzzeitig unterbrochen, da diese den Interviewraum betraten (16,5 %). Andere Interviewdurchführungen waren dadurch beeinträchtigt, dass andere Patienten oder Angehörige im Raum waren (7,3 %) oder wegen eines Toilettenganges oder eines Telefonanrufs pausiert werden musste (3,3 %).

Die Fragen mit vorgegebenen Antwortkategorien wurden nach einer kurzen Phase des Eingewöhnens in der Regel problemlos von den hochaltrigen Frauen und Männern beantwortet. Für leichte Schwierigkeiten sorgten vereinzelt die visuelle Analogskala sowie einige offene Fragen, wobei zum Teil das Verständnis für die Inhalte fehlte. Ungefähr ein Fünftel der Befragten war hörbeeinträchtigt (23,7 %), trotz vorhandener Hörhilfe war eine Durchführung der Befragung nur durch sehr lautes Sprechen der Interviewer möglich. Einige Patienten waren sehbehindert (42,1 %), sodass nur eingeschränkt mit den Antwortvorlagen gearbeitet werden konnte.

Wenige Hochbetagte beschwerten sich während des Interviews über die Inhalte oder die Länge, ihnen wurde freigestellt, das Interview abzubrechen. Dennoch blieben die Personen dabei, häufig nachdem es zu einer Pause und zu einem Gespräch über andere Themen kam. Die Patientinnen und Patienten zeigten sich im Gespräch aufgeschlossen, zugewandt und über den gesamten Interviewzeitraum gesprächsbereit, kurze Pausen förderten die Konzentration der Befragten.

4.7.2   Dauer der Befragung

Im Mittel dauerten die Interviews 61 Minuten (31–150 Minuten). Die meisten Interviews dauerten 30–60 Minuten (61,6 %), ein Drittel der Interviews lief über einen längeren Zeitraum (61–90 Minuten: 33,1 %) und wenige über 1,5 bis 2 Stunden (4,6 %) oder über zwei Stunden (0,7 %). Bei den länger andauernden Interviews kam es zu langen Phasen der freien Erzählung durch die Interviewten. Diesen Erzählungen wurde Raum gegeben, um dem Bedürfnis der Befragten nach Mitteilung über ihre persönliche Lebenssituation nachzukommen und um das Interview in einer entspannten Atmosphäre durchführen zu können. Nur bei einem Befragten musste das Interview vorzeitig aufgrund der persönlichen Disposition der Befragten abgebrochen werden.

4.7.3   Charakteristika der Untersuchungsgruppe

▶ Tabelle 4 fasst soziodemografische Charakteristika der Untersuchungsgruppe zusammen. Für die Einstufung des Bildungsniveaus in die Gruppen niedrig, mittel und hoch wurde folgende Festlegung getroffen: Kein Schulabschluss, Haupt- und Volksschulabschluss gilt als niedriger Bildungsgrad; Realschulabschluss und Fachschulabschluss gilt als mittlerer Bildungsgrad, Fachhochschulabschluss, Abitur/Fachabitur, Studium/Fachhochschulstudium gilt als hoher Bildungsgrad.

Tab. 4:   Charakteristika der Untersuchungsgruppe (n = 152)

Merkmal		Frauen	Männer
Stichprobengröße	n	113	39
		74,3 %	25,7 %
Altersgruppen	n	113	39
	80 bis < 85	49,6 %	56,4 %
	85 bis < 90	34,5 %	38,5 %
	≥ 90	15,9 %	5,1 %
	Mittelwert in Jahren	85,7	84,6
	Range Alter	80,1–95,6	80,1–92,2
Bildungsstand	n	111	37
	Hoch	14,4 %	29,7 %
	Mittel	36,0 %	18,9 %
	Niedrig	49,5 %	51,4 %
Frühere Berufsgruppe	n	113	37
	Hausfrau	28 %	–
	Arbeiter	8,0 %	24,3 %
	Angestellter	42,5 %	32,4 %
	Beamter	4,42 %	27,0 %
	Selbstständiger	8,0 %	10,8 %
	Sonstiges	–	5,4 %

Dauer der Reha-Maßnahme und Einweisungsdiagnose

Die Patienten waren zum Interviewzeitpunkt im Mittel 27 Tage stationär aufgenommen, die Spannweite liegt zwischen zehn und 64 Tagen bei den Frauen, zwischen drei und 146 Tagen bei den Männern.

Die Informationen über die Einweisungsdiagnose und die Behandlungsdauer wurden den Patientenakten der beteiligten Kliniken entnommen. Die Einweisungsdiagnose in die geriatrische Rehabilitation wird auf der Basis des ICD-10 2007 GM klassifiziert (► **Tab. 5**).

Tab. 5: Indikatoren für den Gesundheitszustand aus Patientenakten der Kliniken, Frauen und Männer im Vergleich

Hauptdiagnose bei Einweisung	Frauen (n = 113)	Männer (n = 39)
Verletzungen der Hüfte oder des Oberschenkels	48,7 %	28,2 %
Verletzungen des Beckens oder der Wirbelsäule	7,0 %	5,0 %
Verletzungen der Schulter oder des Oberarms	5,3 %	2,6 %
Krankheiten des Skeletts, der Muskeln und des Bindegewebes	8,8 %	7,7 %
Schlaganfall	8,0 %	28,2 %
Herzerkrankungen	5,3 %	7,7 %
Krankheiten des Blutes u. d. blutbildenden Organe	0,9 %	–
Neubildungen	1,8 %	7,7 %
Endokrinopathien, Ernährungs- und Stoffwechselkrankheiten	1,8 %	–
Krankheiten des Atmungssystems	1,8 %	–
Psychische und Verhaltensstörungen	0,9 %	–
Krankheiten des Nervensystems	0,9 %	2,6 %
Krankheiten des Verdauungssystems	0,9 %	
Zustand nach Organentfernung oder Amputation	0,9 %	5,1 %
Symptome und schlecht zu bezeichnende Zustände	3,5 %	2,6 %
Keine Zuordnung möglich	3,5 %	2,6 %

Die Einweisungsgründe in die geriatrische Rehabilitation differieren nach Geschlecht. Bei fast der Hälfte der befragten Frauen finden sich als Einweisungsdiagnose Verletzungen des Bewegungsapparates (48,7 %, n = 113), bei den Männern dominieren Erkrankungen des Herz-Kreislaufsystems, inklusive des Schlaganfalls (35,9 %, n = 39).

Im Mittel liegen bei den Befragten 8,75 Diagnosen vor (Range 2–18), die altersspezifischen Unterschiede bei der Anzahl der Diagnosen sind gering (80- bis 85-Jährige: durchschnittlich 8,4 Diagnosen; 86- bis 90-Jährige: durchschnittlich

75

9,6 Diagnosen; 91- bis 95-Jährige: durchschnittlich 7,6 Diagnosen). Bei mehr als der Hälfte der Patientinnen und Patienten wurden sechs bis zehn Diagnosen gestellt (53,9 %), dabei differiert die Anzahl der Diagnosestellungen unter den Kliniken kaum, der Mittelwert liegt bei allen drei Kliniken um acht Diagnosen (8,4; 8,8; 8,8). Auch die geschlechtsspezifischen Unterschiede bei der Anzahl der Diagnosen sind gering: 15,9 % der Frauen haben zwei bis fünf Diagnosen (Männer: 12,8 %), 54,9 % der Frauen haben sechs bis acht Diagnosen (Männer: 51,3 %), 11–15 Diagnosen haben 28,3 % der Frauen (Männer: 33,3 %). Bei 16 und mehr Diagnosen überwiegt die Anteil der Männer (2,6 %) gegenüber den Frauen (0,9 %).

Im Verlauf der Rehabilitation wurde bei 5,7 % der Patienten eine Depression diagnostiziert, bei 6,2 % eine Demenz.

Funktionaler motorischer Status und Pflegestufen

Die Funktionsbeeinträchtigungen und die Pflegebedürftigkeit werden in den Kliniken mit den oben beschriebenen Instrumenten Barthel und FIM erfasst. Diese Angaben wurden nach Entlassung der befragten Patienten aus den Akten entnommen, so dass hier auch der Gesundheitszustand bei Entlassung dargestellt werden kann. Einschränkend muss konstatiert werden, dass die Tests nicht bei allen Patienten durchgeführt werden. Auch sind die Aussagen limitierend, da nicht alle Patienten zum gleichen Zeitpunkt zur Aufnahme und zur Entlassung der Rehabilitation getestet werden.

Bei 143 Patienten (94,1 %) wurde der funktionale motorische Status bei Aufnahme in die geriatrische Rehabilitationsklinik erhoben (durchgeführte Tests: Barthel 19,6 %, Frühreha-Barthel 34,3 %, FIM 46,2 %, n = 143).

Diese Tests wurden bei 114 (79,0 %) dieser Befragten bei Entlassung ebenfalls durchgeführt (durchgeführte Tests: Barthel 20,5 %, Frühreha-Barthel 28,2 %, FIM 51,3 %).

Bei Entlassung hatten 75,4 % der 114 Patientinnen und Patienten keine/geringe oder nur leichte motorische Einschränkungen, 9,6 % wurden mit mittelschweren bis sehr schweren funktionalen Einschränkungen entlassen (mittelschwer: 6,1 %; schwer: 2,6 %; sehr schwer: 0,9 %). Insbesondere das Waschen, Baden oder Duschen, die Urinkontrolle, das Ankleiden, sowie das Treppensteigen können von diesen Personen nicht mehr eigenständig durchgeführt werden.

Allerdings haben auch Patienten, die eine geringe, leichte oder mittlere motorische Einschränkung aufweisen, einen ausgeprägten Hilfebedarf bei den alltäglichen Tätigkeiten. Die Einzelauswertungen zeigen, dass auch diese Patienten zum Beispiel Hilfe beim Baden (29,8 %), Waschen (6,1 %), bei der Urinkontrolle (3,5 %), beim Ankleiden (1,8 %) oder Treppensteigen (2,6 %) benötigen.

Von 142 Befragten liegen Angaben zur Pflegestufe vor. Bei den meisten Befragten (71,0 %) war vor dem Klinikaufenthalt keine Pflegestufe festgestellt worden. Knapp ein Drittel (23,9 %) ist zum Zeitpunkt der Befragung in Pflegestufe 1 eingruppiert, 5,1 % in Pflegestufe 2. Männer und Frauen unterscheiden sich dabei nicht.

Gesundheitszustand aus der Sicht der Befragten

Über die Hälfte der Interviewten schätzt ihren Gesundheitszustand im Vergleich zu anderen Personen ihres Alters als sehr gut (15,4 %) bis ziemlich gut (39,6 %) ein (► **Tab. 6**).

Tab. 6:   Gesundheitszustand differenziert nach Geschlecht, Alter und Bildungsgrad

Gesundheitszustand			
		Frauen n = 112	Männer n =37
Sehr gut		16,1 %	13,5 %
Ziemlich gut		41,1 %	35,1 %
Mittelmäßig		31,3 %	32,4 %
Eher schlecht		8,0 %	8,1 %
Schlecht		3,6 %	10,8 %
Alter			
	80–85 Jahre n = 77	86–90 Jahre n = 52	91–95 Jahre n = 20
Sehr gut bis ziemlich gut	53,2 %	53,8 %	65,0 %
Mittelmäßig	32,5 %	34,6 %	20,0 %
Eher schlecht bis schlecht	14,3 %	11,5 %	15,0 %
Bildungsgrad			
	niedrig n = 75	mittel n = 46	hoch n = 27
Sehr gut bis ziemlich gut	57,3 %	56,5 %	44,4 %
Mittelmäßig	33,3 %	26,1 %	37,0 %
Eher schlecht bis schlecht	9,3 %	17,4 %	18,5 %

Die Männer sind bei der Einschätzung ihres Gesundheitszustandes insgesamt etwas kritischer als die Frauen. Die Unterschiede sind jedoch nicht statistisch signifikant. Differenziert man die Angaben zum Gesundheitszustand nach Altersgruppen, ist besonders die Gruppe der sehr alten Befragten nach eigener Vorstellung in einem sehr guten bis ziemlich guten Gesundheitszustand. Patienten mit einem hohen Bildungsgrad sind nach eigenen Angaben etwas häufiger in einem mittelmäßigen und eher schlechten Gesundheitszustand im Vergleich zu anderen Personen in ihrem Alter als Befragte mit niedrigem oder mittlerem Bildungsgrad. Die Unterschiede zwischen den Gruppen sind jedoch nicht statistisch signifikant.

Soziale Lage und Wohnsituation

Die meisten Befragten sind zum Zeitpunkt der Befragung finanziell gut abgesichert. Durchschnittlich wurden zwei Vermögensformen genannt (Range 1–4).

Die meisten Befragten beziehen eine gesetzliche Rente (Frauen 84,1 % vs. Männer 97,2 %, n = 148). Gut zwei Drittel der Frauen erhält eine Witwenrente (Frauen 69,9 % vs. Männer 8,3 %). Jeder vierte männliche Befragte nannte zudem die Betriebsrente (Frauen 22,1 % vs. Männer 30,6 %), Einkünfte aus Vermietung oder Verpachtung (Frauen 6,2 % vs. Männer 22,2 %) oder Einkünfte aus Sparguthaben und/oder Wertpapieren (Frauen 15,9 % vs. Männer 25 %), Mehrfachnennungen waren möglich.

Die meisten Befragten lebten vor ihrem Krankenhausaufenthalt selbstständig in ihrer eigenen Wohnung (Frauen 87,6 % vs. Männer 94,9 %) und waren finanziell gut abgesichert. Von den Befragten, die selbstständig wohnten (Mietwohnung, Eigenheim oder Eigentumswohnung, n = 135), lebten vorwiegend die Frauen allein (76,5 % vs. Männer 32,4 %), dagegen die Männer mit einem Lebenspartner zusammen (67,6 % vs. Frauen 11,2 %). 12,3 % der befragten Frauen lebten vor dem Rehabilitationsaufenthalt bei Familienangehörigen. Die Zufriedenheit mit ihrer Wohnsituation ist hoch, auf einer Skala von 1–10 liegt der Mittelwert bei 8,8 (Range 3–10).

Dabei haben nicht alle Hochbetagten bauliche Veränderungen zur seniorengerechten Gestaltung ihrer Wohnung vor dem Aufenthalt in der Rehabilitationseinrichtung durchführen lassen. Über die Hälfte der Hochbetagten, die vor der Klinikeinweisung in ihrer eigenen Wohnung leben (n = 143) nutzen zwar gängige Hilfsmittel für die Erhöhung der Sicherheit, z. B. Haltegriffe im Badezimmer und Haltegriffe an der Badewanne, jedoch sind bei knapp einem Drittel der Hochbetagten diese Vorrichtungen nicht vorhanden, nur bei wenigen Hochbetagten werden diese Sicherheitsmaßnahmen zum Zeitpunkt des Interviews in ihrer Wohnung vorbereitet. Gut die Hälfte der Befragten hat auch keine Haltegriffe an der Toilette (Frauen 50,5 % vs. Männer 47,4 %) oder einen erhöhten Toilettensitz (Frauen 57,1 % vs. Männer 68,4 %). Diese Hilfsmittel werden auch nur bei 2 % bis 7 % der Hochbetagten zum Zeitpunkt des Interviews in ihrer Wohnung vorbereitet. Stolperfallen in der Wohnung geben 32,7 % der Frauen und 26,3 % der Männer an.

Frauen haben deutlich häufiger als Männer ein Notfalltelefon installiert (31,4 % vs. 13,2 %), vermutlich auch, weil sie im Vergleich zu den Männern öfter alleinlebend sind (Unterschiede statistisch signifikant).

4.7.4 Informelle und professionelle Unterstützungen vor dem Klinikaufenthalt und Art der Unterstützung

Unterstützung durch Angehörige oder professionelle Dienstleister bzw. ehrenamtliche Hilfsorganisationen nehmen fast alle Befragten in Anspruch. In den letzten sechs Monaten vor der Einweisung in die geriatrische Rehabilitationsklinik erhielten 73,3 % der Befragten in unterschiedlicher Intensität Hilfen durch ihre Angehörigen. 100 Interviewte haben Aussagen dazu gemacht, welche Angehörigen sich um sie kümmerten (▶ **Abb. 2**).

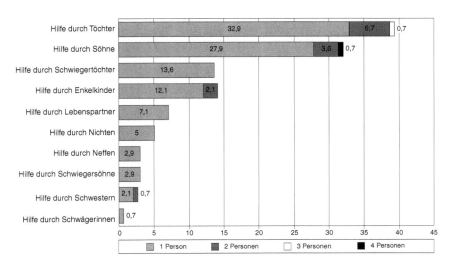

Abb. 2: Unterstützung durch Angehörige vor dem Klinikaufenthalt (n = 100; Angaben in Prozent)

Die Intensität dieser Unterstützung durch die Angehörigen differiert. Die meisten Hochbetagten erhalten einmal wöchentlich eine Unterstützung (40 %), ungefähr ein Viertel der Befragten erhält täglich Unterstützung (25,5 %), »hin und wieder« oder eher selten Hilfe erhalten 34,5 % (n = 100).

Frauen erhielten intensivere Unterstützung als die männlichen Befragten (Frauen täglich 46 % vs. Männer 18,3 %; Frauen mind. 1 x in der Woche 21,4 % vs. Männer 46,3 %), die Unterschiede sind statistisch signifikant.

99 Interviewte haben ergänzend formuliert, was ihre Angehörigen für sie erledigten, dabei waren Mehrfachnennungen möglich. Die Angehörigen übernahmen vorwiegend hauswirtschaftliche Tätigkeiten und bürokratische Angelegenheiten für die Hochbetagten. Sie reinigten vorwiegend die Wohnung (46,5 %), wuschen die Wäsche (14,1 %), erledigten den Einkauf (40,4 %) und halfen beim Schriftverkehr und den Bankgeschäften (39,4 %). Sie begleiteten ihre hochbetagten Angehörigen zum Arzt oder anderen Institutionen (23,2 %) und geben emotionale Unterstützung (10,1 %). Eher selten übernahmen sie die Körperpflege ihrer hochbetagten Angehörigen (7,1 %).

Die Befragten sind mit der Hilfe und Unterstützung durch ihre Angehörigen zufrieden. Auf einer Skala von 1 »sehr unzufrieden« bis 10 »sehr zufrieden« vergaben die Frauen 8,74 Punkte (Median 10, Range 0–10) und die Männer 9,15 Punkte (Median 9,9, Range 7–10). Die höchste Zufriedenheit geben die Befragten an, die täglich Hilfe und Unterstützung durch die Angehörigen erhielten (sehr zufrieden 72 %). Dennoch scheint bei der Hälfte der Männer und bei gut einem Drittel der Frauen Verbesserungsbedarf bei der Unterstützung durch ihre Angehörigen zu bestehen (nicht voll zufriedene Männer 50 % vs. Frauen 37,5 %).

Auch Freunde, Bekannte oder Nachbarn halfen den hochbetagten Befragten. Dabei kommt der Nachbarschaftshilfe eine besondere Bedeutung zu, 53,7 % der

Befragten erhalten mindestens einmal im Monat und öfter Hilfe durch ihre Nachbarn, 45 % der Befragten gaben an, hin und wieder Unterstützung durch die Nachbarn zu erhalten, n = 149.

Aus dem professionellen Hilfesektor wurde vor dem Rehabilitationsaufenthalt besonders häufig eine Haushaltshilfe in Anspruch genommen, knapp 60 % mindestens einmal im Monat und öfter. Hilfe durch Kirchen, Sozialdienste oder »Essen auf Rädern« wurde von den Befragten weniger genutzt. Ungefähr jeder Fünfte hat vor der Rehabilitation schon einmal einen Sozialdienst in Anspruch genommen (22,1 %) oder/und »Essen auf Rädern« erhalten (18,5 %), wobei nur 12,1 % bzw. 12,6 % der Befragten dies täglich benötigten. Die Hilfe durch eine Kirche spielt bei den Befragten eine eher untergeordnete Rolle. 16,6 % der Interviewten gaben an, schon einmal Hilfe von der Kirche erhalten zu haben, jedoch geschieht dies bei den meisten Befragten nur »hin und wieder« (11,3 %).

Art der Hilfen im Alltag vor dem Klinikaufenthalt

Bei der Darstellung dieser Unterstützungsbereiche werden nur die Personen einbezogen, die vor dem Klinikaufenthalt in ihrer eigenen Wohnung lebten (n = 143). Dabei geht es um hauswirtschaftliche Hilfen, Hilfen beim Anziehen und der Körperpflege sowie zu Hilfen bei Arzt-, Apotheken-, Fußpflege- und Friseurbesuchen.

Hauswirtschaftliche Hilfe

Die Hochbetagten, die Hilfe bei der Zubereitung des Mittagessens, Hilfe beim Einkauf, bei der Wohnungsreinigung, beim Betten beziehen und beim Waschen der Wäsche erhielten, erfuhren im Mittel 2,9 Hilfen. Dabei erhielten die Männer im Durchschnitt mehr Hilfen als die Frauen (3,5 vs. 2,7).

Die Unterschiede bei der *Hilfe bei der Zubereitung des Mittagessens* (Frauen 24,8 % vs. Männer 50 %) und der *Hilfe beim Wäsche waschen* (Frauen 31,1 % vs. Männer 63,2 %) sind statistisch signifikant. Die geschlechtsspezifischen Differenzen hängen vermutlich damit zusammen, dass die meisten Männer vor ihrem Klinikaufenthalt mit ihren Lebenspartnern zusammenlebten und der größte Teil der befragten Frauen allein lebte.

Die Hälfte der Befragten ist sehr zufrieden mit der hauswirtschaftlichen Versorgung (sehr zufrieden: Frauen 55,4 % vs. Männer 48,7 %).

Von den Personen, die Hilfe erhielten, haben die meisten Befragten angegeben, von wem und wie häufig sie Hilfe erhalten haben (▶ **Tab. 7**). Auch hier lohnt es sich, die erhaltenen Hilfen geschlechtsspezifisch zu betrachten. Zwar wurde z. B. die Wohnungsreinigung, das Betten-Beziehen und das Wäsche-Waschen bei beiden Geschlechtern vorwiegend von bezahlten Haushaltshilfen verrichtet, dennoch sind die Ehefrauen eine große Unterstützung in vielen Bereichen des täglichen Lebens der befragten Männer.

Tab. 7:   Art der Hilfen im Haushalt und helfende Personen/Institutionen, Frauen und Männer im Vergleich

	Personen/Institutionen	Frauen n = 26	Männer n = 19
Hilfe bei der	Lebenspartner	–	68,4 %
Zubereitung des	Menübringdienst	46,2 %	21,1 %
Mittagessen	Kinder und Enkel	26,9 %	10,5 %
	Bekannte / Nachbarn	7,7 %	–
	Professionelle	19,2 %	–
	Täglich	66,7 %	89,5 %
	3–5 Mal in der Woche 1–2 Mal in der	12,5 %	10,5 %
	Woche	10,8 %	–
Hilfe beim Einkauf	Personen/Institutionen	Frauen	Männer
von Lebensmitteln		n = 68	n = 18
und Getränken	Lebenspartner	5,7 %	36,8 %
	Kinder und Enkel	60,0 %	31,6 %
	Bekannte/Nachbarn	20,0 %	10,5 %
	Professionelle	14,3 %	21,1 %
	Mind. 1 Mal pro Woche	64,7 %	75,0 %
	Mind. 1 Mal 14-tägig	16,8 %	12,5 %
	Mind. 1 Mal pro Monat	3,1 %	6,3 %
	Bei Bedarf	15,4 %	6,2 %
Hilfe beim Bett	Personen/Institutionen	Frauen	Männer
beziehen		n = 53	n = 24
	Lebenspartner	–	32,0 %
	Kinder und Enkel	35,7 %	20,0 %
	Bekannte/Nachbarn	8,9 %	8,0 %
	Professionelle	55,4 %	40,0 %
	Mind. 1 Mal pro Woche	32,7 %	30,0 %
	Mind. 1 Mal 14-tägig	17,3 %	30,0 %
	Mind. 1 Mal pro Monat	30,8 %	30,0 %
	Bei Bedarf	19,2 %	10,0 %
Hilfe bei der Woh-	Personen/Institutionen	Frauen	Männer
nungsreinigung		n = 83	n = 28
	Lebenspartner	–	27,6 %
	Kinder und Enkel	20,9 %	13,8 %
	Bekannte/Nachbarn	4,7 %	6,9 %
	Professionelle	74,4 %	51,7 %
	Mind. 1 Mal pro Woche	70,7 %	73,1%
	Mind. 1 Mal 14-tägig	17,1 %	7,7 %
	Mind. 1 Mal pro Monat	6,1 %	7,7 %
	Bei Bedarf	6,1 %	11,5 %

Tab. 7:   Art der Hilfen im Haushalt und helfende Personen/Institutionen, Frauen und
Männer im Vergleich (Fortsetzung)

	Personen/Institutionen	Frauen n = 26	Männer n = 19
Hilfe beim Wäsche	Personen/Institutionen	Frauen	Männer
waschen		n = 32	n = 24
	Lebenspartner	3,1 %	37,5 %
	Kinder und Enkel	40,6 %	20,8 %
	Bekannte/Nachbarn	6,3 %	4,2 %
	Professionelle	50,0 %	37,5 %
	Mind. 1 Mal pro Woche	74,1 %	68,4%
	Mind. 1 Mal 14-tägig	7,4 %	5,3%
	Mind. 1 Mal pro Monat	–	15,8 %
	Bei Bedarf	18,5 %	10,5 %

Hilfe beim Anziehen und bei der Körperpflege

Hilfe beim Anziehen der Kleidung erhielten 26,3 % der Männer und 7,8 % der
Frauen, Hilfe bei der Körperpflege nehmen 32,4 % der Männer und 25,0 % der
Frauen in Anspruch (n = 143). Die Unterschiede sind allerdings nicht statistisch
signifikant. Die Frauen erhalten beim Anziehen der Kleidung und bei der Körperpflege vorwiegend durch Professionelle Unterstützung (62,5 % bzw. 76 %),
die Männer werden beim Ankleiden vorwiegend von ihren Ehepartnerinnen unterstützt (60 %) und bei der Körperpflege vorwiegend von den Ehepartnerinnen
(41,7 %) oder von Professionellen (50 %).

Hilfe beim Erreichen von Ärzten, Apotheken, Fußpflege und Friseuren

Gut 40,0 % der Befragten nahm vor dem Klinikaufenthalt bei außerhäusigen
Terminen, zum Beispiel beim Erreichen eines Arztes, einer Apotheke, einer Fuß-
pflege oder eines Friseurs, die Unterstützung anderer Personen, vorwiegend der
Kinder und Enkelkinder, in Anspruch (n = 143).

Einige wenige Befragte würden nach eigenen Angaben bei den oben genannten
Terminen eine Hilfe benötigen, konnten diese bisher jedoch nicht erhalten (Arztbesuch 3,9 %, Apotheke 5,3 %, Fußpflege 6,8 % oder den Friseur 6,8 %). Dies
wird zum Teil durch Hausbesuche der Ärzte (Frauen 25,6 % vs. Männer 33,3 %)
und anderer Professionen kompensiert (z. B. Medikamentenlieferservice: Frauen
38,1 % vs. Männer 41,7 %; Fußpflege kommt ins Haus: Frauen 81 % vs. Männer 50 %).

Hilfe beim Schriftverkehr und finanziellen Angelegenheiten

In die folgende Auswertung gehen wieder alle befragten Personen ein, auch die,
die vor dem Klinikaufenthalt in einer Alten- und Pflegeeinrichtung lebten (n =

152). Über die Hälfte der befragten Frauen (57,1 %) erhält Unterstützung bei der Erledigung von Schriftverkehr und finanziellen Angelegenheiten, bei den Männern sind es 38,5 %. Die Unterstützung erhalten sie überwiegend von ihren Kindern und/oder Enkeln (Frauen 80 % vs. Männer 50 %), aber auch Lebenspartner (Frauen 6,2 % vs. Männer 28,6 %), Bekannte/Nachbarn (Frauen 10,8 % vs. Männer 7,1 %) oder Professionelle geben Unterstützung (Frauen 3,1 % vs. Männer 14,3 %).

4.7.5 Freizeitbeschäftigung und gesellschaftliche Aktivitäten

Über die Freizeitaktivitäten in den letzten sechs Monaten vor dem Klinikaufenthalt gaben 150 der 152 Befragten Auskunft.

Fast alle Befragten telefonieren mindestens einmal in der Woche bis täglich mit Bekannten, Freunden und Angehörigen (Frauen 88,5 % vs. Männer 78,3 %), sehen täglich Fernsehen (Frauen 89,4 % vs. Männer 78,4 %), lesen mindestens einmal in der Woche bis täglich Bücher oder Zeitschriften (Frauen 84,9 % vs. Männer 89,2 %) oder gehen mindestens einmal die Woche bis täglich Spazieren (Frauen 72,6 % vs. Männer 72,2 %). Viele Interviewte machen mindestens einmal die Woche Kreuzworträtsel (Frauen 51,4 % vs. Männer 40,5 %). Gut die Hälfte der Befragten geht auf den Friedhof (Frauen 55,8 % vs. Männer 56,8 %), wobei diese Tätigkeit eher hin und wieder durchgeführt wird. Die wenigsten Befragten vollbringen noch handwerkliche Arbeiten oder Handarbeiten (Frauen 25,7 % vs. Männer 40,5 %). Auch Hörbücher sind bei den Hochbetagten wenig in Gebrauch (Frauen 7,1 % vs. Männer 8,1 %).

Die meisten Personen, die Angehörige haben, erhalten von diesen Besuch (93,4 %, n = 136), die Befragten selbst gehen weniger zu ihren Angehörigen nach Hause (65,2 %, n = 135). Viele Befragte laden Freunde oder Bekannte ein (75,2 %, n = 149) oder besuchen diese (68,7 %, n = 147). Die meisten Aktivitäten werden eher hin und wieder oder monatlich durchgeführt. Einzig der Besuch der Angehörigen bei den Befragten sticht dabei heraus, denn die Befragten, die Angehörige haben, werden von diesen am häufigsten einmal die Woche besucht (Frauen 34,6 % vs. Männer 46,9 %), einige sogar täglich (Frauen 14,4 % vs. Männer 15,6 %).

Zu Seniorennachmittagen oder ähnlichen Vereinstreffen geht gut ein Drittel der Befragten, vorwiegend mindestens einmal im Monat (40 %). Diese Aktivität geht im Alter zurück (kein Besuch von Seniorennachmittagen: 80–85 Jahre: 55,8 %; 86–90 Jahre 58,5 %; 91–95 Jahre: 80 %).

Frauen sind tendenziell bei den außerhäusigen Tätigkeiten etwas aktiver als die männlichen Befragten. Die Unterschiede sind jedoch nicht statistisch signifikant.

4.7.6 Zufriedenheit mit der sozialen und hauswirtschaftlichen Versorgung

Die Zufriedenheit der Befragten mit ihrer sozialen und hauswirtschaftlichen Versorgung zeigt ▶ **Abb. 3**. Dabei zeigt sich, dass Männer tendenziell unzufriedener sind als die Frauen, die Unterschiede sind nicht statistisch signifikant (▶ **Abb. 3**).

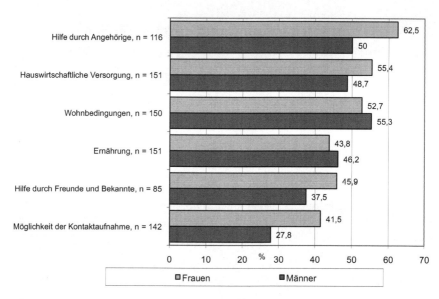

Abb. 3: Zufriedenheit der Befragten, nur sehr zufriedene Befragte, Frauen und Männer im Vergleich

4.7.7 Einstellung zum Leben

Erfasst wurde, inwieweit die Befragten optimistisch in die Zukunft blicken und sich befähigt fühlen, schwierige Lebenssituationen zu bewältigen.

Gut die Hälfte der Befragten ist sehr zufrieden mit dem bisherigen Leben (▶ **Abb. 4**), jedoch nimmt die volle Zustimmung zu diesem Item im hohen Alter ab (80–85 Jahre: 55,3 %; 86–90 Jahre: 57,7 %; 91–95 Jahre: 47,4 %). Zuversichtlich blicken die wenigsten der Befragten in die Zukunft (19,4 %). Männer und Frauen unterscheiden sich in ihren Einschätzungen nicht signifikant, auch das Alter und die Schulbildung haben keinen signifikanten Einfluss auf die Einschätzungen.

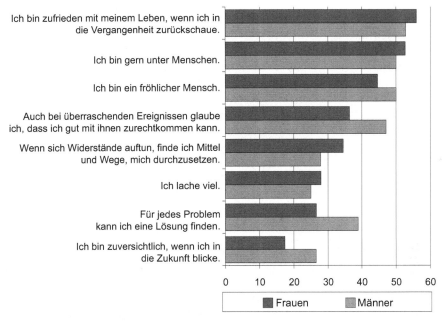

Abb. 4:   Einstellung zum Leben, Angaben in der Kategorie »trifft voll zu«, Frauen und Männer im Vergleich (n = 152; Angaben in Prozent)

4.7.8   Präventionsverhalten – Impfungen, Selbstmedikation und Genussmittel

70,4 % der Befragten lassen sich gegen Grippe impfen. Frauen und Männer unterscheiden sich in ihrem Impfverhalten nicht. Personen, die wöchentlich und monatlich zu ihrem Hausarzt gehen, werden häufiger geimpft als die Personen, die seltener ihren Hausarzt aufsuchen (77,1 % vs. 51,1 %, statistisch signifikant).

Knapp 40 % aller Befragten nimmt Stärkungsmittel ein (Männer 47,4 % vs. Frauen 34,8 %), unter anderem Knoblauchpillen, Klosterfrau Melissengeist, Ginseng-Präparate, Gingko-Präparate, Vitamin- und Kalziumpräparate.

Mehr als die Hälfte der Männer konsumiert Alkohol, bei den Frauen sind es knapp 40 % (Alkohol: Männer 64,1 % vs. Frauen 37,2 %, Unterschiede statistisch signifikant). Von den Frauen und Männern, die Angaben zur Getränkeart und Häufigkeit machen (n = 63), berichten 19 % von einem täglichen Konsum und selbst die täglichen Genießer von alkoholischen Getränken geben zumeist als Mengenangabe ein Glas Wein oder Bier pro Tag an.

In der Gruppe der Befragten gibt es einen Raucher und fünf Raucherinnen, deren täglicher Zigarettenkonsum zwischen 5–20 Zigaretten pro Tag liegt.

4.7.9   Hochaltrige Patienten und ihre Ärzte im ambulanten Bereich

Ein Befragungsschwerpunkt konzentrierte sich auf die ambulante Versorgung, hier wurde die Häufigkeit der Arztkontakte erfasst sowie die Bewertung der hausärztlichen Versorgung hinsichtlich der Aspekte Organisation, Kommunikation und Information.

Angesichts der bekannten Tendenz von Patienten, bei Zufriedenheitsbewertungen sehr positive Angaben zu machen, wurden im Fragebogen sowohl positiv wie negativ formulierte Items verwendet. Die Befragten antworteten auf einer 5-stufigen Likertskala (trifft voll zu, trifft ziemlich zu, trifft teils/teils zu, trifft weniger zu, trifft gar nicht zu).

Häufigkeit und Art der Arztkontakte

Fast alle der 152 Befragten hatten zum Interviewzeitpunkt einen Hausarzt (97,5 %), gut zwei Drittel suchte diesen vor ihrem Krankenhausaufenthalt mindestens einmal im Monat auf (69,6 %), dabei gehen Männer und Frauen vorwiegend zu männlichen Hausärzten (Männer 86,1 % vs. Frauen 76,6 %).

Die Häufigkeit der Hausarztkontakte hängt mit dem subjektiv empfundenen Gesundheitszustand zusammen. So kontaktieren 83,3 % der Personen, die ihren Gesundheitszustand als schlecht einstufen, den Hausarzt mindestens einmal im Monat, dagegen nur gut die Hälfte der Befragten, die ihren Gesundheitszustand als sehr gut einstufen (56,5 %).

Über drei Viertel der Befragten hat mindestens einmal im Jahr neben dem Hausarzt weitere Arztkontakte (81,9 %). Hochaltrige mit hohem Bildungsgrad haben diese Kontakte tendenziell häufiger als die Befragten mit einem niedrigen Bildungsgrad (hoher Bildungsgrad: 89,3 %, mittlerer Bildungsgrad: 86,7 %; niedriger Bildungsgrad: 77 %).

Viele Befragte gehen mindestens einmal im Jahr zum Augenarzt (Frauen 62,8 % vs. Männer 71 %), fast jeder zweite Befragte sucht mindestens einmal jährlich einen Zahnarzt auf (Frauen 46,9 % vs. Männer 44,7 %).

86 Patienten gaben im Klartext zudem weitere Ärzte an, die sie mindestens einmal im Jahr konsultieren. Mehrfachnennungen waren möglich, durchschnittlich wurden 1,4 Kontakte genannt, n = 119. Jeder vierte Befragte sucht mindestens einmal jährlich einen HNO-Arzt (26,7 %) und/oder einen Orthopäden (23,3 %) auf, gefolgt von Kardiologen (16,3 %), Urologen (14 %), Internisten (11,6 %) und Gynäkologen (10,5 %). Seltener werden Neurologen (8,1 %), Dermatologen (7 %), Diabetologen (4,7 %), Rheumatologen (4,7 %) und Pulmologen (3,5 %) mindestens einmal jährlich von den Befragten aufgesucht.

Erreichbarkeit der Hausärzte und Wartezeiten

Die befragten Patienten haben überwiegend keine Probleme, die hausärztliche Praxis zu erreichen. Allerdings müssen 16,4 % der Befragten viele Treppen steigen, um in die Praxis zu gelangen.

Die Terminvergabe erfolgt in der Regel zügig (85,2 %), nur 6,7 % der Befragten bezeichnen die Wartezeit als lang. In der Praxis müssen 15,4 % der Patienten lange warten, 67,2 % haben offenbar sehr kurze oder keine Wartezeiten.

Hausbesuche

»Am meisten stört mich bei meinem Hausarzt, dass er bei mir selten Hausbesuche macht, wenn ich sie benötige«. Diese Aussage trifft bei den meisten Befragten nicht zu (74,2 %). Nur bei jedem zehnten Befragten führt der Hausarzt keine Hausbesuche so häufig durch wie es die Patienten wünschen. Hervorzuheben ist, dass insbesondere die Befragten mit einem subjektiv eher schlechten bis schlechten Gesundheitszustand Hausbesuche bei ihrem Hausarzt vermissen, die Unterschiede sind erkennbar, aber nicht statistisch signifikant (▶ **Abb. 5**).

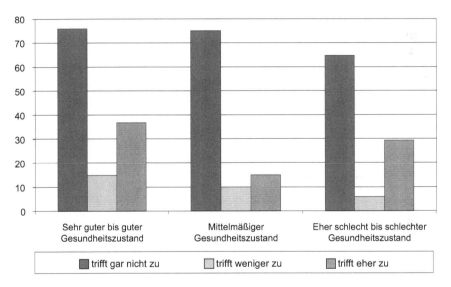

Abb. 5: Hausarzt macht selten Hausbesuche, Patienten differenziert nach subjektivem Gesundheitszustand (n = 131; Angaben in Prozent)

Kommunikation und Information in der Arztpraxis

16,9 % der Hochaltrigen nehmen die Medizinischen Fachangestellten (ArzthelferInnen) in den Praxen ihrer Hausärzte als unfreundlich wahr, diese Erfahrungen sind unabhängig von Alter, Geschlecht und Bildungsstand der Befragten. Für 32,3 % der Befragten ist es manchmal schwierig, ausreichend Zeit für ein Gespräch mit dem Hausarzt zu bekommen (▶ **Abb. 6**).

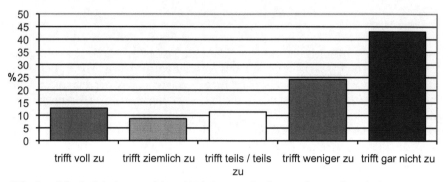

"Manchmal ist es schwierig, Zeit für ein Gespräch mit meinem Hausarzt zu bekommen."

Abb. 6:   Schwierigkeit, ausreichend Zeit im Arzt-Patienten-Gespräch zu bekommen (n = 150)

Männer und Frauen unterscheiden sich bei dieser Einschätzung nicht. Die 80 bis 85-jährigen Befragten geben tendenziell mehr Schwierigkeiten an, Zeit für ein Arzt-Gespräch zu bekommen (40,8 % trifft zu) als die Befragten über 85 Jahre (23,0 %). Die Differenz ist nicht statistisch signifikant, auch der Schulabschluss hat keinen signifikanten Einfluss auf die Bewertung der Zeit, die Hausärzte zur Verfügung stellen.

Das Informationsverhalten und die Verständlichkeit der Erklärungen von Hausärzten aus Sicht der Hochaltrigen fasst ► **Abbildung 7** zusammen.

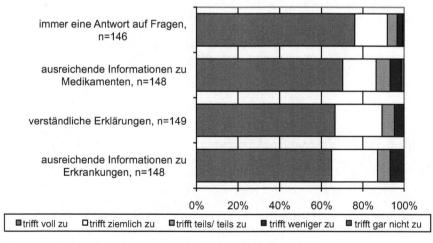

Einschätzung des Informationsverhaltens der Hausärzte

Abb. 7:   Informationsverhalten der Hausärzte (n = 150)

Je intensiver die Arztkontakte sind, desto höher die Einschätzung, dass auch alle Fragen beantwortet werden. 81,8 % der Befragten, die wöchentlich die Hausarztpraxis aufsuchen vs. 63,6 % der Hochaltrigen, die seltener zu ihrem Arzt gehen (statistisch signifikant).

Zwei Drittel der Befragten erhalten von ihrem Hausarzt verständliche und ausreichende Erklärungen zu ihren Erkrankungen. Betrachtet man nur die Personen, die der Aussage »Mein Hausarzt erklärt mir alles, was mit meiner Erkrankung zusammenhängt, sehr verständlich« vollständig zustimmen, zeigen sich Unterschiede vor dem Hintergrund des Bildungsgrades und des Gesundheitszustands. Die mit »*« gekennzeichneten Differenzen sind statistisch signifikant (▶ **Abb. 8**).

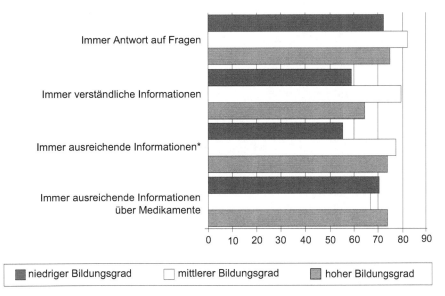

Abb. 8: Vollständige Zustimmung zu den Aussagen in Abhängigkeit vom Bildungsgrad (n = 147; Angaben in Prozent)

Der Aussage »Der Hausarzt verschreibt mir nicht die Medikamente, die ich brauche« stimmen 3,4 % der Befragten voll zu, 4,1 % stimmen teils/teils zu. Je schlechter die Befragten ihren Gesundheitszustand bewerten, desto höher ist der Grad der Zustimmung zu dem Item (▶ **Abb. 9**).

Beurteilung der Untersuchungen und des Überweisungsverhalten des Hausarztes

Knapp 60,3 % der Hochbetagten haben den Eindruck, von ihrem Hausarzt gründlich untersucht worden zu sein. Für knapp ein Drittel der Befragten trifft dies nur *ziemlich* zu (23,3 %) oder *teils/teils* (8,2 %). 8,2 % der Befragten waren jedoch auch der Ansicht, dass ihr Hausarzt sie nicht gründlich untersucht.

89

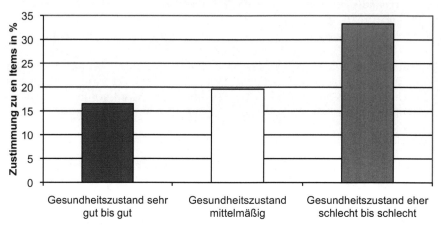

Abb. 9:   Volle Zustimmung zu der Aussage »Hausarzt verschreibt mir nicht die Medikamente, die ich brauche« (n = 143)

Gut zwei Drittel der befragten Männer sind der Ansicht, dass sie vom Hausarzt gründlich untersucht werden (trifft voll zu: 68,4 %), die Frauen zeigen sich diesbezüglich tendenziell etwas kritischer (trifft voll zu: 57,4 %, n = 146), ebenso bewerten die Menschen, die 90 Jahre und älter sind, die Gründlichkeit der Untersuchungen etwas kritischer (trifft voll zu: 55,6 %) als die jüngeren Befragten (trifft voll zu: 61,5 %). Die Unterschiede sind nicht statistisch signifikant.

Drei Viertel der Befragten geben an, dass ihr Hausarzt sie rechtzeitig zu einem Facharzt überweist (75,5 %). Männer sind in ihrer Einschätzung kritischer als die Frauen: Bei den Männern stimmen 14,6 % weniger bis gar nicht der Aussage zu, dass der Hausarzt sie rechtzeitig zum Facharzt überweist, bei den Frauen sind es 7,6 % (Unterschiede nicht statistisch signifikant).

Gemeinsame Entscheidungsfindung bei mehr als einer Behandlungsmöglichkeit

Wie stark die Befragten selbst in Entscheidungen über ihre Behandlung einbezogen werden wollen, zeigt sich unter Nutzung einer modifizierten Degnerskala (▶ **Kap. 4.1**) ▶ **Abbildung 10**.

Die Angehörigen spielen bei der Entscheidungsfindung eine wichtige Rolle, insbesondere bei der »Übersetzung« von Informationen in beide Richtungen (von Professionellen zu Hochbetagten und zurück).

Betrachtet man nur die Personen, die Angehörige haben (n = 139), wollen immerhin 46 % der Befragten bei gesundheitsbezogenen Entscheidungen den Arzt und ihre Angehörigen einbeziehen, nur 20,2 % möchten allein mit ihrem Arzt entscheiden, 11,5 % ziehen es vor, Entscheidungen ganz ihrem Arzt zu überlassen. Dabei befürworten signifikant mehr Befragte mit einem niedrigen Bildungsgrad als Befragte mit einem hohen Bildungsgrad die Integration der Angehörigen in die Entscheidungsfindung (niedriger Bildungsgrad: 52,8 %, mittlerer Bildungsgrad: 44,2 %, hoher Bildungsgrad: 27,3 %).

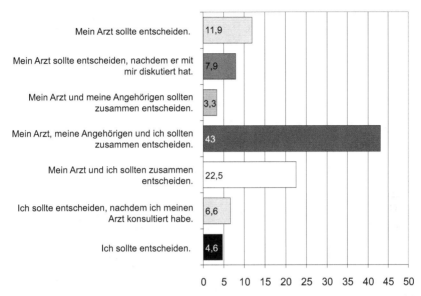

Abb. 10: Gemeinsame Entscheidungsfindung bei mehr als einer Behandlungsmöglichkeit (n = 152; Angaben in Prozent)

Bedeutsam ist zudem, dass die 90- bis 95-jährigen signifikant häufiger als die 80- bis 85-jährigen angeben, dass der Arzt die Entscheidung über die Behandlung alleine treffen soll (► **Tab. 8**).

Tab. 8: Entscheidungsbeteiligung bei Behandlungen in Abhängigkeit vom Alter der Befragten (n = 139)

Aussage	80–85 Jahre	86–90 Jahre	91–95 Jahre
Ich sollte entscheiden.	5,5 %	4,1 %	5,9 %
Ich sollte entscheiden, nachdem ich meinen Arzt konsultiert habe.	9,6 %	4,1 %	5,9 %
Mein Arzt und ich sollten zusammen entscheiden.	23,3 %	16,3 %	17,6 %
Mein Arzt, meine Angehörigen und ich sollten zusammen entscheiden.	45,2 %	51,0 %	35,3 %
Mein Arzt und meine Angehörigen sollten zusammen entscheiden.	4,1 %	2,0 %	5,9 %
Mein Arzt sollte entscheiden, nachdem er mit mir diskutiert hat.	5,5 %	10,2 %	–
Mein Arzt sollte entscheiden.	6,8 %	12,2 %	29,4 %

91

Dies zeigt, in welchem Spannungsfeld sich der Hausarzt in der geriatrischen Versorgung befindet: So ist der Arzt gefordert, Angehörige und Patient in den Entscheidungsprozess über ein Behandlungsprogramm zu involvieren, aber auch Entscheidungen für oder gegen eine Behandlung alleine zu treffen, wenn ihm ein Patient begegnet, der dies entsprechend seiner Haltung und Sozialisation wünscht.

4.7.10 Patientenrechte

Die Befragten machten Angaben zu ihrer Kenntnis über ausgewählte Patienten-rechte. Die Ergebnisse fasst ▶ **Abbildung 11** zusammen.

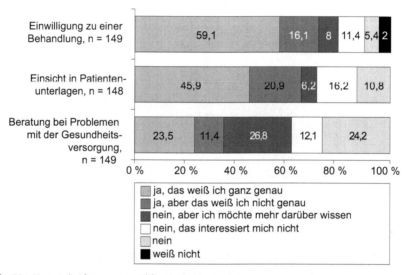

Abb. 11: Kenntnis über ausgewählte Patientenrechte

Unterschiede zeigen sich zwischen Männern und Frauen und vor dem Hinter-grund des Bildungsgrades, die Unterschiede sind jedoch nicht statistisch signifi-kant.

Je älter die Befragten sind, desto niedriger ist ihr Kenntnisstand, aber auch ihr Interesse an diesen Themen (▶ **Abb. 12**). Entsprechend haben die 80- bis 85-Jäh-rigen mehr Kenntnis darüber, dass sie ihre Patientenunterlagen einsehen können, bei einer Behandlung vorher einwilligen müssen und ein Recht auf Beratung bei Problemen haben, als die 86- bis 90-Jährigen und die 91- bis 95-Jährigen (▶ **Abb.** **13**).

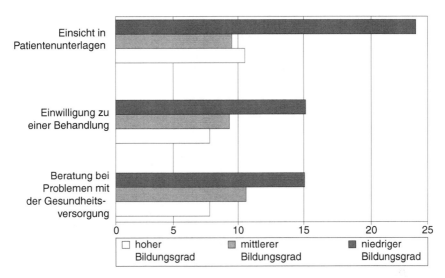

Abb. 12: Kein Interesse an Informationen über Patientenrechte in Abhängigkeit vom Bildungsgrad (Angaben in Prozent)

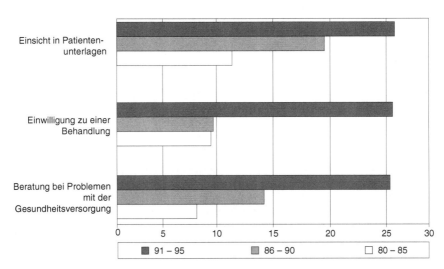

Abb. 13: Kein Interesse an Informationen über Patientenrechte in Abhängigkeit vom Alter der Befragten (Angaben in Prozent)

93

Von den Befragten, die Beratungseinrichtungen kennen und wissen, wo sie sich bei Problemen mit ihrer Gesundheitsversorgung beraten lassen können, geben 49 Befragte mit eigenen Worten an, wo sie sich Beratung holen würden. Vorwiegend werden die Krankenkasse (21 Nennungen) und der Arzt (18 Nennungen) benannt. Sozialdienste in der Klinik, Gesundheitsamt, die eigenen Kinder, Rechtsanwalt, Sozialverband/Patientenberatungsstelle und die Ärztekammer wurden von jeweils zwei bis sechs Befragten genannt.

Beschwerden über Behandler

Knapp 60 % der Befragten hatte bislang explizit noch keinen Anlass, sich über eine Behandlung bei einem Arzt in einer ambulanten (Facharzt-)Praxis oder in einem Krankenhaus zu beschweren (n = 152) und 15,1 % der Befragten haben sich zwar noch nicht beschwert, hätten jedoch einen Anlass gehabt.

Eine Beschwerde durchgeführt haben 5,3 % der Befragten, dies vorwiegend bei einem Arzt (5 Befragte), je eine Beschwerde wurde bei der Krankenkasse, Krankenhausverwaltung und bei einer Sprechstundenhilfe vorgebracht.

Anlass der Beschwerden waren z. B. Unfreundlichkeit (3 Befragte), autoritäres Verhalten eines Arztes (2 Befragte), Verschlechterung des Gesundheitszustandes nach einer Operation (2 Befragte) oder der Wunsch nach einer Doppelbefundung (ein Befragter).

21,1 % der Befragten haben keine Kenntnis darüber, wo sie sich beschweren könnten. Die jüngeren Befragten sind tendenziell besser informiert als die älteren (Altersgruppe 80–85 Jahre: keine Kenntnis 17,9 %, Altersgruppe 91–75: keine Kenntnis 25,0 %).

Rechtliche Vorsorge im Alter

Eine rechtliche Vorsorge für ihre Gesundheit im Alter haben 51 % der Befragten getroffen, bei 8,8 % sind entsprechende Formalitäten in Vorbereitung. Besonders Frauen haben nach eigenen Angaben hier »alles geregelt« bzw. schon etwas vorbereitet (66,7 %). Dagegen haben mehr Männer als Frauen schon darüber nachgedacht (34,2 % vs. 11,7 %), jedoch (noch) nicht umgesetzt. Die Unterschiede sind deutlich, aber verfehlen knapp das Signifikanzniveau (▶ **Abb. 14**).

Befragte mit einem hohen Bildungsgrad haben häufiger ihre rechtliche Vorsorge geregelt, als die Personen mit einem niedrigen Bildungsgrad (alles geregelt: hoher Bildungsgrad 60,7 %, mittlerer Bildungsgrad 58,7 %, niedriger Bildungsgrad 42,5 %). Zudem zeigt sich, dass mit dem Alter der Befragten der Anteil derjenigen steigt, die alles geregelt haben (alles geregelt: 91–95 Jahre 57,9 %, 86–90 Jahre 58,5 %, 80–85 Jahre 44,2 %). 74 der Befragten haben durchschnittlich 1,3 Arten ihrer Vorsorgeregelungen angegeben, vorwiegend haben die Befragten Patientenverfügungen verfasst (56,7 %), gefolgt von Vorsorgevollmachten (28,9 %). Nur wenige Befragte haben ihre Vorsorge in Form von Testamenten und/oder Betreuungsverfügungen sichergestellt.

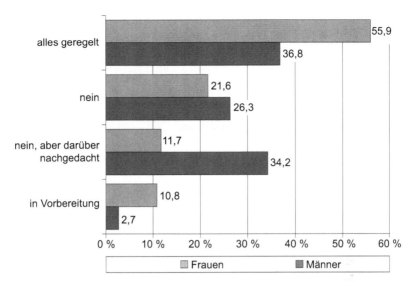

Abb. 14: Existenz rechtlicher Vorsorgeregelungen (n = 149; Angaben in Prozent)

4.7.11 Informationsverhalten

Im Folgenden wird dargestellt, wie sich die Hochbetagten über Themen, die ihre Gesundheit oder Krankheit betreffen, informieren und wie oft sie dies tun.

Informationen zu Medikamenten

Die meisten Befragten lesen selbst immer (43,6 %) oder häufig (20,1 %) den Beipackzettel zu Medikamenten, nur 14,3 % der Befragten wird der Beipackzettel in unterschiedlicher Intensität von Angehörigen vorgelesen.

Zwar geben also über alle Altersgruppen hinweg über 40 % der Befragten an, dass sie die Medikamentenbeipackzettel immer lesen, dennoch liest ein erheblicher Teil der Ältesten die Informationen über die (Neben-)Wirkungen und Dosierungen der Medikamente in einem Beipackzettel nur manchmal bis selten (80–85 Jahre: 27,2 %, 86–90 Jahre: 24,5 %, 91–95 Jahre: 31,6 %, n = 149).

Informationen von einem Arzt

Eine zweite Meinung bei einem Gesundheitsproblem einzuholen, ist in der Gruppe der Befragten bislang selten vorgekommen. Auch haben sie überwiegend noch nicht von der Möglichkeit Gebrauch gemacht, sich Untersuchungsergebnisse oder Krankenberichte von ihrem Arzt aushändigen zu lassen (► **Abb. 15**).

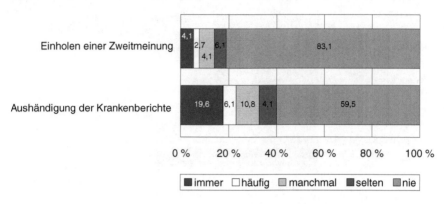

Abb. 15: Aushändigung der Krankenberichte und Einholen einer Zweitmeinung (n = 148)

Frauen und Männer unterscheiden sich hier nicht, tendenziell fordern Personen mit einem niedrigen Bildungsgrad seltener als Personen mit einem mittleren und hohen Bildungsgrad ihre Krankenberichte an (niedrige Bildung: immer und häufig 22,2 %, mittlere Bildung: immer und häufig 30,4 %, hohe Bildung immer und häufig 29,3 %). Signifikante Unterschiede zeigen sich bei Betrachtung der verschiedenen Altersgruppen (80–85 Jahre: immer und häufig 30,3 %, 86–90 Jahre: immer und häufig 26,4 %, 91–95 Jahre: immer und häufig 5,3 %, n = 148).

Informationen über Medien

Informationen über Gesundheit und Krankheit nehmen die Befragten über unterschiedliche Medien und in unterschiedlicher Intensität auf (▶ **Abb. 16**).

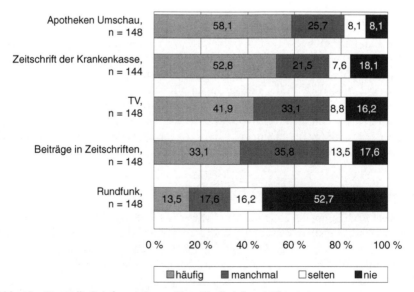

Abb. 16: Gesundheitsinformationen über Medien (n = 148)

Die Zeitschrift ihrer Krankenkasse lesen mehr Frauen als Männer (86,1 % vs. 69,4 %). Diese Zeitschriften erreichen vornehmlich Personen mit einem niedrigen oder mittleren Bildungsgrad (niedrige Bildung: immer und häufig 81,9 %, mittlere Bildung: immer und häufig 76,7 %, hohe Bildung: immer und häufig 50 %), die Befragten mit einem hohen Bildungsgrad bevorzugen andere Informationsquellen, wie zum Beispiel Beiträge zu Gesundheit in Tageszeitungen oder Illustrierten.

4.7.12 Erfahrungen mit Veränderungen im Gesundheitswesen

Es interessierte, ob und welche Erfahrungen die Befragten in den letzten Jahren persönlich mit den Veränderungen in dem Gesundheitswesen gemacht haben und wie sie diese Veränderungen empfinden. Die Angaben im Klartext wurden kodiert und in SPSS ausgewertet, Mehrfachnennungen waren möglich, n = 159.

Fast jeder dritte Befragte hat persönlich keine Veränderungen im Gesundheitswesen festgestellt (28,7 %), knapp 20 % konnten zu der Frage keine Antwort geben.

Die finanziellen Eigenbeteiligungen bei Medikamenten und der Praxisgebühr wurden von 42 % der Befragten als Veränderung wahrgenommen und meist als Belastung empfunden. Wenige Befragte berichten, dass sie andere Medikamente erhalten oder Therapien nicht mehr verordnet werden, mit der Begründung, dass die Krankenkasse dies nicht mehr bezahlt (5,3 %), 3,3 % der Befragten haben sich in Programme ihrer Krankenkasse eingeschrieben (Hausarztmodell, Diseasemanagement-Programme), für wenige Befragte ist der Verwaltungsaufwand gestiegen (Anträge schreiben) (2,7 %).

Vier Befragte geben Veränderungen bei medizinischem Personal an: Zeitmangel, Gleichgültigkeit, Personalmangel oder unterschiedliche Aussagen vom Hausarzt und der Krankenkasse (2,7 %). Zwei Befragte stellen fest, dass es früher besser war (1,3 %), ein Befragter hat erlebt, dass die Bewilligung der Krankenhausaufenthalte auf ein Datum beschränkt sei und nicht individuell angepasst werde (0,6 %).

Gefragt nach ihren Empfindungen äußerten sich die meisten Befragten eher kurz und knapp (n = 141). Ausführliche Darstellungen zu den Empfindungen wurden nicht formuliert. Dennoch kann man sagen, dass 42,1 % der Befragten die wahrgenommenen Veränderungen – meist die finanziellen Mehrbelastungen – als »Verschlechterung«, »Zumutung«, »bedauerlich«, »gemein«, »schlimm«, »ungerecht« oder »nicht gut« bezeichneten.

Dagegen nehmen 21,7 % der Befragten die Veränderungen an, da sie der Meinung sind, dass Veränderungen notwendig sind oder weil sie resigniert haben: »Praxisgebühr muss halt bezahlt werden, kann man ohnehin nicht ändern«. Nur wenige Befragte haben keine Empfindungen (2,6 %).

Vereinzelt meinten die Befragten, dass es den Menschen in Deutschland im Vergleich zu Menschen in anderen Ländern noch gut geht, dass sich das Anspruchsverhalten der Bevölkerung erhöht hat und dass die Gesundheitsreform überarbeitet werden sollte, ein Befragter empfindet es als störend, dass Menschen vom deutschen Gesundheitswesen profitieren, die nicht eingezahlt haben (5,7 %). 28,3 % der Befragten äußerten sich gar nicht, sondern formulierten eher »kann ich nichts zu sagen«.

4.7.13 Vertrauen in die Gesundheitsversorgung

Die Befragten haben zu den Professionellen, mit denen sie in nahem Kontakt stehen, in der Regel viel bis sehr viel Vertrauen (▶ **Abb. 17**).

Kritischer betrachten sie Bereiche und Einrichtungen, mit denen sie persönlich eher weniger zu tun haben. So geben knapp drei Viertel der Studienteilnehmer an, dass sie wenig bis gar kein Vertrauen zu Pflegeheimen haben (73,1 %) und gut drei Viertel formulierten, dass sie zur deutschen Gesundheitspolitik wenig bis gar kein Vertrauen haben (77,1 %).

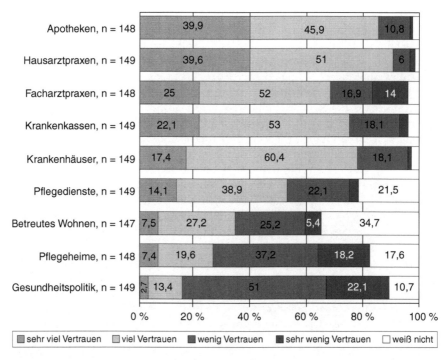

Abb. 17: Vertrauen in Bereichen des Gesundheitswesens

Die Ältesten der befragten Gruppe bringen dem Haus- oder Facharzt, den Krankenkassen und den Krankenhäusern am häufigsten sehr viel Vertrauen entgegen (▶ **Abb. 18**).

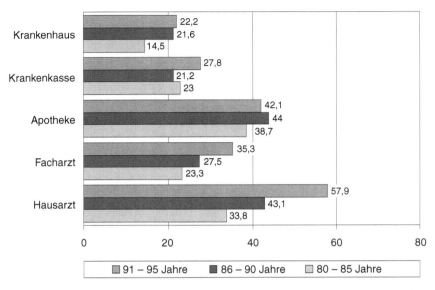

Abb. 18: Sehr viel Vertrauen in Einrichtungen der Gesundheitsversorgung in unterschiedlichen Altersgruppen (n = 145; Angaben in Prozent)

4.7.14 Das Wichtigste in der Gesundheitsversorgung aus der Sicht der Befragten

Abschließend wurden die Befragten gebeten, mit eigenen Worten zu erzählen, was für sie persönlich das Wichtigste in der Gesundheitsversorgung ist. Die Klartextangaben wurden kodiert, insgesamt konnten acht Kategorien gebildet werden.

Für knapp die Hälfte der Befragten ist das Wichtigste in der Gesundheitsversorgung eine gute und regelmäßige Versorgung und Betreuung (29,1 %) und die Zurückgewinnung oder der Erhalt der Selbstständigkeit (19,1 %).

Für 15,3 % ist das Wichtigste die eigene Gesundheit (15,3 %), gefolgt von der Unterstützung, die sie bekommen möchten, wenn sie Hilfe benötigen (11,5 %). Für jeden zehnten Befragten ist der respektvolle Umgang relevant (10,7 %) und einige Befragte geben die bezahlbare Krankenversorgung (6,9 %) und das Vertrauen zum Arzt (6,1 %) als einen relevanten Aspekt in der Gesundheitsversorgung an. Wenige geben an, dass ihnen die Zeit bei der medizinischen Behandlung wichtig ist (1,4 %, n = 131). Geschlechtsspezifische Unterschiede veranschaulicht ▶ **Abbildung 19**.

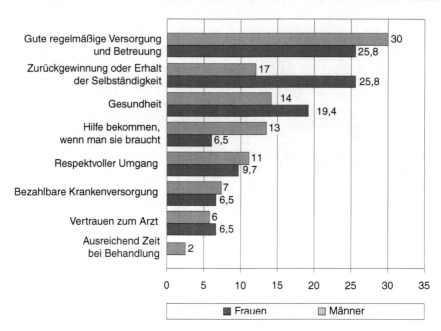

Abb. 19: Das Wichtigste in der eigenen Gesundheitsversorgung (n = 131; Angaben in Prozent)

5 Studienteil A – Phase II, teilstandardisierte Befragung in häuslicher Umgebung – (T2)

Im Anschluss an die Befragung der Hochaltrigen in geriatrischen Rehabilitationskliniken (n = 152, T1), fand eine Follow-up-Befragung in der häuslichen Umgebung sechs Monate nach dem Krankenhausaufenthalt statt (T2, n = 51), wobei die gesundheitliche, pflegerische und hauswirtschaftliche Versorgung nach dem Rehabilitationsaufenthalt erfasst wurden. Der Fokus lag unter anderem auf den Behandlungsmaßnahmen seit dem Klinikaufenthalt und der Einschätzung der Zusammenarbeit zwischen dem Hausarzt und möglichen Pflegediensten, Fachärzten sowie der Inanspruchnahme von Früherkennungsuntersuchungen.

5.1 Entwicklung des (teil-)standardisierten Instruments zur persönlichen Folgebefragung zu T2

Bei der Folgebefragung wurde der teilstandardisierte Fragebogen aus der Erstbefragung (T1) modifiziert verwendet. Etwa die Hälfte aller Fragen war in der Erst- und Folgebefragung identisch. Der Erstfragebogen umfasste 33, der Folgefragebogen 37 Items. Das Instrument bestand aus geschlossenen, halboffenen und offenen Fragen. Bei den meisten der geschlossenen Fragen wurde mit vorgegebenen Antwortkategorien gearbeitet, den hochbetagten Teilnehmern wurden zur Unterstützung Kategorientafeln vorgelegt.

In die Folgebefragung wurden ergänzende Fragen zu therapeutischen Maßnahmen nach dem Klinikaufenthalt, zur Zusammenarbeit zwischen Hausarzt, Pflegediensten und Fachärzten sowie zum Gesundheits- und Präventionsverhalten aus drei Themenbereichen aufgenommen. Die Fragen zum Gesundheits- und

Präventionsverhalten betrafen das Ernährungsverhalten sowie Fragen zum Bereich des Seh- und Hörvermögens. Mit folgenden weiteren Fragen wurde der Fragebogen zu T2 ergänzt:

1. Die Fragen zur Ernährung und zum Seh- und Hörvermögen wurden in Anlehnung an Fragen aus dem Alterssurvey des Deutsches Zentrums für Altersfragen (DZA) Berlin, dem Telefonischen Gesundheitssurvey des Robert Koch-Instituts (RKI) zu chronischen Krankheiten und ihren Bedingungen, dem Minimental Nutritional Assessment und der Befragung der Bundesarbeitsgemeinschaft der Senioren-Organisationen (BAGSO) zu »Fit im Alter: Gesund essen, besser leben«, formuliert. Die Fragen beziehen sich auf konkrete Probleme in diesen Bereichen und auf Zeitpunkte zuletzt durchgeführter Seh- bzw. Hörtests. Zudem erfasste die Befragung die Kontakte zu entsprechenden Fachärzten in den Monaten nach dem Rehabilitationsaufenthalt in der Klinik.
2. Im Bereich Ernährung wurden aus Zeitgründen (Länge des Interviews) und aufgrund der Schwerpunkte der Studie keine Fragen zu Gewicht, Größe und Gewichtsveränderungen in der letzten Zeit gestellt. Das Ernährungsverhalten wurde hinsichtlich der Regelmäßigkeit der Nahrungsaufnahme sowie möglicher Probleme beim Verzehr untersucht. Darüber hinaus wurde die Unterstützung bei der Beschaffung und Zubereitung sowie die Zufriedenheit mit der Nahrung erfragt, ebenso die Häufigkeit der Aufnahme ausgesuchter Nahrungsmittel (Obst und Gemüse) sowie die Flüssigkeitsmenge. Eine detaillierte Erfragung der Ernährungsgewohnheiten (Portionsgröße oder Gewicht der Nahrung) erfolgt nicht.

Im Anschluss an die Befragung notierten die Interviewer die von den Befragten genutzten Hilfsmittel und gaben ihre Eindrücke von dem Gesprächsverlauf sowie aufgetretene Schwierigkeiten und Störungen usw. auf einem Dokumentationsbogen an.

5.2 Durchführung der Befragung zu T2

5.2.1 Rekrutierung der Teilnehmer für die Befragung

Die Folgebefragung fand in der Zeit von Juli 2007 bis September 2007 nach der Entlassung aus der Rehabilitationsklinik in der jeweils häuslichen Umgebung der Hochbetagten statt. Zu diesem Zeitpunkt waren sie zwei bis sechs Monate aus der Rehabilitationseinrichtung entlassen.

Eingeschlossen wurden ausschließlich Teilnehmer der Erstbefragung. Diese hatten bei der Erstbefragung ihre mögliche Bereitschaft zu einer erneuten Teilnahme erklärt und wurden kurz vor der Folgebefragung in den meisten Fällen telefonisch durch den Interviewer, in wenigen Fällen (bei falscher, bzw. nicht mehr aktueller Telefonnummer) postalisch erneut hinsichtlich ihrer Teilnahmebereitschaft befragt. Bis zu zehn Anrufversuche wurden gestartet, um die Studienteilnehmer zu rekrutieren, bei Nichterreichen wurden zudem Briefe zur Kontaktaufnahme versandt.

Von den 111 Hochaltrigen, die sich bei der Erstbefragung (n = 151) »bereit« oder »vielleicht bereit« erklärten oder »weiß nicht« angaben, nahmen letztlich 45,9 % an der Folgeuntersuchung teil. Diese Personen gaben bei der erneuten telefonischen Anfrage kurz vor der Folgebefragung ihr Einverständnis.

Von den 111 Hochbetagten, die sich nach der Erstbefragung zu einer Folgebefragung bereit erklärten, konnten 18 Personen telefonisch und postalisch nicht erreicht werden, da keine (elf Personen) oder eine falsche Telefonnummer (vier Personen) vorlag, keine Briefantwort gegeben wurde oder weil die Personen verstorben waren (drei Personen).

Die Gründe für die Nichtteilnahme bei den erreichbaren Hochbetagten wurden notiert und ausgewertet. Die 42 Personen, die bei der erneuten telefonischen Anfrage ihre Nichtbereitschaft erklärten, wurden nach den Beweggründen gefragt, 30 Personen gaben hierüber Auskunft. Hauptsächlich haben die Hochbetagten ihre Nichtteilnahmebereitschaft mit Krankheit (43,2 %), keine Lust/kein Interesse (24,3 %) oder mit fehlender Zeit (16,2 %) begründet. Ablehnungen erfolgten, da einige Befragte eine Folgebefragung als sinnlos erachteten (13,5 %) oder misstrauisch waren (2,7 %) (Mehrfachnennungen möglich, im Mittel 1,2 Nennungen). Nur jeder Zweite war bereit, an der Folgebefragung teilzunehmen (51 Personen).

5.2.2   Vorgehen in der Befragung

Die Befragungen mit dem teilstandardisierten Fragebogen fanden in Form von Face-to-face-Interviews in der häuslichen Umgebung der Studienteilnehmer statt. Es wurde nach Möglichkeit ein Gespräch zu zweit angestrebt, um Störungen zu minimieren. Außerdem wurde ein hinreichender Abstand zu Mahlzeiten und z. B. Arztterminen der Hochaltrigen eingeplant.

Bei der Erstbefragung waren dreizehn, bei der Folgebefragung sieben Interviewer tätig (ein Zahnmediziner, eine Medizinerin, eine Medizinstudentin, zwei Medizinstudenten, zwei Erziehungswissenschaftlerinnen). Vier der Interviewer in der Folgebefragung haben auch in der Erstbefragung Interviews durchgeführt. Die Interviewer nahmen vor der Erstbefragung an einer vierstündigen Schulungsveranstaltung teil, während der Durchführungsphase der Interviews wurden stichprobenartig die ausgefüllten Fragebögen hinsichtlich der korrekten Beantwortung durch Projektmitarbeiter überprüft.

Sämtliche begonnene Interviews konnten bis zum Ende durchgeführt werden, es gab keine Abbrüche. Die Erstbefragung dauerte im Durchschnitt 61 Minuten, die Folgebefragung war im Mittel 62 Minuten lang.

5.2.3 Prozessprotokolle – Wahrnehmungen der Interviewer während der Durchführung der Interviews zu T2

Im Allgemeinen waren die Befragungen sehr gut durchführbar, es traten nur geringe Schwierigkeiten auf. Bei einigen Befragungen war ein Eingehen auf die individuellen Belange durch die Interviewer, zum Beispiel durch besonders lautes oder sehr langsames Sprechen oder auch häufiges Wiederholen von Antwortvorgaben, nötig.

Die Interviewer beschreiben die Hochbetagten in den meisten Fällen als gepflegt, freundlich und interessiert, negative Eindrücke gab es nicht. Nur bei drei Hochbetagten wurden Ermüdungserscheinungen im Verlauf der Befragung beobachtet, zwei Befragte waren zwischendurch lustlos bzw. wirkten nicht interessiert. Knapp die Hälfte der Befragten war sehbeeinträchtigt (49 %) und knapp ein Drittel der Befragten war hörbeeinträchtigt (31,4 %). Schwierigkeiten gab es in folgenden Bereichen:

- Entscheidungsschwierigkeiten bei Fragen (bei vier Befragten)
- Unklarer Sachverhalt/Antwortschwierigkeit (bei zwei Befragten)
- Erinnerungsprobleme (bei einem Befragten)
- Sensorische Einschränkungen (bei drei Befragten)

Zu Störungen während des Interviews kam es in 25 Fällen: Bei sechs Interviews waren Familienangehörige oder Haushaltshilfen während des gesamten Befragungszeitraums anwesend, bei acht Interviews waren diese bei Teilen des Interviews zugegen oder kamen häufiger in den Raum. Toilettengänge unterbrachen das Gespräch mit fünf Hochbetagten, Störungen durch kurze Telefonanrufe gab es bei vier Gesprächen, bei 26 Interviews kamen keine Störungen vor.

5.3 Auswertung der Folgebefragung zu T2

Die Daten wurden mittels deskriptiver und analytischer statistischer Methoden unter Einsatz des Statistikprogramms SPSS ausgewertet. Es wurden Berechnungen der Häufigkeit, von Mittelwerten und von Kreuztabellen durchgeführt. Aufgrund des Stichprobenumfangs (n = 51) und der zum Teil relativ kleinen Untergruppen (z. B. Männer n = 14) werden aus Plausibilitätsgründen keine Signifikanzniveaus zu den Ergebnissen angegeben. Die errechneten Daten müssen als Beschreibung der Stichprobe angesehen werden und sind nicht repräsentativ für die Gruppe der Hochaltrigen.

5.4 Ergebnisse zu T2

5.4.1 Stichprobe im Vergleich T1 zu T2

Die Stichprobe zu T2 entspricht in den soziodemografischen Aspekten annähernd der Stichprobe zu T1. Deutlich ist, dass die Gruppe der Befragten sich nach der Rehabilitation in einem etwas besseren Gesundheitszustand befindet, häufiger in einer Pflegestufe ist und etwas häufiger in betreuten Wohneinheiten lebt (▶ Tab. 9).

Tab. 9: Charakterisierung der Stichprobe im Vergleich T1 zu T2

Merkmal		T1	T2
Stichprobengröße	n	152	51
Frauen		74,3 %	72,5 %
Männer		25,7 %	27,5 %
Alter		85,4 (80–95,6)	85,6 (80–95,6)
Bildungsstand	Hoch	18,2 %	21,6 %
	Mittel	31,8 %	37,2 %
	Niedrig	50,0 %	41,2 %
Berufsgruppe	Hausfrau	28,0 %	21,6 %
	Arbeiter	12,7 %	9,8 %
	Angestellter	40,0 %	43,1 %
	Beamter	10,7 %	13,7 %
	Selbstständiger	8,7 %	11,8 %
Gesundheitszustand	Sehr gut	15,4 %	13,7 %
	Ziemlich gut	39,6 %	45,1 %
	Mittelmäßig	31,5 %	37,3 %
	Eher schlecht	8,1 %	2,0 %
	Schlecht	5,4 %	2,0 %
Pflegestufe	Pflegestufe 1	23,9 %	35,3 %
	Pflegestufe 2	5,2 %	9,8 %
	Keine Pflegestufe	71,0 %	51,0 %
	Weiß nicht	–	3,9 %
Wohnort	Mietwohnung	43,4 %	33,3 %
	Eigentumswohnung	11,2 %	15,7 %
	Eigenheim	34,9 %	31,4 %
	Betreutes Wohnen	4,6 %	11,8 %
	Seniorenheim	5,3 %	3,9 %
	Pflegeheim	0,7 %	3,9 %

5.4.2 Stichprobencharakterisierung

Entsprechend der Geschlechtsverteilung in der Erstbefragung nahmen vorwiegend Frauen an der Studie teil (Frauen 72,5 %, durchschnittlich 86,3 Jahre alt, vs. Männer, durchschnittlich 83,8 Jahre alt), die Frauen sind im Durchschnitt 2,5 Jahre älter als die Männer (▶ **Tab. 10**).

Tab. 10: Charakterisierung der Stichprobe (n = 51)

Merkmal	Frauen	Männer
Stichprobengröße	n = 37	n = 14
	72,5 %	27,5 %
Altersgruppen	86,3	83,8
	(80–95)	(80–90)
Bildungsstand		
Hoch	18,9 %	28,5 %
Mittel	43,2 %	21,4 %
Niedrig	37,8 %	50,0 %
Berufsgruppe		
Hausfrau	29,7 %	–
Arbeiter	5,4 %	28,6 %
Angestellter	43,2 %	35,7 %
Beamter	8,1 %	28,6 %
Selbstständiger	13,5 %	7,1 %

Gesundheitszustand der Befragten

Grund für die Einweisung in die geriatrische Rehabilitation nach ICD-10 2007 GM war am häufigsten die Diagnose Fraktur nach Sturz, meist des Oberschenkels, jedoch auch von Oberarm, Wirbelkörper und Rippen (bei 16 von 37 Frauen). Weitere Aufnahmen waren bedingt durch:

- Hirninfarkte (3 Frauen)
- Chronische Wirbelsäulenbeschwerden (2 Frauen)
- Rückenschmerzen (2 Frauen)
- Chronische Kniebeschwerden (3 Frauen)
- Entgleisungen bei Diabetes mellitus (2 Frauen)

Je einmal lagen als Hauptdiagnose vor:

- Herzinfarkt
- Anämie
- Ösophagitis

- Dekompensierte chronisch obstruktive Lungenerkrankung
- Lungenentzündung
- Enddarmkrebserkrankung,
- Oberschenkelschmerz
- Allgemeine Mobilitätsstörung/Schwäche

Von den 14 hochbetagten Männern waren

- Sechs aufgrund einer zerebrovaskulären Erkrankung, z. B. eines Hirninfarktes, einer Hirnblutung in die geriatrische Rehabilitation aufgenommen worden.
- Dreimal erfolgte die Aufnahme aufgrund einer Fraktur von Oberschenkelhals oder Kreuzbein,
- einmal aufgrund von einer dekompensierten Herzinsuffizienz und
- einmal aufgrund von Durchfällen mit Exsikkose.
- Weitere Ursachen waren Z. n. Prostatektomie oder Unterschenkelamputation sowie chronische Schmerzen.

Gesundheitszustand aus der Sicht der Befragten

Im Vergleich zu Menschen ihres Alters bewerten die Befragten ihren Gesundheitszustand zu T2 als ziemlich gut (45,1 %) oder mittelmäßig (37,3 %). Differenziert nach Geschlecht wird jedoch deutlich, dass die Männer ihren Gesundheitszustand vorwiegend als mittelmäßig einschätzen (▶ **Tab. 11**). Knapp die Hälfte der Befragten ist in eine Pflegestufe eingruppiert (Frauen 45,1 % vs. Männer 42,9 %). Ein gutes Drittel der Befragten war nach dem Rehabilitationsaufenthalt noch

Tab. 11: Indikatoren für den Gesundheitszustand aus Patientensicht (n = 51)

Merkmal	Frauen	Männer
Gesundheitszustand		
Sehr gut	16,2 %	7,1 %
Ziemlich gut	48,6 %	35,7 %
Mittelmäßig	29,7 %	57,1 %
Eher schlecht	2,7 %	–
Schlecht	2,7 %	–
Pflegestufe		
Pflegestufe 1	37,8 %	28,6 %
Pflegestufe 2	8,1 %	14,3 %
Keine Pflegestufe	48,6 %	57,1 %
Weiß nicht	5,4 %	–

einmal stationär in einem Krankenhaus in Behandlung (35 %, n = 51). Laut eigener Angaben der Befragten nach einem Sturz (drei Befragte), anlässlich einer Hypertonie (drei Befragte) oder infolge einer Nieren-, Herzinsuffizienz, eines Oberschenkelhalsbruchs, einer urologischen Operation, einer Beinuntersuchung, von Magenproblemen, einer Darmstenose, einer Milzkrankheit, von Kreislaufproblemen, Gelenkrheuma oder einer Bluttransfusion.

Beeinträchtigungen des Seh- und Hörvermögens

Mit der Zunahme der über 80-jährigen in der Gesamtbevölkerung einher geht eine Zunahme der Augenerkrankungen und der Hörbeeinträchtigungen im höheren Alter sowie Folgeerkrankungen. Für ein selbstständiges Leben und Wohnen ist das ausreichende Sehen und Hören essentiell. Untersucht wurde in der Follow-up-Befragung, wie häufig die Befragten Hör- bzw. Sehprobleme haben und wie häufig Hochaltrige Früherkennungsuntersuchungen von Augen und Gehör durchführen lassen.

39,2 % der Befragten geben Sehprobleme trotz vorhandener Sehhilfen an. Tendenziell haben die Männer etwas mehr Probleme beim Lesen und beim Erkennen von Personen als die Frauen (Lesen: Frauen 32,4 % vs. Männer 42,9 %; Erkennen: Frauen 18,9 % vs. Männer 21,4 %). Fast alle Befragten, die Sehbeeinträchtigungen angaben, ließen in der Vergangenheit Sehtests durchführen, innerhalb der letzten zwölf Monate waren drei Viertel der Befragten bei einem Sehtest (Frauen 75 % vs. Männer 80 %, n = 17).

Hörbeeinträchtigungen trotz vorhandener Hörhilfen werden von 56,8 % der Hochbetagten beschrieben. Dabei geben die Männer häufiger Hörprobleme an als die Frauen (78,6 % vs. 48,6 %, n = 51), besonders beim Hören in größeren Gruppen, aber auch beim Telefonieren. Hörbeeinträchtigte Männer lassen ihr Hörvermögen anteilig häufiger überprüfen als die Frauen (80 % vs. 69,6 %). Die Hörtests liegen jedoch bei über der Hälfte der hörbeeinträchtigten Männer (60,5 %) und bei der Hälfte der Frauen mit Höreinschränkungen (50 %) länger als zwei Jahre zurück oder wurden nicht durchgeführt (n = 22).

Von über zwei Drittel der Befragten wird zum Zeitpunkt der Befragung mindestens ein Hör- oder ein Sehproblem angegeben. Ein gemeinsames Auftreten von Einschränkungen in beiden Bereichen liegt bei 25,5 % der Befragten vor.

Wohnsituation

Der Großteil der Männer wohnt nach der Entlassung aus der Rehabilitationsklinik weiter mit der Ehe- oder Lebenspartnerin zusammen (71,4 %), im Gegensatz dazu leben die weitaus meisten hochbetagten Frauen alleine (Frauen 77,8 % vs. Männer 28,6 %). 5,6 % der befragten Frauen leben bei anderen Familienangehörigen und 2,8 % leben mit Bekannten zusammen.

Die meisten männlichen Befragten leben in einer Mietwohnung (Frauen 27 % vs. Männer 50 %), oder in einem Eigenheim (Frauen 4,7 % vs. Männer 28,6 %). In einer Eigentumswohnung leben wenige der Befragten (Frauen 8,4 % vs. Männer 7,1 %). Knapp ein Fünftel aller Befragten hat ein Zuhause in Einrichtungen des betreuten Wohnens (Frauen 7,5 % vs. Männer 7,1 %), im Seniorenheim (Frauen 2,7 % vs. Männer 7,1 %) oder im Pflegeheim (Frauen 2,7 % vs. Männer 7,1 %).

Tendenziell hat sich die Wohnsituation bezüglich der Haltevorrichtungen in der Wohnung verändert. Seit T1 haben einige wenige Befragte Haltevorrichtungen in Badewanne bzw. Dusche und Toilette anbringen lassen. Bei zwei Drittel der Befragten war die Beseitigung von Stolperfallen nicht nötig (34 %) oder diese wurden beseitigt (34 %, n = 50).

Die größten Veränderungen vollzogen sich im Zeitlauf in der Anschaffung eines Notfalltelefons. Über die Hälfte der Befragten besitzt zu T2 ein Notfalltelefon (54 %, n = 50), zu T1 hatten erst 38 % dieser Befragten ein Notfalltelefon in ihrer Wohnung zur Verfügung (n = 50).

5.4.3 Informelle und professionelle Unterstützungen nach dem Klinikaufenthalt

Die informelle und professionelle Unterstützung der Befragten wurde für den Zeitraum der letzten zwei Monate vor dem Interview erfasst.

Informelle Unterstützungen

Knapp ein Fünftel der Befragten hat keine Angehörigen mehr (3,9 %) oder erhält von diesen keine Unterstützung (17,6 %), zu T1 erhielten gut ein Viertel keine Unterstützung durch Angehörige (n = 51). 78,5 % der Befragten (73,3 % zu T1) erhalten in unterschiedlicher Intensität Hilfen durch ihre Angehörigen. Meist erhalten die Befragten täglich (37,5 %) oder mindestens einmal in der Woche Unterstützung (32,5 %, n = 40). 15 % der Interviewten erhalten entweder einmal im Monat oder hin und wieder Hilfen durch ihre Angehörigen.

38 Interviewte haben angegeben, welche Angehörigen sich um sie kümmern. Wie schon zu T1 erhalten die Befragten von ihren Töchtern, Söhnen, Enkeln und Nichten Hilfen bei alltäglichen Arbeiten. Neun Befragte haben als Unterstützer auch ihre Ehepartner angegeben. Vorwiegend erhalten die Befragten von ihren Angehörigen Unterstützungen im Haushalt, beim Schriftverkehr (Anträge, Ausfüllen von Formularen usw.) und beim Einkauf von Lebensmitteln.

Die Interviewten wurden zudem dazu befragt, inwieweit sie bisher Unterstützungen von Freunden, Bekannten oder Nachbarn erhalten hatten. Knapp die Hälfte der Befragten erhält keine Unterstützung durch Freunde, Bekannte (45,1 %) oder Nachbarn (49,0 %, n = 51). Gut die Hälfte der Befragten erhält meist hin und wieder Unterstützungen von ihren Nachbarn (57,7 %, n = 26), Freunden oder Bekannten (46,4 %, n = 28), ein gutes Drittel der Befragten erhält mindestens einmal in der Woche Hilfen zur Bewältigung des Alltags (Bekannte und Freunde: 36,5 %; Nachbarn: 38,5 %).

Zwei Drittel der Befragten sind mit der Hilfe und Unterstützung durch ihre Angehörigen sehr zufrieden: 76,9 %, Mittelwert 9,3 Punkte, Range 2–10 Punkte, Skala von 1 (sehr unzufrieden) bis 10 (sehr zufrieden), n = 39. Gegenüber T1 hat sich dieser Wert noch verbessert (T1 Mittelwert 8,4).

Mit der Hilfe und Unterstützung von Freunden und Bekannten ist mehr als die Hälfte der Befragten sehr zufrieden (57,1 %, Mittelwert 8,8 Punkte, Range 5–10, n = 28), dies hat sich allerdings gegenüber T1 verringert (Mittelwert 5,7).

Professionelle Unterstützungen

Professionelle Pflegedienste und Haushaltshilfen werden nach dem Rehabilitationsaufenthalt häufiger in Anspruch genommen als vorher. Betrachtet man dabei nur die Personen, die nicht in einem Alten- oder Pflegeheim leben (n = 47 zu T2), zeigt sich folgende Entwicklung (▶ **Abb. 20**):

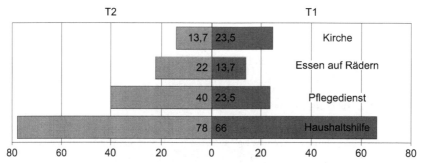

Abb. 20: Professionelle Hilfen im Vergleich T1 zu T2 (n = 47; Angaben in Prozent)

Die meisten der Befragten, die einen Pflegedienst in Anspruch nehmen, erhalten tägliche Unterstützung in der Pflege (täglich: 75 %; wöchentlich: 25 %, n = 20). Die Personen, die eine Haushaltshilfe in Anspruch nehmen, erhalten meist wöchentliche Unterstützung im Haushalt (täglich: 15,4 %, wöchentlich: 69,2 %, mindestens einmal im Monat: 15,4 %, n = 39). Essen auf Rädern erhalten 72,7 % der Befragten täglich (n = 11).

Hilfen beim Erreichen von Ärzten, Apotheken, Fußpflege und Friseuren

Die Hilfen nach dem Krankenhausaufenthalt haben zugenommen. Die Hilfe beim Erreichen eines Arztes verzeichnet eine Zunahme von T1 zu T2 um 2,1 %, die Hilfe beim Erreichen einer Apotheke steigerte sich von T1 zu T2 um 4 %, die Hilfe beim Erreichen einer Fußpflege nahm von T1 zu T2 um 8,5 % zu und die Hilfe beim Erreichen eines Friseurs erhöhte sich von T1 zu T2 um 14,9 %.

Die Befragten, die Hilfen beim Erreichen der Dienstleistungen erhalten, gaben an, dass ihnen vorwiegend ihre Angehörigen aber auch Freunde, Bekannte und Taxifahrer behilflich seien.

5.4.4 Gesellschaftliche Aktivitäten

Im Folgenden handelt es sich um Beschäftigungen und gesellschaftliche Aktivitäten, die die Befragten vor beziehungsweise nach ihrem Klinikaufenthalt in ihrem
Alltag durchführten. Die Befragten wurden beim Interview darauf hingewiesen,
bei der Beantwortung der Fragen an die letzten sechs Monate vor dem Klinikaufenthalt zu T1, bzw. zwei Monate vor dem Interview zu T2 zu denken.

Die gesellschaftlichen Aktivitäten der Befragten haben sich im Zeitverlauf
leicht geändert. Einbezogen wurden hier die Angaben zu Aktivitäten, die täglich,
wöchentlich oder mindestens einmal im Monat stattfinden (▸ Abb. 21).

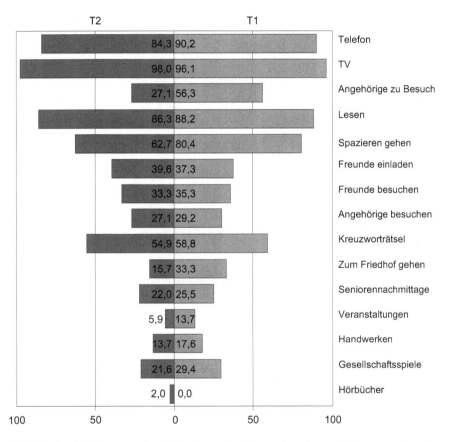

Abb. 21: Beschäftigungen der Befragten, mindestens einmal monatlich, vor und nach
dem Klinikaufenthalt im Vergleich (n = 51; Angaben in Prozent)

Die Mobilität der Befragten ist nach dem Klinikaufenthalt eingeschränkter als
vor dem Klinikaufenthalt. So gehen weniger Befragte spazieren, besuchen Senio-

rennachmittage oder gehen auf den Friedhof als vor dem Klinikaufenthalt, insbesondere die Männer gehen weniger spazieren als die Frauen (mindestens einmal die Woche: Männer 57,1 % vs. Frauen 62,1 %).

5.4.5 Ernährung

Alle Befragten nehmen ein Frühstück und ein Mittagessen pro Tag zu sich, fast alle nehmen eine Zwischenmahlzeit am Nachmittag zu sich (Frauen 91,8 %, Männer 89,2 %) und essen Abendbrot (Frauen 100 %, Männer 92,9 %). Seltener neben die Befragten am Vormittag eine Zwischenmahlzeit zu sich (Frauen 54 % vs. Männer 40,5 %).

Die 51 Teilnehmer nehmen durchschnittlich 1,7 Liter Flüssigkeit in Form von Getränken zu sich. 19 Personen (37,3 %) trinken allerdings weniger als 1,5 Liter pro Tag. Die Getränkemenge pro Tag liegt in der Stichprobe zwischen 0,5 Liter und 3,5 Liter.

Der weitaus größte Anteil der Befragten isst täglich Obst oder Gemüse (Frauen 86,5 % vs. Männer 78,6 %). Wenige Frauen und Männer essen mindestens einmal in der Woche Obst und Gemüse (Frauen 13,5 % vs. Männer 21,4 %). Niemand nimmt fünfmal täglich Obst oder Gemüse zu sich.

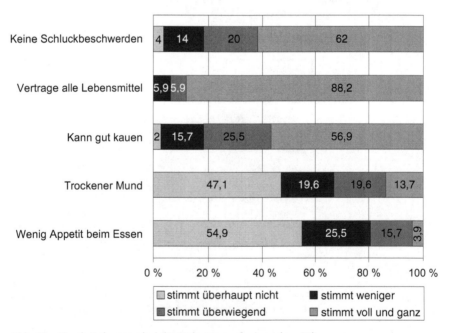

Abb. 22: Einschränkungen bei der Nahrungsaufnahme (n = 51)

Einschränkungen bei der Nahrungsaufnahme

Die meisten Befragten geben an, dass sie alle Lebensmittel vertragen (88,2 %), gut kauen können (56,9 %) und keine Schluckbeschwerden haben (62 %) (▶ **Abb. 22**).

Auf die offene Frage, was ihnen am Wichtigsten beim Essen sei, geben Männer wie auch Frauen mit Abstand am häufigsten ein »gut schmeckendes« Essen an. Nachgeordnet sollte die Mahlzeit gut gewärmt sein und in einer gepflegten Darreichungsform erscheinen. Vielen Befragten ist eine vitaminreiche und abwechslungsreiche Kost wichtig.

5.4.6 Veränderungen des Lebens nach dem Rehabilitationsaufenthalt

Es interessierte, ob und welche Veränderungen des Lebens sich bei dem Befragten nach dem Rehabilitationsaufenthalt ergeben haben. Die Frage wurde offen gestellt.

Bei gut einem Drittel der Befragten gab es nach dem Rehabilitationsaufenthalt keine Veränderungen im Leben (38 %, n = 50), aber jeder Vierte war aufgrund seines Gesundheitszustandes in der Mobilität eingeschränkter als vor dem Rehabilitationsaufenthalt (26 %). Dies führte bei einigen Befragten zur Vereinsamung (drei Personen).

Beim jedem Fünften hat sich der Gesundheitszustand verbessert (20 %). 6 % der Befragten erhalten nach dem Rehabilitationsaufenthalt nun mehr Unterstützung durch Angehörige und Haushaltshilfen und eine Person ist umgezogen und hat jetzt weniger Wohnraum als vorher zur Verfügung (2 %).

5.4.7 Rechtliche Vorsorge im Alter vor und nach dem Rehabilitationsaufenthalt in der Klinik

Die Studienteilnehmer wurden gefragt, ob sie in irgendeiner Form eine rechtliche Vorsorge für ihre Gesundheit im Alter getroffen haben. Insgesamt haben zwei Drittel der Befragten hier bereits gehandelt, vorwiegend Patientenverfügungen und Vorsorgevollmachten ausgestellt. Knapp 15 % der Befragten haben diese Dokumente erst nach dem Klinikaufenthalt in der Rehabilitation unterzeichnet (T1: 52,9 % vs. T2: 66,7 %). Eine geschlechtsspezifische Analyse zeigt, dass nach dem Rehabilitationsaufenthalt in der Klinik mehr Männer als Frauen die Vorsorgeregelungen umgesetzt haben (▶ **Tab. 12**). In Vorbereitung sind entsprechend weniger Vorsorgeregelungen bei den Befragten (T1: 9,8 % vs. T2: 3,9 %). Dennoch haben auch zum Zeitpunkt T2 29,4 % der Befragten die rechtlichen Formalitäten der Vorsorge nicht geregelt (T1: 37,3 %).

Tab. 12: Vorsorgeregelungen im Vergleich T1 zu T2 und im Vergleich der Aussagen der Gruppe, die an der Folgebefragung teilgenommen hat

	T1 Gesamt n = 149		T1 Gruppe n = 51		T2 Gruppe n = 51	
	Frauen	Männer	Frauen	Männer	Frauen	Männer
Alles geregelt	55,9 %	36,8 %	54,1 %	50,0 %	64,9 %	71,5 %
Nein	21,6 %	26,3 %	24,3 %	14,3 %	21,6 %	7,1 %
Nein, aber darüber nachgedacht	11,7 %	34,2 %	10,8 %	28,6 %	8,1 %	21,4 %
Nein, aber in Vorbereitung	10,8 %	2,7 %	10,8 %	7,1 %	5,4 %	

5.4.8 Zufriedenheit mit der sozialen und hauswirtschaftlichen Versorgung

Die meisten der Hochbetagten sind zu T2 sehr zufrieden mit der Hilfe durch ihre Angehörigen sowie mit ihren Wohnbedingungen und der hauswirtschaftlichen Versorgung (► **Abb. 23**). Geschlechtsspezifische Unterschiede in der Bewertung sind kaum festzustellen, tendenziell unterscheiden sich Männer und Frauen bei der Zufriedenheit mit der Kontaktaufnahme zu anderen und der Zufriedenheit mit der Unterstützung durch Freunde und Bekannte.

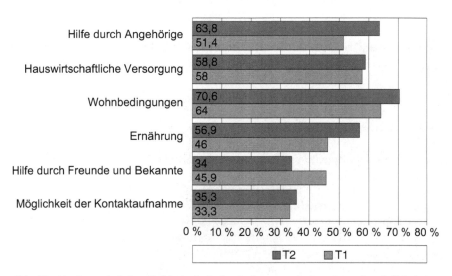

Abb. 23: Uneingeschränkte Zufriedenheit der Befragten mit Aspekten des täglichen Lebens, Befragungszeitpunkt T1 und T2 im Vergleich (n = 51)

5.4.9 Ambulante Versorgung

Erfasst wurden die Häufigkeit der Arztkontakte und die Patientenzufriedenheit in der hausärztlichen und fachärztlichen Praxis.

Häufigkeit und Art der Arztkontakte

Die Befragten haben zu T2 weiter einen Hausarzt oder eine Hausärztin (96,1 %). 15,7 % der Befragten wechselten nach dem Rehabilitationsaufenthalt ihren Hausarzt (n = 51), weil sie sich falsch behandelt fühlten (zwei Personen), ihr neuer Hausarzt näher an ihrem Wohnort praktiziert (vier Personen) oder weil der Hausarzt seine Praxis aufgegeben hat (zwei Personen).

Den Hausarzt besuchen nach dem Rehabilitationsaufenthalt in der Klinik 15,4 % der hochbetagten Männer und 22,2 % der Frauen etwa einmal pro Woche, 61,5 % der männlichen Befragten und 41,6 % der weiblichen Befragten circa einmal im Monat. Etwa alle drei Monate wird der Hausarzt von 15,4 % Männern und 19,4 % der Frauen konsultiert. Seltener als vierteljährlich gehen 7,7 % der Männer und 16,7 % der Frauen zu ihrem Hausarzt.

Bei vier Fünftel der Befragten tätigt der Hausarzt entweder regelmäßig oder, wenn es Probleme gibt, einen Hausbesuch (79,1 %).

Nur knapp die Hälfte der Befragten suchen nach dem Rehabilitationsaufenthalt neben dem Hausarzt weitere Fachärzte auf (49 %), eine geschlechtsspezifische Analyse verdeutlicht, dass die männlichen Befragten häufiger als die weiblichen Befragten neben ihrem Hausarzt weitere Fachärzte aufsuchen (Frauen 37,8 % vs. 85,7 %). Die Frauen konsultieren zwischen ein bis drei Fachärzte, die Männer zwischen ein bis vier Fachärzte. Die Frauen suchen am häufigsten Orthopäden und Augenärzte auf (sieben bzw. sechs Nennungen), die Männer am häufigsten Urologen und Augen- beziehungsweise Zahnärzte (jeweils fünf Nennungen).

Einschätzung der Erreichbarkeit und der Interaktion mit dem Hausarzt

Die Einschätzung zu einzelnen Aspekten der Arzt-Patienten-Beziehung zum Zeitpunkt T 2 zeigt ▶ **Abbildung 24**.

17 % der Befragten wünschen sich mehr Hausbesuche durch ihre Ärzte, gegenüber 36 % zu T1, 33,4 % haben zumindest hin und wieder Schwierigkeiten, ausreichend Zeit für ein Gespräch mit dem Arzt zu bekommen (49 % zu T1), Probleme bei der Verschreibung nötiger Medikamente geben 20 % der Befragten an (zu T1 21,6 %).

Im Vergleich werden »die Zeit für ein Arztgespräch« und »die gründliche Untersuchung«, wie auch schon zu T1, von allen Befragten kritischer beurteilt. Männer urteilen tendenziell kritischer als die Frauen (▶ **Tab. 13**).

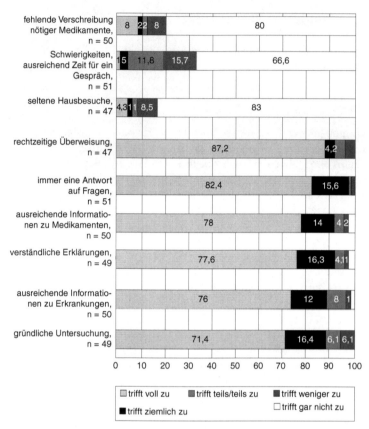

Abb. 24: Einschätzung der Erreichbarkeit und der Arzt-Patienten-Interaktion, Zustimmung zu den entsprechenden Items (Angaben in Prozent)

Tab. 13: Nicht vollständige Zustimmung zu den Aussagen zur Interaktion mit dem Hausarzt im Vergleich T1 zu T2 und im Vergleich der Aussagen der Gruppe, die an der Folgebefragung teilgenommen hat

	T1 Gesamt n = 152	T1 Gruppe n = 51	T2 Gruppe n = 51
Nicht vollständige Zustimmung zu den Items			
Gründliche Untersuchung	39,7 %	32,0 %	28,6 %
Ausreichende Informationen zu Erkrankungen	35,1 %	35,1 %	24,0 %
Verständliche Erklärungen	33,6 %	30,0 %	22,4 %
Ausreichende Informationen zu Medikamenten	29,7 %	30,0 %	22,0 %
Immer eine Antwort auf Fragen	24,0 %	20,4 %	17,6 %
Rechtzeitige Überweisung	25,5 %	20,0 %	12,8 %

Qualität der Betreuung durch Fachärzte

25 befragte Personen haben angegeben, wie sie die Betreuung durch die Fachärzte einschätzen. Die meisten sind mit der Betreuung durch die Fachärzte sehr zufrieden (Frauen 85,2 % vs. Männer 82,6 %); 50 Nennungen. Ziemlich zufrieden bis teils/teils zufrieden sind 13 % der Männer. Jedoch fühlen sich nur wenige Frauen nicht gut durch ihre Fachärzte betreut (trifft gar nicht zu: 11,1 %, Männer: 4,3 %, trifft weniger zu: Frauen 3,7 %).

Zusammenarbeit der Hausärzte und der Fachärzte

Im Folgenden wurden die Befragten gebeten anzugeben, inwieweit die These »Die Zusammenarbeit zwischen dem Facharzt und dem Hausarzt ist sehr gut« bei ihnen zutrifft. Nur 16 Interviewpartner haben hierzu eine Einschätzung gegeben. Über zwei Drittel der Befragten geht davon aus, dass die Zusammenarbeit zwischen ihrem Hausarzt und ihren Fachärzten sehr gut ist (Frauen 75 % vs. Männer 66,7 %, n = 31 Nennungen). Jeder fünfte Befragte bewertet die Zusammenarbeit der Ärzte als unzureichend (Frauen 18,8 % vs. Männer 20 %).

Mit eigenen Worten formulierten die Befragten in diesem Zusammenhang ihre Erfahrungen: Gefallen hat den Befragten, dass sich die Ärzte »gut absprechen« (vier Befragte) und rechtzeitige Überweisungen stattfinden (ein Befragter). Vier Befragte sind der Ansicht, dass die Ärzte sich besser absprechen sollten (zwei), mehr auf die Wünsche der Patienten eingehen (einer) oder die Medikamentenverschreibung besser koordinieren sollten (einer).

Qualität der Betreuung durch Pflegedienste

Insgesamt haben 18 Personen angegeben, wie sie die Betreuung durch die Pflegedienste einschätzen. Alle Frauen und die Hälfte der Männer sind mit der Betreuung durch die Pflegedienste sehr zufrieden (sehr zufrieden: Frauen 100 % vs. Männer 50 %, ziemlich zufrieden: Männer 25 %, teils/teils zufrieden: Männer 25 %, n = 18).

Die meisten Befragten haben keine Wünsche, da sie zufrieden mit der Betreuung sind (zehn Personen). Die anderen Befragten wünschen sich mehr Zeit (zwei Personen), Pünktlichkeit (eine Person), dass immer dieselbe Pflegekraft kommt (eine Person) und dass häufiger als einmal in der Woche eine Pflegeperson zum Duschen kommt (eine Person).

Die Zusammenarbeit der Pflegedienste mit dem Hausarzt beurteilen nur neun Befragte. 85,7 % der Frauen und 50 % der Männer sind sehr zufrieden mit der Zusammenarbeit ihres Pflegedienstes und ihres Hausarztes (ziemlich zufrieden: Männer 50 %, teils/teils zufrieden: Frauen 14,3 %, n = 9).

Nur ein Befragter machte einen Verbesserungsvorschlag: Er ist der Ansicht, dass sein Pflegedienst über seine Erkrankung nicht informiert ist und wünscht sich einen besseren Informationsaustausch zwischen dem Hausarzt und dem Pflegedienst.

Entlassungsmanagement

Nur knapp 50 % der Befragten konnte zur Zusammenarbeit der Rehabilitationsklinik mit den Hausärzten Angaben machen. Von den Personen, die ihre Einschätzungen formulieren, bestätigen drei Viertel der Befragten, dass die Zusammenarbeit zwischen Hausarzt und Klinik sehr gut war (Frauen 75 %, Männer 70 %), jedoch bescheinigt auch jeder Fünfte keine gute Zusammenarbeit zwischen Klinik und Hausarzt (19,2 %), dabei sehen Männer die Zusammenarbeit zwischen ihrem Hausarzt und der Klinik etwas kritischer als die Frauen (trifft weniger bis gar nicht zu: Männer 30 % vs. Frauen 25 %).

Die Befragten wurden durch die Interviewer aufgefordert, mit ihren eigenen Worten zu erzählen, was an der Zusammenarbeit zwischen Rehabilitationsklinik und Hausärzten verbessert werden könnte. Die meisten Hochaltrigen haben jedoch keine Verbesserungen vorgeschlagen und sind der Ansicht, dass sie es »nicht wüssten« oder nicht beurteilen könnten (12 Personen). Eine Befragte formulierte keine Verbesserungsvorschläge, da sie zufrieden ist und kaum Unterstützung benötigt. Eine andere Befragte erklärt, dass sie nicht gewusst hat, dass die Klinik mit ihrem Hausarzt zusammenarbeitet. Drei Aussagen beziehen sich auf den Wunsch nach einer verbesserten Kommunikation zwischen Klinik und Hausarzt und zwei Aussagen auf den Wunsch nach einem »rechtzeitigen« und »besseren« Bericht der Klinik an den Hausarzt.

Gefallen hat den Befragten an der Zusammenarbeit (n = 36), dass

- der Hausarzt informiert war. Manche Befragten wissen, dass die Klinik mit dem Hausarzt telefoniert hat (sieben Personen),
- Klinik und Hausarzt das gemacht haben, was der Patient brauchte (drei Personen),
- die Klinik einen guten Bericht an den Hausarzt geschrieben hat (drei Personen),
- der Hausarzt die Vorschläge der Klinik befolgt (drei Personen).

Zufriedenheit mit der ambulanten Versorgung

Knapp zwei Drittel der Hochbetagten sind zu T2 sehr zufrieden mit ihrem Hausarzt (64,7 %, n = 51) und mit ihrem Facharzt (61,8 %, n = 34) (▶ **Tab. 14**). Geschlechtsspezifische Unterschiede in der Zufriedenheit mit dem Hausarzt und mit Fachärzten sind kaum festzustellen, außer bei der Zufriedenheit mit Pflegediensten. Hier betrachten die männlichen Befragten die Arbeit des Pflegedienstes kritischer als die Frauen. Nur 40 % der Männer sind sehr zufrieden mit ihrem Pflegedienst, dagegen 83,3 % der Frauen (▶ **Tab. 14**).

Tab. 14: Zufriedenheit mit der ambulanten Versorgung, Skala von 1 (= sehr unzufrieden) bis 10 (= sehr zufrieden)

		Frauen n = 37	Männer n = 14
Zufriedenheit mit Hausarzt	Mittelwert	9,0	9,1
	Median	10	10
	Range	1–10	4–10
	Sehr zufrieden	64,9 %	64,3 %
Zufriedenheit mit Facharzt	Mittelwert	8,9	8,4
	Median	10	10
	Range	4–10	4–10
	Sehr zufrieden	63,6 %	58,3 %
Zufriedenheit mit Pflegedienst	Mittelwert	9,5	8,8
	Median	10	8
	Range	5–10	8–10
	Sehr zufrieden	83,3 %	40,0 %

Geht man davon aus, dass alle Bewertungen unterhalb der sehr hohen Zufriedenheit als verbesserungswürdig angesehen werden könnten, ist ein gutes Drittel der Befragten nicht sehr zufrieden mit dem Hausarzt und mit dem Facharzt. Mit dem Pflegedienst sind sogar 60 % der Männer nicht sehr zufrieden.

Betrachtet man bei den Bewertungen zur gründlichen Untersuchung und zur Zeit für ein Arztgespräch (▶ **Kap. 4.7.9**) einzig die Personen, die nicht voll zufrieden mit ihrem Hausarzt sind (n = 18), gibt es einen Zusammenhang zwischen der Zufriedenheit und der Zeit für ein Gespräch bzw. Gründlichkeit der Untersuchung: Bei den Befragten, die nicht voll zufrieden mit ihrem Hausarzt sind, stimmen nur 38,9 % der Aussage voll zu, dass ihr Hausarzt sie gründlich untersucht (bei den sehr zufriedenen Patienten sind dies 81 %). 61,1 % dieser Befragten sind tendenziell der Ansicht, dass es manchmal schwierig ist, ausreichend Zeit für ein Gespräch mit dem Hausarzt zu bekommen. Bei den Befragten, die sehr zufrieden mit dem Hausarzt sind, sind es dagegen nur 42,4 %.

Ambulante Rehabilitationsmaßnahmen nach dem Aufenthalt in der Rehabilitationsklinik

Die Hälfte der Befragten hat seit dem Aufenthalt in der Rehabilitationsklinik ambulante Rehabilitationsmaßnahmen durchgeführt (52 %).

Von 26 Befragten haben die Männer vorwiegend eine Maßnahme durchgeführt (87,5 %), wenige Männer absolvierten zwei Maßnahmen (12,5 %). Bei den Frauen nahmen 66,7 % eine Maßnahme in Anspruch, die anderen zwischen zwei und vier Maßnahmen.

Am häufigsten gehörte zu den Maßnahmen die Krankengymnastik (80,8 %, n = 26), die folgenden Rehabilitationsmaßnahmen wurden ein bis drei Mal genannt:

• Lymphdrainage
• Laufübungen
• Wannenbäder
• Krafttraining
• Wasseranwendungen
• Bestrahlung
• Logopädie
• Ergotherapie
• Fangopackungen
• Schlingentisch
• Sitzgymnastik

Die Anwendungen erfolgen vorwiegend in der häuslichen Umgebung, eher selten in einer Tagesklinik oder einer Praxis.

Von den 21 Befragten, die Krankengymnastik erhalten haben, beurteilten 20 Personen, inwiefern die ambulante Rehabilitationsmaßnahme ihnen bei der Bewältigung ihres Alltags geholfen hat und 19 Befragte schätzten ein, ob sie nach der Maßnahme jetzt besser mit ihrer Erkrankung umgehen können. Dabei wird deutlich, dass nur ca. 40 % der Befragten die Krankengymnastik voll und ganz als Hilfe bei der Alltagsbewältigung und Unterstützung bei der Krankheitsbewältigung erleben. Besonders kritisch beurteilen die Männer die Erfolge der Krankengymnastik für die Bewältigung ihres Alltags und auch für die Bewältigung ihrer Erkrankung. Nur 14,3 % der Männer war der Ansicht, dass die Krankengymnastik geholfen habe, ihre Erkrankung besser zu bewältigen (Frauen 58,3 %, n = 19).

Die Befragten haben ihre Wünsche und Erwartungen an ambulante Rehabilitationsmaßnahmen mit eigenen Worten formuliert (n = 25).

Die Hälfte der Hochaltrigen erwartet von einer Rehabilitationsmaßnahme, dass sich die Mobilität verbessert, so dass die Menschen eigenständig in ihrer Wohnung leben können, vorwiegend formulieren dies Männer (Männer 71,4 % vs. Frauen 44,4 %). Jeder fünfte Befragte (24 %) wünscht sich, dass die Rehabilitationsmaßnahmen häufiger als bisher durchgeführt werden. Insbesondere die Frauen kritisieren, dass die Rehabilitationsmaßnahmen zu selten sind oder nur in einem geringen Umfang von der Krankenkasse genehmigt werden (Männer 14,3 % vs. Frauen 27,8 %). Die Frauen wünschen sich zudem von Rehabilitationsmaßnahmen eine Verringerung ihrer Schmerzen (5,6 %) und die Weiterführung von Rehabilitationsmaßnahmen (5,6 %).

16 % der Befragten sind zufrieden und haben keine Wünsche (Männer 14,3 % vs. Frauen 16,6 %).

Einige Verbesserungsvorschläge werden von den Befragten formuliert. 45 % der Befragten sind der Ansicht, dass mehr Rehabilitationsmaßnahmen bewilligt werden sollten als bisher und mehr Übungen durchgeführt werden sollten (n = 20). Je 5 % der Befragten geben an, dass

- die Qualifikation der Krankengymnastin besser sein sollte,
- weichere Liegemöglichkeiten vorhanden sein sollten,
- man schneller einen Termin erhalten sollte und
- bessere Absprachen bezüglich der Vorbehandlung getroffen werden sollten, um Wiederholungen zu vermeiden und damit die Behandlung weitergeführt wird.

6 Studienteil B – Befragung von Angehörigen hochaltriger Patienten

Mit dem Ziel, zukünftige Gestaltungsoptionen einer nachwachsenden Generation von Hochbetagten zu erfassen, wurden Angehörige von aktuell hochaltrigen Patienten, die zum Zeitpunkt der Befragung ca. 55 bis 65 Jahre alt waren, befragt. Im Mittelpunkt standen dabei die Anforderungen der Befragten an die Prävention, Patientenautonomie und Versorgungsabläufe, wobei Unterschiede zwischen Angehörigen demenzkranker und nicht demenzkranker Patienten sowie zwischen städtischen und ländlichen Gebieten in Niedersachsen berücksichtigt werden sollten. Ausgeschlossen wurden Angehörige von interviewten Patienten, um untersuchungsbedingte Interaktionen zwischen Angehörigen- und Patientenbefragungen zu vermeiden.

Die Rekrutierung der Angehörigen von hochbetagten Personen fand unter Einbezug von Institutionen des Gesundheits- und Sozialwesens statt. Um die angefragten Institutionen nicht zu sehr mit der Rekrutierung der Angehörigen zu belasten, die Angehörigenbefragung in einem realistischen Zeitraum umzusetzen und ein breites Spektrum von Angehörigenaussagen zu erhalten, wurden 31 qualitative telefonische Interviews mit Angehörigen von hochbetagten Patienten durchgeführt.

6.1 Durchführung der qualitativen Interviews

Mit Hilfe der Interviews sollte ein breites Spektrum von Aussagen von verschiedenen Angehörigen der zweiten Generation erfasst werden, um mögliche Konfliktfelder in der Versorgung der hochbetagten Angehörigen identifizieren zu können.

Die methodischen Vorüberlegungen für die Durchführung von Interviews finden sich in ▶ Kapitel 5. Auch in diesem Studienteil geht es darum, die subjektive Sichtweise von Menschen zu erfassen, und dies gelingt sehr gut, wenn sie persönlich befragt werden.

Die telefonischen Interviews wurden auf der Basis eines Gesprächsleitfadens durchgeführt, der als strukturierende Grundlage diente und im Gesprächsverlauf flexibel gehandhabt werden konnte. Der Ablaufplan beinhaltete folgende Diskussionsschwerpunkte:

Themenblöcke:

- Aktuelle Situation im Umgang mit dem hochbetagten Angehörigen
- Struktur und Organisation des Lebensalltags
- Der Angehörige – Erkrankung und Lebenssituation
- Aufgaben des Interviewten im Umgang mit dem Angehörigen
- Gesundheitszustand und präventives Verhalten des Befragten
- Integration des Befragten in die Interaktion mit den Behandlern des Angehörigen
- Vorstellungen über eigene Versorgung im Alter
- Autonomie des Angehörigen
- Eigene Autonomiewünsche
- Patientenverfügung
- Informationsbeschaffung zu Gesundheits- und Versorgungsfragen
- Soziodemografische Aspekte

Die Interviews wurden telefonisch durchgeführt, da die Möglichkeit bestand, dass der Wohnort der Angehörigen weit entfernt von der Studienzentrale liegt und die Interviewer bei einem Face-to-Face-Interview unnötig lange kostenintensive Fahrtzeiten gehabt hätten. Zudem ging die Studienzentrale von der Annahme aus, dass die Teilnahmebereitschaft an telefonischen Interviews durch flexibel zu vereinbarende Gesprächszeiten (auch am Wochenende) erhöht ist.

Aufgabe der Interviewer war es, die Gesprächsteilnehmer zu motivieren, ihre Erfahrungen zu schildern und ihre Meinungen zu äußern. Sie sollten eine vertrauensvolle Atmosphäre schaffen und darauf achten, die Themenblöcke in jedem Telefonat anzusprechen. Die Interviewer nahmen, falls sie noch nicht im Studienteil A geschult worden waren, vor den Interviews an einer vierstündigen Schulungsveranstaltung teil.

Die Interviews wurden mit einem Mini-Disk-Gerät aufgezeichnet und anschließend transkribiert.

6.2 Rekrutierung der Teilnehmer für die Interviews

Bei der Auswahl der Studienteilnehmer wurde ein »theoretical sampling« genutzt (Lamnek 1998), um ein breites Spektrum von Aussagen zu den interessierenden Themen zu gewinnen. Rekrutiert wurden Personen, die folgende Kriterien erfüllten:

- Männer und Frauen
- Angehörige von hochbetagten Männern und Frauen
- Angehörige von an Demenz Erkrankten und nicht an Demenz Erkrankten
- Pflegende Angehörige und nicht pflegende Angehörige

Um Angehörige von Hochbetagten der zweiten Generation zu rekrutieren, wurden im März 2008 verschiedene Institutionen im Gesundheits- und Sozialwesen um Mithilfe gebeten. Den Einrichtungen wurden zur Unterstützung mehrere Informationsblätter über die Studie zugesandt, die über Inhalt und Ziel des Interviews aufklären und Informationen über die Studienleitung enthalten. Die Institutionen wurden gebeten, Bürgerinnen und Bürger auf die Studie aufmerksam zu machen und die Informationsblätter zu verteilen. Interessierte Angehörige konnten sich per E-Mail oder telefonisch beim Forschungsteam melden. Einige Male übernahm auch die jeweilige angeschriebene Einrichtung die Aufgabe, die Daten der interessierten Bürgerinnen und Bürger zusammen und per E-Mail oder per Telefon der Studienleitung zu übermitteln. Rekrutiert werden sollten 40 Interviewpartner. Tatsächlich durchgeführt werden konnten 31 Interviews mit Angehörigen aus dem Raum Hannover, Pattensen, Braunschweig, Celle, Lüneburg, Delmenhorst und Bremen (87 % Frauen).

6.3   Auswertung der qualitativen Phase zu T3

Die Analyse in der vorliegenden Studie erfolgte, wie zu T0 (▶ Kap. 3.2.2) in mehreren Schritten (Strauss und Corbin 1990). Nach der Transkription wurden die Texte zunächst im Sinne inhaltsanalytischer Verfahren bearbeitet. Dazu wurden die erfassten Aussagen unter Nutzung des Auswertungsprogramms »ATLAS TI« am Material verschlagwortet (Kategorien). Auf diese Weise konnten 1.268 Aussagen identifiziert und kodiert werden, diese wurden in einem nächsten Schritt zu 19 übergreifenden Kategorien zusammengefasst.

Die soziodemografischen Angaben wurden ergänzend in eine Accessdatenbank eingegeben und mit dem Auswertungsprogramm SPSS ausgewertet.

6.4   Ergebnisse der qualitativen Erhebung zu T3

Durchgeführt wurden in der Zeit vom April bis Juli 2008 31 qualitative telefonische Leitfadeninterviews. Die Gespräche wurden telefonisch in den Räumen des Instituts für Epidemiologie, Sozialmedizin und Gesundheitssystemforschung der MHH von neun Interviewerinnen und Interviewern durchgeführt (eine Medizinstudentin – 13 Interviews, zwei Erziehungswissenschaftlerinnen – 12 Interviews, sechs Public-Health-Studenten – je ein Interview).

Die Interviewdauer variierte zwischen 20 Minuten und 105 Minuten (durchschnittlich 48,8 Minuten). 87 % der Befragten waren Frauen, durchschnittlich waren die Befragten 56,9 Jahre alt, die Interviews waren sehr gut durchführbar, es gab keine Abbrüche.

6.4.1 Beschreibung der Untersuchungsgruppe

An den Gesprächen waren 31 Personen beteiligt, 27 Frauen im Alter von durchschnittlich 56,3 Jahren (39–70 Jahre) und vier Männer im Alter von durchschnittlich 61 Jahren (57–67 Jahre), alle haben die deutsche Staatsangehörigkeit.

Die meisten der Befragten sind verheiratet oder leben mit ihrem Lebenspartner und/oder mit ihren Kindern zusammen (n = 28), nur drei der Befragten leben allein. 14 Personen sind Rentner, je sechs arbeiten Vollzeit oder haben eine Teilzeitbeschäftigung, drei haben einen Mini-Job und zwei der Teilnehmenden sind Hausfrauen.

Von zwei befragten Frauen sind die hochbetagten Angehörigen ein paar Monate vor dem Interview verstorben. Diese Personen wurden in die Studie aufgenommen, weil sie lange mit den hochbetagten Angehörigen zusammen gelebt und diese zum Teil sehr lange gepflegt hatten und so besonders über Aspekte der Gesundheitsversorgung und der Langzeitbetreuung Informationen geben können. Von 29 Hochbetagten ist das Alter bekannt, im Durchschnitt sind die hochbetagten Angehörigen 86,9 Jahre alt (Range: 80–99 Jahre).

Die Angaben über die Angehörigen und die Unterstützung dieser Angehörigen durch die Befragten zeigt ▶ Tabelle 15.

Tab. 15: Hochbetagte Angehörige der Befragten (n = 31)

	Frauen	Männer
Anzahl der hochbetagten Angehörigen (Mehrfachnennungen möglich)		
Mutter	24	4
Vater	6	1
Schwiegermutter	5	–
Wohnsituation der Befragten		
Allein	3	
Mit Lebenspartner	20	5
Mit Familie incl. Hochbetagten zusammen	4	

Tab. 15: Hochbetagte Angehörige der Befragten (n = 31) (Fortsetzung)

	Frauen	Männer
Anzahl der Mitglieder der Wohngemeinschaften der Befragten		
2 Personen	9	4
3–4 Personen	12	
5–8 Personen	6	
Entfernung zum Angehörigen		
0 km	15	–
2–6 km	8	1
7–15 km	1	2
Bis 650 km	3	1
Pflegende interviewte Angehörige		
	8	–
Kontakt zum hochbetagten Angehörigen		
Rund um die Uhr	5	–
Täglich	11	–
2–4 Mal wöchentlich	7	3
Einmal monatlich	–	1
Alle drei Monate für drei Tage	1	–
Bei Bedarf	3	–

Von den insgesamt 31 hochbetagten Angehörigen der Befragten leiden 45,2 % an Demenz, bei den meisten Befragten die Mutter (zehn Befragte), bei je zwei Befragten die Schwiegermutter oder der Vater. Zehn der Demenzerkrankten leben in einer eigenen Wohnung im Haus der befragten Angehörigen, drei direkt mit den Befragten zusammen. Acht Demenzerkrankte leben im betreuten Wohnen oder in einem Pflegeheim (fünf Personen), aber acht demenzerkrankte Frauen und zwei demenzerkrankte Männer leben auch allein in der eigenen Wohnung.

71 % der hochbetagten Angehörigen werden von professionellen Pflegeeinrichtungen oder/und von ihren Angehörigen betreut. (45,2 % von einem ambulanten Pflegedienst, 16,1 % in einem Pflegeheim, 3,2 % in einer Tagespflegeeinrichtung, 25,8 % durch die Befragten, Mehrfachnennungen möglich), 29 % der hochbetagten Angehörigen benötigen keine pflegerische Betreuung.

Fast alle Befragten werden durch ihre hochbetagten Angehörigen finanziell nicht belastet. Nur ein Befragter hatte höhere Ausgaben durch den barrierefreien Umbau des Hauses, in dem die Mutter lebt.

6.4.2   Inhaltsanalytische Auswertung der Interviewergebnisse

Die Aussagen der Teilnehmer zu den Gesprächsthemen wurden kategorisiert und ausgewertet. Dabei wurden zunächst die einzelnen Textpassagen (Aussagen der Befragten) unter Berücksichtigung der zentralen Forschungsfragen am Material kodiert (insgesamt 1.268 Nennungen), diese Kodierungen in 19 zentrale Kategorien sortiert. In der anschließenden quantitativen Analyse wurde überprüft, wie sich die 1.268 Nennungen auf die einzelnen Kategorien verteilen (▶ Abb. 25). Die dargestellte Anzahl der Nennungen zeigt, welchen Stellenwert ein Thema hatte und wie viele verschiedene Nennungen zu dem Themenbereich erfolgten. Die Nennungen pro Interviewpartner variieren zwischen 21 und 64 Nennungen, im Mittel sind es 41 Nennungen.

Die meisten Nennungen der Befragten beziehen sich auf Belastungen durch die Betreuung ihrer hochbetagten Angehörigen (9,4 %), gefolgt von Aussagen zu ihrem persönlichen Informationsverhalten in Bezug auf Gesundheit und Krankheit (8,4 %) sowie ihrem eigenen Gesundheitsverhalten (8 %). Weniger Antworten geben die Interviewten zur eigenen Entlastung bei Betreuungssituationen (1,9 %) und zur persönlichen Arbeitssituation (2,8 %).

6.4.3   Gesundheitszustand der befragten Angehörigen

Zum Zeitpunkt des telefonischen Interviews geht es den Befragten selbst überwiegend gut (67, 7 %), auch wenn sie an chronischen Erkrankungen leiden.

Zehn Befragte haben gesundheitliche Probleme, vier von ihnen geben eine hohe physische oder psychische Belastung durch die Betreuung des Angehörigen oder dessen Tod an. Die meisten Befragten achten auf ihre Gesundheit und unternehmen zahlreiche Aktivitäten, um die Gesundheit zu erhalten oder/und wiederzuerlangen. Dabei werden ganz unterschiedliche Aktivitäten in unterschiedlicher Intensität durchgeführt. Manche betreiben bis zu sechs verschiedene Sport- und Entspannungsarten. Mehr als ein Drittel der Befragten geht spazieren, wandern oder walken (14 Personen), je ein Drittel nimmt an Gymnastikkursen teil, geht ins Fitnessstudio (elf Personen) oder fährt kontinuierlich mit dem Fahrrad (zehn Personen). Ebenfalls oft genannt werden Schwimmen oder Wassergymnastik, wenige gehen reiten, tanzen oder betreiben Yoga, Chi Gong, Muskelrelaxation nach Jakobsen oder Pilates. Sieben Befragte benennen die Gartenarbeit als eine Aktivität, die ihrer Gesundheit gut tut.

Gefragt nach ihren Entspannungsmöglichkeiten werden das Singen, Musizieren oder Musik hören sowie das Lesen von Büchern oder das Malen genannt.

Nur vier Befragte sprechen in diesem Zusammenhang explizit die Teilnahme an Früherkennungsuntersuchungen als eine Aktivität an, die sie durchführen (lassen), um ihre Gesundheit zu erhalten, drei weitere Befragten nennen eine gesunde Ernährung, viel Tee trinken.

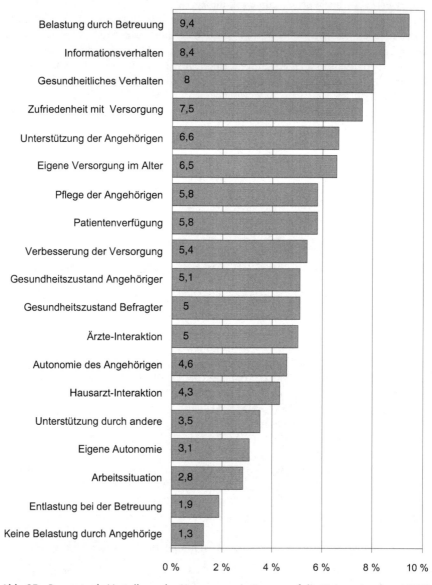

Abb. 25: Prozentuale Verteilung der Nennungen in Bezug auf die Kategorien (n = 1.268)

6.4.4 Angaben zum Gesundheitszustand der Angehörigen der Befragten

Der Gesundheitszustand der hochbetagten Angehörigen wurde nicht diagnosespezifisch erfragt. Entsprechend sind keine dezidierten körperlichen Erkrankungen in den Gesprächen erfasst worden. Dennoch kann davon ausgegangen werden, dass die hochbetagten Angehörigen multimorbide Erkrankungsbilder aufweisen, wie sie in ▸ Kap. 1.2, Kap. 3.2.1 und Kap. 4.7.3 dokumentiert sind.

Angehörige mit Demenzerkrankungen

14 der Befragten haben einen dementen hochbetagten Angehörigen, davon können bei acht Personen die Angehörigen aufgrund der Demenz und ihrer körperlichen Verfassung (z. B. Gehbehinderung, Dauerkatheder) nicht mehr alleine leben und sind im hohen Maße auf Unterstützung, Betreuung und Pflege angewiesen. Deshalb leben vier dieser Angehörigen auch in einem Alten- und Pflegeheim, eine Angehörige im betreuten Wohnen. Drei Angehörige leben mit den Befragten in einem Haus zusammen, dabei leben zwei Angehörige in einer eigenen Wohnung im Haus ihrer Verwandten. Die drei Angehörigen, die in häuslicher Nähe zu ihren Angehörigen leben, haben alle Pflegestufe drei, sie werden von Pflegediensten oder von einer Tagespflegeeinrichtung gepflegt und betreut.

Weitere sechs Befragte haben Angehörige, die eine leichte demenzielle Erkrankung haben. Sie werden bei der Pflege durch professionelle Dienste entlastet (Tagepflegeeinrichtung, Pflegedienste, betreutes Wohnen). Eine Angehörige lebt in einem Altenheim.

Angehörige mit leichter körperlicher Erkrankung

Acht Befragte haben Angehörige, die, so ihre Aussagen, noch »relativ gut beisammen« und »relativ fit« sind. Zwar sind einige Personen der Elterngeneration durch Erkrankungen z. B. an der Hüfte, am Herzen oder durch z. B. Bluthochdruck oder Asthma körperlich eingeschränkt, aber insgesamt benötigen sie keine Pflege, leben selbstständig und sind in ihren kognitiven Fähigkeiten nicht eingeschränkt.

Angehörige mit schweren körperlichen Erkrankungen

Eine weitere Teilgruppe der Befragten (n = 7) hat nicht demenzerkrankte pflegebedürftige Angehörige, wobei der Grad der Pflegebedürftigkeit differiert. Drei von ihnen betreuen Angehörige, die z. B. durch Schlaganfälle halbseitig gelähmt und in hohem Maße pflegebedürftig sind. Diese Angehörigen werden z. B. künstlich ernährt und können nicht mehr sprechen oder müssen gefüttert werden. Alle diese Angehörigen wohnen bei den Befragten im Haus, sie werden von den Befragten und von Pflegediensten betreut und gepflegt.

Vier dieser Befragtengruppe haben Angehörige, die in ihrer Mobilität einge-schränkt sind und Unterstützung bei der körperlichen Pflege benötigen (Pflege-stufe 1). Von diesen Angehörigen nutzen drei professionelle Pflegedienste, eine Angehörige wird einzig durch die Befragte gepflegt. Diese Angehörigen leben alle in ihren eigenen Wohnungen.

Bei 6,2 % der Befragten waren die Angehörigen zum Zeitpunkt des Interviews verstorben.

6.4.5   Art der Unterstützung

Die Befragten sind für hauswirtschaftliche, behördliche, finanzielle und soziale Belange ihrer Angehörigen da. Auch wenn die Angehörigen nicht pflegebedürftig sind, brauchen sie doch für viele Dinge des täglichen Lebens Hilfe und Unterstüt-zung, nicht zuletzt im sozialen Bereich.

Interessant ist die geschlechtsspezifische Übernahme von Unterstützungsleis-tungen. Während die männlichen Befragten mit ihren Angehörigen telefonieren, sie besuchen oder auch den Lebensmitteleinkauf übernehmen, sind die Frauen für alle Aspekte rund um die Versorgung der Angehörigen zuständig. Dazu eine Befragte:

> »Ja, also sie braucht erst mal Hilfe beim Waschen und Anziehen. Und Tablettenstellen mache ich. Dann Mahlzeiten zubereiten. Wohnung reinigen. Was mach ich noch? Ach so und ihre sämtlichen Geldgeschäfte. Und mit der Krankenkasse, sie ist ja auch privat krankenversichert, da müssen dann die Rezepte und Rechnungen eingereicht werden, zur Erstattung. Das mach ich alles. Da hab ich auch alle Vollmachten von ihr. (30:30-488:494) [...]. Wir bringen sie natürlich auch zum Friseur und so. Also das überwache ich auch. Und ansonsten am Wochenende wird sie gebadet. Und da wasch ich ihr die Haare und frisier sie. Also dreh ihr die auf und alles. Das mach ich auch« (30:31-498:502).

Besonders wichtig ist bei allen pflegenden Angehörigen der regelmäßige Kontakt zu den Betreuten auch dann, wenn die Angehörigen noch in einer eigenen Woh-nung leben. »[...] wir rufen jeden Tag an, meine Mutter meldet sich jeden Tag um halb zehn. Dann reden wir miteinander [...]« (34:15-397:412).

In den Familien funktioniert meistens auch die gemeinsame Betreuung über die Generationen hinweg:

> »Ja, dann gibt es Tage, an denen meine Tochter mithilft, dann fahren wir zusammen, weil das für mich alleine nicht mehr zu schaffen ist, dann putzen wir Fenster, wir ma-chen sauber, wir waschen zweimal im Jahr ihre Gardinen, weil sie ja nun noch selbstän-dig lebt in ihrer Wohnung. Und ja, ich koche vor, das auf alle Fälle, weil sie also nicht mehr gern den Herd anstellt, koche ich oder ich koche bei ihr, nehme entweder was mit oder ich koche bei ihr und wir essen gemeinsam oder ich verbringe den ganzen Tag bei ihr, wir frühstücken zusammen, ich wasche anschließend mit ihr ab und lasse sie auch dann immer an allem teilhaben, weil ich meine, dass das auch sehr wichtig ist. Ja, was soll ich noch sagen? Sie ist insofern noch selbstständig, dass sie ihre Betten noch selber machen kann, Gott sei Dank. Ein bisschen Staub putzen und solche Arbeiten und sich selber waschen kann und kämmen kann, aber ansonsten ist schon sehr viel Arbeit steckt schon drin« (5:2-22:24).

Vor allem die Befragten, deren Angehörige an Demenz leiden, pflegebedürftig sind und mit ihnen in einem Haus leben, übernehmen besonders viele Unterstützungsleistungen, ihr Leben wird sehr stark durch die Betreuung ihrer Angehörigen geprägt.

6.4.6 Belastung der Befragten durch die Betreuung ihrer hochbetagten Angehörigen

Knapp die Hälfte der Befragten fühlt sich durch die Betreuung ihrer hochbetagten Angehörigen in ihrem Leben nicht eingeschränkt oder belastet. Dies liegt daran, dass der Betreuungsaufwand bei diesen Befragten eher gering ist (Angehörige leben z. B. in einem Alten- und Pflegeheim, im betreuten Wohnen und noch vollkommen selbstständig).

Die Belastung wird auch dann leichter bewertet, wenn ein sehr gutes zwischenmenschliches Verhältnis zwischen Hochbetagten und Angehörigen besteht.

Viele der Befragten sprechen den Aspekt der eigenen Einstellung zur Pflege an. Diese wird zum einen mit Begriffen wie »Verantwortungsgefühl«, »Aufgabe« oder »Pflicht« charakterisiert, aber auch als eine Aufgabe, die dem eigenen Leben einen Sinn geben und Freude bereiten kann: »Ich finde, man braucht ja auch eine Aufgabe. Mir macht das auch Spaß und Freude und ich bin, ja, ich fühle mich nicht dadurch überfordert, auf keinen Fall« (34:32-735:738).

Bei den anderen Befragten werden Belastungen formuliert, die in den folgenden sieben Bereichen auftreten:

- Betreuungslast durch Bruch oder Aufrechterhaltung der Privat- oder Intimsphäre des Angehörigen
- Betreuung und Pflege hochbetagter Angehöriger kann Schwerstarbeit sein und physisch und psychisch belasten
- Betreuung kann die Wohnsituation verändern
- Die Beziehung und Abhängigkeit – fehlende Abgrenzung
- Betreuung von hochbetagten Angehörigen kann eine durchaus belastende Stand-by-Tätigkeit sein
- Pflege und daraus resultierende Krisensituationen können krank machen

Betreuungslast durch Bruch oder Aufrechterhaltung der Privat- oder Intimsphäre des Angehörigen

Die betreuerischen und pflegerischen Dienstleistungen sind sehr intim und es entstehen Situationen, die offenbar für beide – die Pflegenden und die Gepflegten, unangenehm sind:

> »Gut, es ist manches Mal dadurch, dass meine Schwiegermutter, die würden da ja im Wohnstift waschen, aber dass sie das nicht will, weil sie ja oft den Schlüpfer beschmutzt hat und so, dass ich das unbedingt machen muss, das ist ja auch ein bisschen manches Mal lästig für mich« (2:31-1153:1159).

Angehörige und Gepflegte müssen auch damit umgehen lernen, dass »fremde Leute« in ihren Wohnbereich kommen, diese vielleicht auch einen Schlüssel haben und so das eigene »Territorium« betreten können. Während gesunde Menschen selbst entscheiden können, welche Personen sie in ihre Wohnung lassen, ist diese Situation bei pflege- oder betreuungsbedürftigen Menschen aufgehoben. »Das ist ja auch so ein Problem, dass meine Mutter keine fremden Leute im Haus haben möchte. Es ist alles nicht so einfach« (32:26-587:589).

Betreuung und Pflege hochbetagter Angehöriger kann Schwerstarbeit sein und physisch und psychisch belasten

Obwohl einige Befragte durch Pflegedienste unterstützt werden, ist die körperliche Arbeit bei der Pflege oft »Schwerstarbeit«. Zudem haben die pflegenden Angehörigen keine pflegerische Ausbildung oder wurden nicht qualifiziert angeleitet. Daraus resultieren Schwierigkeiten, z. B. adäquate Hebetechniken anzuwenden, was zu körperlichen Beeinträchtigungen bei den Befragten führen kann. Um die schwierige Situation der pflegenden Angehörigen zu illustrieren, sind im Folgenden einige Fallbeschreibungen aufgeführt:

Fallbeschreibungen

Frau P10 ist 69 Jahre alt, verwitwet und pflegt ihre an Demenz erkrankte 99-jährige Mutter, unterstützt durch einen Pflegedienst. Ihr Sohn wohnt mit seiner Familie ebenfalls in dem Haus. Sie beschreibt die Situation mit ihrer Mutter wie folgt:

> »Weil ich, ja, die meiste Unsicherheit und Angst eigentlich davor hatte, wie pack ich das jetzt an, nicht? Mir war klar, dass ich ja dann auch viel mehr Dinge tun musste, die ich vorher nicht so getan habe, nicht? So in dem Anfangsstadium war es ja auch erst ganz schlimm, dass sie nicht alleine mehr zur Toilette und auch nicht nachher sich selbst wieder sauber machen und so diese Dinge (10:52-1329:1353). [...]. Na ja, es ist schon eine schwere körperliche Beanspruchung. Denn diese Dinge, ich sagte ja eben schon so, Toilettengänge und so und ausziehen, anziehen, das sind schon richtige Akte. Und dass man das hinkriegt, nicht? Und weil sie eben nicht mehr mitmacht, ist eigentlich nur dann noch Gegenarbeit. Also Gegenwehr, [...]. Wenn ich sie mir dann, ihre Arme und meinen Hals lege und sie nehme und ich, dann fährt sie ihre Arme wieder aus. Und bremst das Ganze. [...]. Also ist dann alles noch viel schwerer als wenn sie jetzt das so mitmacht. Ja, also es ist schon eine ziemliche körperliche Belastung. Und nervlich auch.« (10:17-310:324)

Frau P11 ist 61 Jahre alt, verwitwet und ihre 86-jährige Mutter lebt seit acht Wochen bei ihr im Haus. Ihre Mutter kann nicht mehr sprechen und ist halbseitig gelähmt. Die Befragte wird bei der Pflege ihrer Mutter von einem Pflegedienst unterstützt:

> »Also von der Sicht aus gesehen ist schon auch für mich einbezogen ein sehr harter Job, da ich sie ja auch füttern muss. Ich muss also kochen, füttern neben dem Pflegedienst, also auch noch reichlich, reichlich zu tun habe. Und eben nachts, und

das ist ja das Schlimme, manchmal komme ich überhaupt nicht zum Schlafen. Man muss dazu sagen ich bin ja nun auch nicht mehr 20, 30, 40, 50, bin etwas über 60 und wie gesagt, es ist schon manchmal hart. (11:3-122:129) »[...] Na ja aber es ist eben ein knochenharter Job« (11:7-335:342).

Über die Pflege einer bettlägerigen Angehörigen berichtet eine andere Befragte:

»Ich gebe ihr morgens, hänge ich das Essen an den Apparat. ... Künstliche Ernährung. Dann gebe ich ihr ihre Tabletten. Auch mit der Spritze so in dieses, in den Schlauch mit rein, wo das Essen durchläuft, dann bereite ich den Tee für mittags vor. Ja, gucke ich, ob sie richtig bequem liegt, mache Radio an, Fenster auf, Fenster wieder zu. Ja, unterhalte mich ein bisschen mit ihr, mehr oder weniger führe ich Selbstgespräche, aber man sieht an ihren, so wie sie guckt oder manchmal lacht sie dann auch, dass sie das eben alles noch versteht. Ja, dann wird sie gelagert. (3:34-766:782) [...] Auch, ja. Also morgens macht es der Pflegedienst, aber wenn jetzt zum Beispiel der Neffe nicht kommt, dann wird sie mittags von mir wieder anders gelagert, ja oder abends dann eben, ja wenn sie sich übergeben hat, muss man das ganze Bett beziehen oder wenn sie Durchfall hat, was durch die künstliche Ernährung, im Moment hat sie öfter dann mal Gallensteine und das ganz gelb und dadurch hat sie dann eben auch oft Durchfall, na ja, dann wird die Wäsche gemacht, sauber gemacht, unten ihre Wohnung« (3:35-786:798).

Auch dann, wenn Angehörige keine pflegerischen Leistungen erbringen, sind sie durch die Betreuungssituation belastet, vor allem in psychischer Hinsicht. Die Betroffenen klagen über ständige Anspannung und über die eigene psychische Belastung.

»Also es ist einfach der Zeitaufwand, den ich zwar im Moment leisten kann, der mir aber auch, wenn es mir schlecht geht, wenn ich starke Schmerzen habe, sehr schwer fällt und es ist die psychische Belastung. Die also eigentlich am gravierendsten ist, also für mich als auch chronisch Kranke« (22:17-170:179).

Betreuung kann die Wohnsituation der Befragten verändern

Ein entstandener Betreuungs- und/oder Pflegebedarf bei hochbetagten Angehörigen verändert die Wohnsituation, so werden frühere Kinderzimmer zu Pflegezimmer umgeräumt, die Wohnungen pflegegerecht gestaltet und den Bedürfnissen der Kranken angepasst:

»Sagen wir mal so, es ist natürlich eine Umstellung, dass man mit mal nicht mehr alleine im Haus ist. Sondern dass noch zwei andere Personen mit dabei sind, die ja auch ihr Recht fordern. Und man muss natürlich von beiden Seiten sehen, dass man Kompromisse schließt. Was bei meinem Vater schon ein bisschen schwierig wird, weil er manche Dinge halt nicht mehr so versteht« (9:15-238:244).

Auch die Lebensplanung der nachfolgenden Generation wird durch die zu pflegenden Angehörigen plötzlich beeinflusst:

»Die Wohnsituation hat sich insofern verändert, weil wir eigentlich, als meine Mann vor drei Jahren, just als die Mutti so abbaute, eigentlich von diesem kleineren Ort wieder,

133

das Haus verkaufen wollten und uns eine etwas kleinere Wohnung nehmen wollten, in Hannover. Da sind wir ein bisschen aus unserer persönlichen Planung tatsächlich durch die Mama rausgeschleudert worden.« (25:10-132:140).

Die Beziehung und fehlende Abgrenzung

Ein Drittel der Befragten hat Aussagen zur Beziehung zwischen sich und den hochbetagten Angehörigen gemacht, die ein gewisses Konfliktpotential in sich bergen und eher belastende Effekte für die Befragten aufweisen. So ist es für einige Befragte schwieriger, die eigene Mutter zu betreuen und zu pflegen als andere Personen zu pflegen: »Das habe ich eigentlich gelernt. Also ich muss natürlich sagen, es ist für mich viel schlimmer die eigene Mutter zu pflegen, als die Schwiegereltern« (16:43-961:963). Hier kommt es offenbar zu einem Rollentausch, der zu Irritationen in der Interaktion führt:

> »[...] Und die hat immer gesagt, wo es langgeht. Immer. Und jetzt geht das ein bisschen andersrum, nicht? Ich mein, ich bin auch mittlerweile 60. Und weiß wie das Leben laufen muss. Und das hat sie aber jetzt begriffen. Jetzt wo sie merkt, dass sie sehr auf mich angewiesen ist. Denn alleine könnte sie in ihrer Wohnung nicht mehr leben. Wenn sich keiner kümmern würde, ne? Und das weiß sie ganz genau. Und das sagt sie auch oft genug« (14:60-1277:1285).

Zudem ist es für einige Befragte schwierig, ihren Angehörigen das »richtige« Maß an Aufmerksamkeit zu geben oder adäquate Zuwendungen auszuhandeln:

> »Aber ganz schlimm, ja. Ganz zu Anfang war das ganz furchtbar schlimm. Aber mein Mann hat das dann übernommen und hat ihr das klipp und klar erzählt und von ihm hat sie das dann besser angenommen, als wenn das von Mutter zu Tochter kam. Wir haben ihr gesagt, die Hilfe, die sie braucht, die kriegt sie gerne, aber wir haben unser eigenes Leben und sie hat ihr eigenes Leben« (20:19-473:488).

Dabei wird auch deutlich, dass die Abgrenzung für die pflegenden Angehörigen eine kontinuierliche Beschäftigung mit diesem Thema erfordert:

> »Meine Mutter ist natürlich auch ein ganz, ganz schwieriger Typ, die hat uns früh schon als Kind immer unter Druck gesetzt [...], aber ich habe auch gelernt, Grenzen zu setzen, was ganz schwierig ist. Ich glaube überhaupt, dass, ich glaube, das Schwierigste bei der Pflege der Mutter, dass sie sagt, also dass ich sage, komm, bis hier und nicht weiter und das wird jetzt gemacht. Also das kostet total viel Kraft« (16:44-967:980).

Ein weiterer Konfliktherd liegt in der Kommunikation zwischen Angehörigem und Betreuendem, wenn hochbetagte Angehörige aufgrund ihrer psychiatrischen Erkrankung, »unzufrieden sind«, »störrisch« oder »verachtend« sind, »Schimpftiraden durchführen« oder »undankbar« erscheinen.

> »Sie hat mich tüchtig schikaniert, sag ich mal so. [...].Weil sie sehr unzufrieden mit sich war. Ich konnte machen was ich wollte. Es war eigentlich nie genug. [...] Also dann quakte sie mir die Ohren voll« (14:9-156:177).

Die beständigen Auseinandersetzungen zwischen dem hochbetagten Angehörigen und der betreuenden Person können dazu führen, dass die Betreuer die Achtung und den Respekt vor ihren Angehörigen verlieren.

> »Sie machte die Pflege auch sehr schwer. Moralisch sehr schwer. Ich habe immer gesagt, die körperliche Arbeit, da wächst man rein. Aber dieser Umgang und dass sie gegen alles war, was man machte oder so, also das hat mir das unwahrscheinlich schwer gemacht. Und vor allen Dingen, die Gefühle, die gingen dann auch, das fand ich so schlimm, dass ich immer mehr merkte, also dass meine Achtung und ja, was soll ich sagen? Also von Liebe kann ich gar nicht mehr sprechen. Dass das alles, auf Deutsch gesagt, flöten ging. Das machte mir das sehr schwer (21:8-101:112) [...] Sie hat auch sehr oft geschimpft. [...]. Und dass sie dann so sehr über mich geschimpft hatte. Und das hab ich so geschluckt« (21:18-297:320).

Auch wenn die Betroffenen versuchen, die Situation zu analysieren und Verständnis für die Erkrankten aufzubringen, bleibt doch ein Gefühl der Hilfslosigkeit, aber auch des Ärgers zurück:

> »Ich habe das Gefühl, dass die Älteren immer sturer werden und man so schlecht an sie rankommt. Ich weiß auch gar nicht, was ich dagegen tun kann. Dann, ich zieh immer den Kürzeren, ich gehe dann. Aber manchmal ärgere ich mich auch. Denke ich, also eigentlich weiß sie das vielleicht gar nicht, was sie so dagegensetzt. Das kann mir ja keiner abnehmen« (32:36-872:878).

Betreuung von hochbetagten Angehörigen kann eine belastende Stand by Tätigkeit sein

Ein Drittel der Befragten formuliert ausdrücklich, dass die Betreuung und/oder Pflege ihrer Angehörigen ihr eigenes Leben sehr stark beeinflusst. Sie stimmen ihren Tagesablauf, ihre Urlaubsplanungen und Freizeitaktivitäten auf die Bedürfnisse der hochbetagten Angehörigen ab:

> »Ja, dass ich meinen Lebensrhythmus schon manchmal darauf einstellen muss, dass ich nicht das so machen kann, meine Zeit so einteilen, wie ich es gerne möchte, dass ich manchmal, also meine, ja Aktivitäten halt hinten anstelle oder streiche oder verlagere, weil ich eben mich kümmern muss, weil ich die Termine meiner Eltern einplanen muss. Und das ist schon manchmal oder wenn ich vorhabe, irgendwie in Urlaub zu fahren und da findet also irgendwas statt, was meine Eltern betrifft, ja dann streiche ich lieber oder verlege meinen Urlaub, das ist schon oft genug vorgekommen [...], also es stört mich schon manchmal. Aber ich mag es auch nicht unbedingt ändern« (4:13-175:186). Oder eine andere Befragte: »Ich sag mal, wir halten uns so auf, dass wir innerhalb von einem Tag zu Hause sind. Aber da muss man mit leben, das ist also nicht so, dass man sich da beklagen muss« (29:11-181:189).

Hinzu kommt das Gefühl, selbst immer die Verantwortung zu haben und zur Stelle sein zu müssen: »Ja, man muss immer parat sein. Das Telefon hat man immer in der Tasche« (7:10-238:242), aber auch die Angst, dass etwas passieren könne: »Und man hat schon irgendwie Angst, wenn man zwei Stunden weg war, dass dann irgendwas passiert ist, obwohl mein Mann da ist und im Moment auch noch meine Tochter. Aber man hat dann irgendwie immer, man steht eigentlich immer unter Druck, man denkt immer, oh ist was passiert?« (16:24-529:534)

Krisensituationen können krankmachen

Akute Krisensituationen können überfordern und belastend für die eigene Gesundheit sein, wie eine allein lebende 51-jährige Rentnerin berichtet, die ihren 88-jährigen Vater im Krankenhaus betreute:

> »Zum Beispiel beide Male als mein Vater im Krankenhaus war und ich habe mich dann sehr gekümmert auch, also bin ständig da gewesen und auch auf der Intensivstation. Habe mit den Ärzten sehr, sehr viel Kontakt gehabt, was auch sehr wichtig war und im Nachhinein die Ärzte mir bescheinigt haben, dass das wohl auch, ja lebenserhaltend für meinen Vater gewesen ist, dass er sonst wohl nicht mehr am Leben wäre. Aber das hat mich so viel Kraft gekostet in der Zeit habe ich das durch gestanden, aber als er dann zu Hause war, dann war ich erst mal sehr, sehr lange sehr krank. Und das hat mich schon sehr mitgenommen« (4:15-208:221).

6.4.7 Zufriedenheit mit der gesundheitlichen und pflegerischen Versorgung

In der Summe haben 21 Befragte eine hochbetagte Angehörige oder einen hochbetagten Angehörigen, die oder der pflegebedürftig ist (67,8 %,). Die meisten Befragten werden in der Pflege ihrer Angehörigen durch professionelle Dienste unterstützt, entweder durch stationäre Einrichtungen (38 %) oder durch ambulante Pflegedienste (57,2 %), einige engagieren »Vorleser« oder »Unterhalter«, um für die zu Betreuenden soziale Teilhabe zu fördern: »Und dazu muss ich allerdings sagen, dass ich mir zwei, drei Mal in der Woche nachmittags auch jemanden bestelle, der dann bei meiner Mutter sitzt und ihr mal was vorliest. Oder einfach da ist« (10:5-73:76).

Die befragten Angehörigen sind überwiegend zufrieden mit der gesundheitlichen Versorgung ihrer hochbetagten Angehörigen. Zufriedenheit wird formuliert, wenn:

- Zeit für ein Gespräch mit Angehörigen vorhanden ist
- Zeit für die Versorgung gegeben ist
- Behandler wie Ärzte, Krankenpfleger oder Pflegedienste schnell erreichbar sind
- Fragen der Patienten und der Angehörigen beantwortet werden
- Die Behandler freundlich, aufgeschlossen und empathisch sind
- Respekt und Akzeptanz im Umgang mit Patienten und Angehörigen vorherrschen
- Wünsche der Patienten und Angehörigen in der Betreuung und Pflege berücksichtigt werden
- Das Pflegepersonal und die Ärzte mit den Angehörigen und den Pflegepersonen »zusammenarbeiten«

- Kontinuierlich das gleiche Pflegepersonal betreut
- Eine gute Betreuung durch den Hausarzt erfolgt
- Hausärzte rechtzeitig zu Fachärzten überweisen
- Ärzte und Pflegepersonal speziell auf den Umgang mit Demenzerkrankten geschult sind und
- Alten- und Pflegeheime einen guten Service haben

Pflege der Angehörigen und Unterstützung durch professionelle Dienste

Betrachtet man im Folgenden die Einschätzung, insbesondere der ambulanten Pflege, so sind die Befragten mit der professionellen Pflege ihrer Angehörigen überwiegend zufrieden. Neben der pflegerischen Versorgung, wie waschen, anziehen usw. heben sie positiv die sozialen Kontakte ihrer pflegebedürftigen Angehörigen durch die Besuche der ambulanten Pflegedienste hervor, wie folgender Interviewauszug illustriert: »[...] Die Hausärztin hat gesagt, seitdem sie diese Pflege hat, ist sie richtig aufgeblüht, weil nämlich mehrere Personen in ihr Leben jetzt getreten sind« (1:33-521:556).

Zwei Befragte unterstreichen zudem die Unterstützung bei der Betreuung der Angehörigen durch die fachliche Kompetenz der Professionellen und die zugewandte Haltung der professionellen Pflegedienste gegenüber den pflegebedürftigen Hochbetagten, die sich unter anderem in der Mobilisierung der Angehörigen äußert: »Die beobachten natürlich auch den alten Menschen und teilen mir auch schon mal mit zwischendurch, welche Veränderungen sie feststellen, und dann muss ich versuchen, Abhilfe zu schaffen« (5:7-84:86).

Ein anderer Aspekt wird im Bereich der Förderung der Autonomie der zu Pflegenden deutlich.

> »Und dass die [das Pflegepersonal A. d. A.] halt auch diese Schiene fahren, erst einmal selbständig machen lassen und dann aber, wenn halt es nicht passiert, immer drauf aufmerksam machen, jetzt ist das noch dran, jetzt muss das noch passieren. Also, nicht einfach so abarbeiten morgens die große Pflege und dann ist es gut, sondern so Standby und Hilfestellung geben« (22:32-426:453).

Trotz der hohen Zufriedenheit gibt es jedoch auch kritische Stimmen zu den ambulanten Pflegediensten, hier vor allem in den Bereichen Zeit für Pflege: »[...] Die Mutter sagt wohl, es geht ihr ein bisschen schnell. Oder zu schnell. Aber die müssen ihre Zeiten ja auch einhalten. Nicht?« (7:18-480:498), oder in Bezug auf eine hohe Fluktuation der Pflegekräfte: »Anfangs war ich ein bisschen geschockt, weil es ja sehr viel unterschiedliche Pfleger sind. Das heißt, es sind 13, 14 Pfleger und dementsprechend kommt dann auch mal eine Praktikantin mit. Ist ja alles korrekt, sie müssen es ja auch lernen. Nur, es ist natürlich im Haushalt und dann Krankengymnastik, mir rennt ständig jemand im Haushalt rum. [...]. Also es ist schon, sag ich mal ganz ehrlich schon Stress« (11:8-347:378).

Auch wenn sie kritische Punkte ansprechen, so finden die Befragten meistens entschuldigende Worte für die Pflegenden und äußern Verständnis für deren Situation.

Probleme in der gesundheitlichen Versorgung

Trotz der generellen Zufriedenheit machten alle Befragten negative Erfahrungen mit unterschiedlichen Aspekten der Versorgung. Bemängelt werden besonders häufig die fehlende Zeit für Gespräche, lange Wartezeiten in der Arztpraxis und eine eingeschränkte Erreichbarkeit der Ärzte:

>»Aber also ich bin auch der Meinung, dass das mit den Wartezeiten ganz furchtbar ist. Erstmal kriegt man keinen Termin und dann musste meine Mutter als alte Frau da manchmal drei Stunden sitzen im Wartezimmer und da warten. Das finde ich eigentlich unzumutbar« (8:16-378:384).

Kritisiert wird von einer Befragten die fehlende gründliche Untersuchung ihrer Angehörigen:

>»Da wird einem [vom Arzt A. d. A] gesagt, na ja, sie ist ja schon über 80, sterben müssen wir alle mal. Ich denke, das ist kein Argument von einem Arzt [...]. Und da denke ich einfach, das wird einfach nicht mehr gemacht, das sind ältere Menschen. Und das finde ich sehr sehr traurig in unserer Gesellschaft« (26:13-267:284).

Auch die mangelnde oder unzureichende Information wird angesprochen:

>»Da sind wir auch sehr von den Ärzten im Stich gelassen worden. Ich bin von einem Neurologen zum andern mit ihr, weil ich immer dachte, man könnte ihren Zustand verbessern. Auch medikamentös so ein bisschen. Aber es hat keiner direkt gesagt was sie hat. Und obwohl man ein CT gemacht hat. Es ist im Grunde gar nichts bei raus gekommen. Wir sind da gar nicht da informiert worden. Also, da fühlte ich mich behandelt, als wenn man dumm ist. Als wenn es nicht so wäre, dass man das verstehen könnte, was in der Schwiegermutter vor sich geht. Da war es ganz extrem« (30:26-387:403).

Als »erschreckend« wird der respektlose Umgang mit hochbetagten Patienten durch einige Ärzte wahrgenommen:

>»Ich habe die Erfahrung gemacht, wenn meine Eltern oder mein Vater speziell alleine gehen, da passiert so gut wie gar nichts, also da weiß er nicht viel. Wenn ich mitgehe und dementsprechend nachfrage, die Ärzte nehmen mich viel ernster. Und mit einem Mal ist ein ganz anderes Gespräch da und mein Vater sagt schon immer, ach kommst du mit?« (4:21-436:442).

Ältere Patienten werden scheinbar auch nicht mehr als vollwertige Gesprächspartner betrachtet:

>»[...]. Und immer wieder höre ich dieses Thema, dass sie sagen, wir werden nicht so behandelt wie erwachsene Menschen. Sie sind alt. Und das finde ich schon erschreckend (20:20-532:560). »[...]. Ja, sie fühlen sich so, als wenn sie, wie kleine Kinder, hat die eine mal gesagt. Das fand ich ja ganz erschreckend. Ich sage, wie meinst du denn mit ›ganz kleine Kinder‹? Ja, so redet man mit einem Acht- und Neunjährigen auch, wie mit mir. Und die Frau ist über 80« (20:24-706:723).

Besonders bei der Versorgung von Patienten mit Demenzerkrankungen gibt es Probleme, die auf Defizite in der Ausbildung des Personals zurückgeführt werden:

»Ich glaube, es gibt da ein Wissensdefizit. Ich hab den Eindruck, dass weder die Ärzte, die meine Mutter behandeln, noch das Pflegepersonal im Heim, über diese Problematik ausreichend informiert sind« (35:16-680:685).

»Dass Krankenhäuser auf alte Leute, noch dazu auf demente Leute absolut nicht eingestellt sind. Wenn Sie jemanden haben, der nicht alleine in der Lage ist zu essen, weil er das aus geistigen oder motorischen Gründen nicht mehr hinkriegt, dann isst der eben nix. Ne? Das hab ich schon öfter gehört. Und auch selber erlebt. Wenn Sie jemanden haben, der wegläuft, da ist niemand auf der Station, der aufpasst. Dann läuft der weg. Wenn Sie Pech haben. Dann ist der sonst wo. Und das ist grade, ich meine, es gibt ja wohl ein paar Krankenhäuser, die auf alte Leute spezialisiert sind, aber grade so im ländlichen Bereich, die kleinen Häuser, sind das nicht« (9:46-613:629).

In den Pflegeheimen, Sozialstationen und Krankenhäusern herrscht Personalmangel:

»Die sind immer unterbesetzt. Der Schlüssel ist so. Und die müssen da über 20 Leute versorgen. Und man hat immer das Gefühl, man ist lästig« (25:37-923:929). Das führt dazu, dass die Angehörigen gebeten werden, bei der Pflege der Patienten in stationären Einrichtungen mitzuhelfen: »Die Schwestern sind an mich ran getreten, flehend, ob ich bleibe, ob ich sitzen bleibe, sie haben gar keine Zeit zum füttern, sie können sich nicht aufhalten, weil alle Schwerstfälle sind. [...]. Und kein Personal, ich schwöre es Ihnen« (11:29-1046:1049).

Eine Befragte kritisiert das Entlassungsmanagement am Wochenende:

»Die Ärztin auf der Station, wie meine Mutter im Krankenhaus lag, da bin ich hinterher gerannt drei oder vier Mal, ich habe keinen Gesprächstermin gekriegt. [...]. War ein Wochenende, sie sollte die Medikamente weiter nehmen, hat vom Krankenhaus überhaupt keine Medikamente gekriegt, ich habe kein Rezept bekommen. Ich sag, wo soll ich die Medikamente hernehmen, soll ich mir die vom Himmel holen? Und dann bin ich noch zu ihrem Hausarzt gefahren, der hat mir das dann aufgeschrieben, sonst steht man da und kriegt keine Medikamente, also das finde ich schon heftig« (26:15-310:323).

Probleme mit Kostenerstattung und Genehmigung von Heil und Hilfsmitteln

Angesprochen wurden auch die Verfahren der Kostenerstattungen und der Antragstellung bei der Krankenkasse. Einige Befrage sind damit unzufrieden, weil die Verfahren sehr viel Zeit in Anspruch nehmen, viel Schreibarbeit beinhalten und die Befragten vermuten, dass die Krankenkassen eher eine Kostenverweigerungstaktik durchführen als für ihre Mitglieder Unterstützung zu bieten:

»Weil das unwahrscheinlich lange dauert, bis man irgendwas kriegt. [...]. Ich hab am 10. März einen Antrag gestellt wegen Pflegeeinstufung. Der medizinische Dienst ist bis heute noch nicht da gewesen. Ich habe einen Rollator vom Arzt aufgeschrieben bekommen. Mein Vater ist bei der BKK-Hösch. Eine relativ kleine Betriebskrankenkasse. Und dann hatte ich bei der Krankenkasse angerufen. Und dann sagten die mir, ja, Rollator müsste ich dann im Sanitätshaus ein Kostenvoranschlag stellen. Und dann müsste ich das dahin schicken. Und dann würden die das prüfen und genehmigen oder auch nicht. So, und wenn das aber zu teuer wäre, dann würden sie das nicht genehmigen. Dann hätten sie ihren eigenen Lieferanten. Und dann würde der das machen. Und da hab ich mich natürlich als Laie gefragt, wieso brauchen die einen Kostenvoranschlag, wenn die sowieso nur einen festen Betrag geben? Und was drüber ist, eben nicht. Dann sollen sie den Betrag geben und dann ist gut. Aber dann so eine Rangelei von zu machen, mit Kostenvoranschlag. Hin und her. […]. Und das dauert über Wochen bis man dann so ein Teil hat. […]. Also, ich hab manchmal das Gefühl bei der Krankenkasse, das hat Methode. Die Leute kaufen, bevor sie das durchhaben, ihre Sachen lieber selber. […]. Ich weiß nicht, ob sie warten wollen, bis der Patient denn dann letztendlich gestorben ist« (9:38-499:517).

Von negativen Erfahrungen mit dem Medizinischen Dienst der Krankenkassen berichten vier Befragte, insbesondere werden Kundenunfreundlichkeit, unfaire Behandlung und fehlende Fachkompetenz der Ärzte des MDK kritisiert:

»Ja, weil die nicht auf Terminwünsche Rücksicht nehmen. Ich arbeite vormittags und die kommen grundsätzlich nur vormittags, das heißt, ich muss mir Urlaub nehmen, wenn die kommen. Und das finde ich sehr kundenunfreundlich« (9:36-479:482).

»Sie [die Ärztin A. d. A.] hat halt nicht diese Demenz im Hintergrund gesehen. Sie hat die ganz normale Punktewertung da gemacht, die die für ihre Pflege da abarbeiten und diesen Hintergrund der Demenz doch nicht so vorrangig beachtet. Deshalb sind wir nicht in die Einstufung gekommen. Und jetzt habe ich da schon auch mir da ein anderes Hintergrundwissen ermittelt und ich denke, die Situation hat sich so verschlechtert, dass wir das auf jeden Fall kriegen werden« (22:30-387:403).

6.4.8 Verbesserung der Versorgung von hochbetagten Menschen

Mehr als die Hälfte der Befragten hat zahlreiche Vorschläge, wie die Versorgung hochbetagter Menschen verbessert werden könnte.

Intensivierung von Aufklärung und Beratung

- *Aufklärung und Beratung zu Krankheitsbildern, insbesondere zu Demenzerkrankungen:*
  Die Befragten wünschen sich Aufklärung über das »Älterwerden«, ausführliche Informationen über Krankheitsbilder, über Ernährung oder/und über den Verlauf und die Behandlung von Demenzerkrankungen und die damit einhergehenden Versorgungsaufgaben für Angehörige, insbesondere, da sie hoffen, dass sich der Gesundheitszustand des Angehörigen wieder verbessern kann: »Die totale Aufklärung, […], weil ganz viele Angehörige sagen, ach na ja, mein Angehöriger, ja gut, das wird schon wieder, das wird schon wieder. […]. Also ich bin der Meinung, man muss wirklich viel Aufklärung betreiben, was die Krankheit, also was den Fortschritt der Krankheit angelangt, so von wirklich Anfang bis Ende. Ja. Denke ich mal und auch medikamentöse Aufklärung« (15:21-346:367).

- *Mehr Beratung von pflegenden Angehörigen:*
  Einige Befragte regen an, die Beratung der pflegenden Angehörigen zu intensivieren und konkrete Hilfsangebote, z. B. in Beratungszentren, zu offerieren.

Diese Unterstützungen sind insbesondere zu den Zeiten für die Befragten relevant, zu denen Entscheidungen über Betreuungs- und Pflegeaufgaben von hochbetagten (demenzerkrankten) Angehörigen gefällt werden müssen. Die Unterstützungsangebote sollten Informationen über den Umgang mit demenzerkrankten Menschen beinhalten, da vermutlich viele Betroffene wenig Wissen über die kommunikativen Fähigkeiten von Demenzerkrankten und die kognitiven Fähigkeiten im Verlauf von Demenzerkrankungen haben und der Umgang mit demenzerkrankten Angehörigen dadurch erschwert werden kann.

- *Schulung der pflegenden Angehörigen:*
  Eine Befragte pflegt ihren Angehörigen und berichtet über die körperlichen Auswirkungen dieser Tätigkeit. Sie ist der Ansicht, dass eine Schulung von pflegenden Angehörigen in Hebe- und Tragetechniken die körperlichen Belastungen in der Pflege möglicherweise verringern könnte.

- *Zugehende Beratung durch Professionelle bei an Demenz erkrankten Menschen, die von ihren Angehörigen gepflegt werden:*
  Positiv erlebte eine Befragte die zugehende Beratung einer Psychologin und regt an, diese Unterstützung in die Regelversorgung zu übernehmen: »Was ich als sehr positiv auch noch empfunden hatte, ich hatte ja Schwierigkeiten mit der Einstellung von diesem Melporonsaft mit meiner Mutter, dann ist noch eine Psychologin da gewesen, die war zwei Stunden hier und die war sehr einfühlsam und ich fände das so zum Beispiel gut, wenn so eine Frau vielleicht regelmäßig einmal im Monat käme« (16:17-343:348).

Veränderungen in der Versorgung

- *Mehr Pflegepersonal in stationären Einrichtungen und in der ambulanten Versorgung der demenzerkrankten Angehörigen:*
  Der Personalschlüssel der Krankenhäuser und ambulanten Pflegedienste sollte erhöht werden: »Also, was verbessert werden muss, ist die Situation in den Krankenhäusern für alte Menschen. Ich weiß das jetzt nicht nur durch meinen Vater, sondern auch durch die Damen, die ich da betreue. Dass Krankenhäuser auf alte Leute, noch dazu auf demente Leute absolut nicht eingestellt sind. Wenn Sie jemanden haben, der nicht alleine in der Lage ist zu essen, weil er das aus geistigen oder motorischen Gründen nicht mehr hinkriegt, dann isst der eben nix« (9:45-610:617).

- *Individuelle Pflege von hochbetagten Menschen in Pflegeheimen:*
  Zwei Befragte wünschen sich eine auf die Bedürfnisse der Angehörigen angepasste Pflege: »Die alten Leute müssen [...] mit einem individuellen Pflegeplan versorgt werden. Also, meine Mutter morgens um sechs Uhr aus dem Bett zu schmeißen ist eine Katastrophe. Die hat immer geschlafen bis halb zehn. Ich finde, darauf muss man Rücksicht nehmen. [...]. Eine individuelle Pflege. Also, ein Pflegerhythmus, der sich an den Bedürfnissen der Senioren orientiert. Und nicht an dem Rhythmus eines Heimes. Oder einer Krankenhausstruktur« (35:20-820:835).

- *Kontinuität in der Pflege:*
  Mehr personelle Kontinuität in Pflegeheimen ist ebenfalls ein Wunsch der Befragten: »Ja, ich würde mir schon wünschen, dass dann im Grunde genommen von der Pflege her, wenn sie das braucht, wirklich kontinuierlich Hilfe kommt, dass es dann auch immer Personen sind, die sie dann kennt. Und nicht so, wie nebenan, da waren mittlerweile dann zwölf verschiedene Leute da. [...].Weil ich genau weiß, dass sie das sonst ablehnen würde. Und dass es dann sonst an mir hängen würde« (20:26-777:784).

- *Intensive Beschäftigung und kognitive Förderung der demenzerkrankten Angehörigen:*
  Vier Befragte wünschen sich für ihre Angehörigen im Rahmen einer professionellen Betreuung, aber auch in häuslicher Umgebung, Beschäftigungen und eine Förderung der kognitiven Leistungsfähigkeit. (Zugehendes) Gedächtnistraining, Vorlesen und Unterhaltung werden genannt. »Wichtig ist auch für ältere Leute Gymnastik, ganz, ganz wichtig. So wie sie es können, man muss sie da abholen, wo sie sind, wo sie stehen.« (26:40-927:929)

- *Die hausärztliche Versorgung:*
  Weitere Wünsche formulieren die Befragten im Bereich der hausärztlichen Versorgung von hochbetagten Patienten. Die Fachkompetenz der Hausärzte im geriatrischen und gerontopsychiatrischen Bereich sollte verbessert werden, regelmäßige Hausbesuche durch den Hausarzt bei hochbetagten (demenzerkrankten) Patienten durchgeführt werden. Insgesamt wird eine intensivere Beratung und Betreuung der hochbetagten Patienten und deren Angehörigen durch die Hausärzte gewünscht: »Ja, und was ich mir auch wünschen würde, wäre, dass die Ärzte nicht so viel Medikamente verschreiben. Einfach mal ein bisschen mehr zuhören. Das wären meine Wünsche auch fürs Alter, denn ich stehe auf dem Standpunkt, dass man durch Essen, durch Zuhören und ja Bewegung wirklich viele Probleme aus der Welt schaffen kann. Und dass es vielen Menschen, das ist meine Einstellung, dadurch besser gehen würde« (26:23-505:524).

- *Die Unterstützung durch die Krankenkassen:*
  Von den Krankenkassen wünschen sich einige der Befragten die Empfehlung von Ärzten, die Übernahme von Transportkosten bei Fahrten zum Arzt oder Krankenhaus, die Übernahme der Kosten für Medikamente und eine Vereinfachung der Antragstellungen bei Versorgungsleistungen für hochbetagte Versicherte.

6.4.9 Autonomievorstellungen der Befragten

Im Interview wurden die Interviewpartner dazu befragt, wer im Falle einer Erkrankung darüber entscheidet, welche Behandlungsoptionen durchgeführt werden. Diese Frage bezog sich zunächst einmal auf die Interviewten selbst, dann aber auch auf ihre hochbetagten Angehörigen. Für sich selbst erklärten alle Befragten eindeutig, dass sie aktiv darüber entscheiden wollen, welche Behandlungen im

Erkrankungsfall bei ihnen durchgeführt werden sollen, wobei sie ihren Ehe/Lebenspartner mit einbeziehen wollen und in der Regel gemeinsam mit ihrem Arzt entscheiden möchten, dabei wollen sie durchaus Zweitmeinungen hören:

»Ja also, ich hole mir von den Ärzten die Meinungen ein. Meist nie von einem Arzt, sondern von mehreren und ich überlege mir haargenau, welchen Facharzt ich mir aussuche, weil ich habe schon schlechte Erfahrungen gemacht« (4:31-703:712).

Wichtig ist den Befragten, dass die Gespräche mit Ärzten auf »gleicher Augenhöhe« stattfinden:

»Ja, ich denke, es funktioniert alles nur mit einer guten Zusammenarbeit. Und eine gute Zusammenarbeit funktioniert immer dann, wenn man so quasi auf Augenhöhe ist. Klar ist der eine krank, der andere ist Arzt. Der weiß das. Aber es hat auch was mit Respekt voreinander zu tun. Der Respekt des Arztes vorm Patienten und der Respekt des Patienten vorm Wissen und auch vor der Aufgabe des Arztes. Die ja auch nicht leichter geworden ist, im Laufe der Zeit, ne? Ja, nee, das wäre eigentlich das« (24:41-1399:1407).

Wenn es um den Umgang mit ihren Angehörigen geht, versuchen die Befragten soweit es geht die zu Pflegenden in alle Entscheidungen über ihre gesundheitliche Versorgung einzubeziehen:

»Das haben wir mit ihr, also wir versuchen auch, dass sie ganz selbständig, also so viel wie möglich alles selbst entscheidet. Ich will ihr eigentlich nur eine Hilfe sein. Und einmal nur so, ich mache auch alle Sachen ebenso, dass sie es vorher abgesegnet hat« (1:40-660:665).

Dennoch setzen sie hin und wieder auch Formen der Beeinflussung ein:

»Also, im Moment vorwiegend noch meine Mutter. Ich bespreche das mit ihr. Kann sie aber etwas beeinflussen. Also mit vernünftigen Argumenten kann man ihr schon kommen. [...]. Dann hat sie eingewilligt. [...]. Und aber solange sie das geistig kann, denk ich, muss sie das auch selbst entscheiden. Und selbst tragen« (30:27-432:448).

Dass die Gratwanderung zwischen Autonomie und benevolenter Bevormundung durchaus schwierig ist, zeigt das folgende Beispiel:

»Mutti ist eine extrem schwer zu knackende Nuss. [...]. Dass bei dieser Pflegeresistenz, das ist einfach, sie kommen nicht ran. Sie dürfen sie nicht zwingen. Es dürfen nicht zwei Leute sie festhalten und der Dritte wäscht sie. Es geht nicht. [...] da hat sie (die Angehörige A. d. A.) gesagt, nehmen Sie mir nicht noch den Rest meiner Würde. Was soll man denn da machen? Das ist einfach Wahnsinn« (25:39-975:995).

Mehrere Befragte haben die Erfahrung gemacht, dass ihre Angehörigen im Laufe der Betreuungszeit mehr und mehr die Entscheidungen über die Gesundheitsversorgung an sie abgeben:

»Also, ohne unsere Unterstützung macht sie eigentlich gar nichts mehr. Sie sagt dann immer, ja ich weiß es auch nicht, was denkt ihr und das regelt ihr mal, wie ihr es für richtig haltet« (22:42-651:657).

143

Hier ist es den pflegenden Angehörigen besonders wichtig, nicht allein zu entscheiden, sondern sich Unterstützung in ihrer Familie zu holen:

> »Also, meine Schwester und ich, wir beraten uns und wir lassen eigentlich aber meine Mutter entscheiden. Weil, wir sagen immer, sie muss das entscheiden, ob sie zum Beispiel noch eine Bluttransfusion haben soll oder Infusionen haben soll oder nicht« (16:39-854:862).

6.4.10 Vorsorgeregelungen

Nur die Hälfte der Befragten berichtet, dass ihr Angehöriger die rechtliche Altersvorsorge geregelt hat. Entweder haben diese Patientenverfügungen verfasst und Vorsorgevollmachten ausgestellt (elf Angehörige) oder Vorsorgevollmachten (fünf Angehörige) bzw. Bankvollmachten (drei Angehörige) ausgestellt. Die Gründe, die für das nicht Vorhandensein genannt werden, sind:

- Die Verweigerung der Auseinandersetzung mit dem Tod und Sterben: »[...]. Das ist, wenn man so nach dem Motto, wenn ich das schreibe, muss ich sterben. So ist das irgendwo so eine Prägung dabei (24:35-1011:1022).
- Das Aufschieben einer eigentlich geplanten Entscheidung: »Wie gesagt, es ist mal so ein Problem, man schiebt und schiebt und schiebt, genau diese Gesundheitsvorsorge und die Vorsorge, die das ganze Leben dann später mal betrifft, wenn man es nicht mehr selber regeln kann, sollte man wirklich bei Zeiten in Angriff nehmen, aber ich habe es bisher noch nicht geschafft, nein« (15:29-536:544).
- der Wunsch nicht »abgeschaltet« zu werden: »Dann werde ich wahrscheinlich sowieso behandelt, soweit das noch geht. Ich möchte also nicht abgeschaltet werden. Darum habe ich keine Patientenverfügung gemacht« (8:29-759:769).

Die fehlenden Dokumente bringen für die Angehörigen einige Probleme mit sich und einige formulieren auch ihre Angst, Entscheidungen treffen zu müssen, zu denen sie sich nicht in der Lage sehen:

> »Patientenverfügung hat er nicht ausgefüllt. [...]. Das hat er nicht gemacht. Also, ich weiß nicht, warum nicht. Wahrscheinlich weil er sich da noch überhaupt keine Gedanken drüber gemacht hat. Die meisten Leute verdrängen das ja auch gerne. Weil sie selber gar nicht so gerne entscheiden wollen, was denn dann passieren sollte. [...]. Dass er die Patientenverfügung nicht ausgefüllt hat, das find' ich nicht so gut. Denn dann ist es letztendlich so, wenn er nicht mehr kann, dass wir dann entscheiden müssen, über die Dinge, die wir vielleicht gar nicht gerne entscheiden wollen« (9:54-780:800).

Auch wenn Angehörige sehr klar geäußert haben, dass sie selbst nicht mehr leben möchten, treten Entscheidungskonflikte auf:

> »Sie kam ins Krankenhaus und es war einfach so, dass die Ärzte gesagt haben, sie kommt nicht mehr durch. Da hatte sie vorher zu mir gesagt, ›ich habe keine Lust mehr zum Le-

ben‹. Was soll ich noch? Dann hatte dieser Arzt gesagt: ›Was soll ich machen?‹ ›Ja‹, sagte ich, ›ich kann ja jetzt auch nicht über Leben und Tod entscheiden. Es ist schwer, wenn Sie davor stehen‹. Er sagte: ›Gut, wie ist das mit reanimieren?‹ Und da habe ich dann gesagt: ›Ja, ich kann es nicht entscheiden‹, oder ich wollte es auch nicht entscheiden. Es ist schwer über Leben und Tod zu entscheiden. Er sagte: ›Gut, ich mach das.‹ [...]. Auch wenn diese Patientenverfügung da ist, es ist, ich weiß es nicht, ich kann es nicht sagen« (26:35-781:795).

Viele Befragte wissen nicht genau, welche Vorschriften die Vorsorgevollmachten und Patientenverfügungen beinhalten und wie diese geschrieben bzw. beantragt werden müssen, um als Rechtsgrundlage akzeptiert zu werden. Hier besteht Aufklärungsbedarf, nicht zuletzt, da einige Befragte sich in einem Suchprozess befinden:

»Ja, aber man hat, ich hatte das (letztens) im Fernsehen gehört, dass es Sinn macht, wenn man handschriftlich selber was aufschreibt, wie man sich das vorstellt. Dass diese Vordrucke von den Ärzten oft gar nicht beachtet werden. Ja, das wär sicherlich noch mal vonnöten für uns. Und zwar in nicht allzu ferner Zeit« (14:48-941:946).

6.4.11 Informationsverhalten der Befragten

Die Informationsquellen der Befragten sind vielfältig und gehen von Fernsehsendungen (16 Befragte) wie Visite, Gesundheitsmagazin Praxis, Zeitschriften, wie Apotheken Umschau und Krankenkassenzeitschriften (15 Befragte) über Fachbücher und Fachzeitschriften (7 Befragte), Informationen aus dem Internet (14 Befragte), Vorträge (elf Befragte) und den Besuch von Selbsthilfegruppen (drei Befragte), Mehrfachnennungen waren möglich.

Bei der Analyse der Interviewpassagen zeichnet sich ab, dass es drei typische Verhaltensweisen beim Umgang mit Gesundheits- und/oder Krankheitsinformationen gibt:

A) Befragte informieren sich gezielt über Erkrankungen, wenn sie persönlich oder einer ihrer Angehörigen betroffen sind (n = 11).
B) Menschen sind insgesamt an Gesundheit und Krankheit interessiert und nutzen vielfältige Möglichkeiten sich weiterzubilden, in dem sie Fachliteratur lesen, zu Vorträgen gehen und sich Fernsehsendungen wie Visite, Spiegel TV, NZZ gezielt anschauen. Bei dieser Gruppe ist ein hohes Bildungsinteresse festzustellen (n = 8).
C) Menschen informieren sich nicht gezielt, sondern nehmen eher willkürlich und/oder zufällig Informationen auf, wenn sie z. B. die Apotheken Umschau lesen oder fernsehen (n = 12).

Hinter diesen Verhaltensweisen stehen unterschiedliche Strategien, um mit Gesundheit und Krankheit umzugehen. Befragte der Gruppe A setzen sich mit ihren jeweiligen Erkrankungen auseinander und suchen gezielt nach Informationen, um diese zu bewältigen. Bei Gruppe B steht das Bildungsinteresse im Vordergrund, viele Informationsquellen werden über einen längeren Zeitraum genutzt, aber oft hängt das Interesse auch, wie in Gruppe A, mit Fragen, die die eigene Gesundheit bzw. Erkrankung oder die Erkrankungen von Angehörigen betreffen, zusammen.

Interessant sind die Motive von drei Befragten aus Gruppe C, die formulieren, dass sie ihre Krankheit eher verdrängen, um mehr Lebensqualität für sich zu spüren oder weil sie davon ausgehen, dass die Beschäftigung mit Krankheitsinformationen dazu führt, dass man diese Krankheit beschwört, wie folgende Interviewauszüge illustrieren:

»Aber ich muss auch sagen, ich gucke mir so was nicht an oder lese das auch möglichst nicht in der Zeitung, weil ich so ein bisschen dann auch so eine hypochondrische Einstellung, also ich denke dann immer gleich, oh Gott, haste jetzt irgendwelche Symptome, dass du das auch haben könntest. [...]. Nee, also so lange ich das nicht habe, informiere ich mich ehrlich gesagt lieber wenig. Also in der Zeitung lese ich das dann auch trotzdem oft, aber z. B. Gesundheitssendung im Fernsehen schalte ich nicht ein. Wenn mir so ein Artikel in der Zeitung über den Weg läuft, dann lese ich den halt auch. Oder höre auf zu lesen, wenn mich das dann zu stark belastet« (8:32-806:811).

»Aber ich gucke mir jetzt auch, also ich guck mir lieber was über Gesundheit an, als über Krankheiten. So rum ist es besser. (24:37-1115:1123). [...]. Weil alles, was man anspricht, wird verstärkt. Und wenn ich mich jetzt immer mit Krankheiten beschäftige, irgendwo, das ist irgendwo ein Stück müßig. Aber wenn ich mich mit der Gesundheit beschäftige, das geht in die richtige Richtung« (24:38-1123:1127).

6.4.12 Vorstellungen über eigene Versorgung im Alter

Die meisten Befragten haben zum Zeitpunkt des Interviews noch keine konkreten Vorstellungen über ihre Versorgung im Alter, wenn überhaupt, machen sie Aussagen zum Wohnen im Alter.

Ein Drittel der Befragten möchte, so lange wie es der Gesundheitszustand zulässt, eigenständig in der eigenen Wohnung leben, gegebenenfalls mit Unterstützung durch professionelle Dienste. Zudem hoffen viele von ihnen, dass sie im hohen Alter von ihren Kindern betreut und unterstützt werden.

Gegen eine gesundheitliche Versorgung im Alter durch Familienangehörige sprechen sich jedoch vier Befragte aus, meist aus persönlichen Erfahrungen, da sie ihren Kindern die Betreuungslast nicht auferlegen wollen oder weil sie davon ausgehen, dass ihre Kinder nicht in der Nähe wohnen werden: »Nein, wir werden, wenn wir das selber noch beeinflussen können, unsere Kinder auf keine Fall mit der Pflege belasten wollen. [...]« (21:25-431:440).

Fünf Befragte stellen sich vor, dass sie, unter der Voraussetzung nicht mehr eigenständig leben zu können, in ein Alten- und Pflegeheim gehen werden. Dabei ist ihnen sehr wichtig, dass ihre Privatsphäre gewahrt bleibt, das heißt unter anderem, ein Ein-Bett-Zimmer zu bewohnen mit der Möglichkeit, das Zimmer mit eigenen Möbelstücken einzurichten.

Gegen ein Leben in einem Alten- und Pflegeheim spricht sich vehement die Hälfte der Befragten aus. Adjektive wie »grausam, grauenvoll, furchtbar, satt, sauber, still, fürchterlich« begleiten die ablehnenden Ausführungen zu Alten- und

Pflegeheimen. Meist sind es die Vorstellungen als »Nummer« anonym in einem Alten- und Pflegeheim zu leben und die mangelnde Privatsphäre, die mangelhafte Betreuung sowie der geringe Personalschlüssel, die die Befragten in Alten- und Pflegeheimen vermuten, die zu dieser strikten Ablehnung von Alten- und Pflegeheimen führen.

Viele Befragte sprechen sich für betreute Wohnkonzepte aus (45,2 %). Sieben Personen können sich vorstellen, in betreute Wohnungen zu ziehen, fünf Befragte favorisieren Alten-Wohngemeinschaften mit mehreren abgeschlossenen Wohneinheiten, andere stellen sich vor, dass sie im Alter in Mehrgenerationshäuser leben könnten. Relevant bei diesen Konzepten ist den Befragten, den sozialen Kontakt zu anderen Menschen zu erhalten, bei Bedarf Unterstützung und Betreuung zu bekommen und gleichzeitig die Eigenständigkeit in den »eigenen vier Wänden« zu bewahren:

> »Ich könnte mir vorstellen, dass es so Wohngemeinschaften, betreute Wohngemeinschaften für Senioren geben sollte. Das wäre in meinen Augen die optimale Lösung. Dass mehrere Senioren vielleicht zusammenleben würden und eventuell in der Kombination mit jungen Familien in einer Seniorenanlage, wo die Frauen vielleicht auch kleine Kinder haben oder die Eltern, die Frauen vielleicht noch nicht so berufstätig sein können, so dass man die Kinder vielleicht noch von den Älteren teilweise betreuen lassen kann und die Frauen sich dann auch um die Älteren mitkümmern können, so dass wäre eine geniale Lösung finde ich« (4:26-540:557).

Weitere Angaben zur Vorstellung im Alter sind auf die medizinische Versorgung bezogen. Vielen Befragten ist es wichtig, im hohen Alter einen »guten Hausarzt« zu haben, der

> »wirklich weiß mit den Krankheiten umzugehen und einen auch weitervermittelt an andere Ärzte, Fachärzte. [...]. Ein wirklich guter Hausarzt, der einen kennt, der mitspielt, der sagt, Mensch, jetzt taucht das und das Problem auf, jetzt musst du mal zum Facharzt. Und nicht selber nur an einem rumdoktert« (15:23-389:396).

Eine andere Befragte hofft, auch weiterhin eine freie Arztwahl zu haben, eine weitere Interviewte wünscht sich im hohen Alter einen »guten Pflegedienst«. Wichtig ist den Befragten auch, im Alter »ernst genommen« zu werden, ebenfalls wichtig der Aspekt, dass die Finanzierung einer umfassenden Versorgung auch im Alter gewährleistet ist.

7 Zusammenfassendes Fazit

7.1 Die Sicht der Hochbetagten

Versorgungsprozesse

Die Zusammenarbeit zwischen Haus- und Fachärzten, der Fachärzte unterein-
ander, zwischen Ärzten und Pflegekräften sowie zwischen ambulant tätigen Ärzten und den Krankenhäusern spielt eine herausragende Rolle bei der Versorgung
hochaltriger Menschen. Entsprechend war dies ein Themenschwerpunkt unserer
Befragungen. Es zeigt sich allerdings, dass zu diesen Themen nur sehr wenige
Hochaltrige Meinungen und Einschätzungen abgeben konnten oder wollten.
Wünsche lassen sich nur implizit aus den Erzählungen ableiten.

Fazit: Für die Hochaltrigen sind Einzelheiten der Abläufe und Strukturen in
der Gesundheitsversorgung wenig transparent. Die Zusammenhänge sind wenig
bekannt, das Bedürfnis, mehr darüber zu erfahren, ist kaum vorhanden. Dies
spricht für das große Vertrauen, dass die alten Menschen in die handelnden Personen haben, woraus sich eine besonders hohe Verantwortung für die Professionellen ergibt.

Hausärztliche Versorgung

Nahezu alle Befragten haben einen Hausarzt, fast ein Fünftel sucht außer der
Hausarztpraxis keine weiteren Ärzte (Fachärzte) auf. Bei drei Viertel der Befragten führt der Hausarzt regelmäßig nach einem festen Rhythmus oder bei Bedarf
Hausbesuche durch. Die Ergebnisse unterstreichen die herausragende Rolle der
hausärztlichen Versorgung alter und hochaltriger Menschen. Die Zufriedenheit
mit dem Hausarzt ist insgesamt sehr hoch, obwohl sich ein Drittel der Befragten
nicht ausreichend informiert fühlt und rund 40 % der Hochaltrigen den Eindruck haben, nicht gründlich genug untersucht zu werden.

Fazit: Die Sicherstellung einer flächendeckenden, wohnortnahen hausärztlichen Versorgung ist eine zentrale Aufgabe. Die oftmals über einen langen Zeitraum gewachsenen persönlichen Kontakte zwischen älteren Menschen und ihren
Hausärzten führen zu vertrauensvollen Beziehungen, so dass Unzufriedenheit in
einzelnen Teilaspekten für die Zufriedenheit insgesamt kaum ins Gewicht fällt.

Allerdings ist hier auch zu diskutieren, inwieweit Zufriedenheitsangaben vor dem Hintergrund bereits reduzierter Erwartungen formuliert werden. Zur Optimierung der Arzt-Patienten-Kommunikation sind ausreichend zeitliche Ressourcen im Praxisalltag erforderlich. Die gesprächs- und zeitintensive Betreuung hochaltriger Patienten benötigt einen höheren Stellenwert in den Arbeitsabläufen und Vergütungsstrukturen.

Autonomie

Die Hochaltrigen in dieser Studie formulieren mehrheitlich den Wunsch nach partnerschaftlicher Entscheidungsfindung zwischen Patienten und Ärzten, wobei sie großen Wert auf die Einbindung ihrer Angehörigen legen, insbesondere bei der »Übersetzung« von Informationen in beide Richtungen (von Ärzten und anderen Professionellen zu den Hochbetagten und zurück). Hochaltrige mit einem niedrigen Bildungsgrad wollen im Vergleich zu Hochaltrigen mit hohem Bildungsgrad signifikant häufiger ihre Angehörigen in die Entscheidungsfindung einbinden (52,8 % vs. 27,3 %).

Fazit: Ärzte und andere Gesundheitsprofessionen müssen sich darauf einstellen, dass ältere Menschen zunehmend Wert auf partnerschaftliche Entscheidungsfindung legen. Dies erfordert auf individueller Ebene besondere Kompetenzen der Gesprächsführung. Für die Systemebene ergibt sich die Konsequenz, dass gesprächsorientierte – und damit zeitintensive – Medizin, Pflege und Betreuung stärker berücksichtigt werden sollten, beispielsweise in den Vergütungssystemen und Organisationsstrukturen. Eine Kernbotschaft ist, dass Menschen auch in hohem Alter ihre Gesundheitsversorgung im Rahmen ihrer Möglichkeiten aktiv mitgestalten wollen.

Häusliche Situation und Gestaltung der Wohnumgebung unter Berücksichtigung der gesundheitlichen Situation der Hochaltrigen

Die meisten der befragten hochaltrigen Männer leben mit ihrer Ehe- oder Lebenspartnerin zusammen, während die hochaltrigen Frauen alleine leben. Die größte Gruppe der Hochaltrigen lebt in einer Mietwohnung (43 % vor und 33 % nach der Rehabilitation), ein kleiner Teil wird im Pflegeheim versorgt (6 % bzw. 7,8 %). Nach der Rehabilitation leben deutlich mehr Menschen in betreuten Wohneinheiten als vorher (11,8 % vs. 4,6 %).

Im Vergleich zur Situation vor dem Klinikaufenthalt befinden sich die Befragten nach der Rehabilitation in etwas besserem Gesundheitszustand (59 % vs. 50 % sehr oder ziemlich gut). Erheblich mehr Befragte haben eine Einstufung in die gesetzliche Pflegeversicherung (49 % vs. 29 %), ebenso werden professionelle Pflegedienste (40 % vs. 23,5 %) und Haushaltshilfen (78 % vs. 66 %) nach der Rehabilitation häufiger in Anspruch genommen. Was strukturelle und technische Hilfen in der Wohnung betrifft, so sind nach der Rehabilitation mehr Unterstützungen vorhanden (z. B. Haltevorrichtungen bei Badewanne, Dusche, Toilette oder ein Notfalltelefon). Allerdings besitzt knapp die Hälfte auch nach der Rehabilitation keine entsprechenden Haltegriffe. Die größte Veränderung vollzog sich bei der Anschaffung eines Notfalltelefons, das nachher 54 % aller Befragten haben (gegenüber 38 % vor der Rehabilitation).

Fazit: Das Krankheitsereignis, das zum Rehabilitationsaufenthalt geführt hat, die gesundheitlichen Folgen sowie die Informationen und Maßnahmen in den Kliniken führen dazu, dass sich die häusliche Situation der Hochaltrigen in unterschiedlichen Dimensionen verändert. Dennoch haben viele Betroffene auch nachher noch keine Hilfen, die auf ein altengerechtes Wohnen hindeuten. Möglicherweise liegt (noch) kein entsprechender Bedarf vor – es ist allerdings auch möglich, dass der Bedarf nicht adäquat erkannt wird, nicht vorausschauend genug geplant wird oder dass Barrieren auf Seiten der alten Menschen Veränderungen entgegenstehen. Solche Barrieren könnten beispielsweise finanzieller Natur sein, aber auch Angst vor Veränderungen und Festhalten an Gewohntem können eine Rolle spielen. Es ist wichtig, die Hochaltrigen und ihr soziales Umfeld über Möglichkeiten zur Veränderung der Wohnsituation zu informieren (z. B. über finanzielle Hilfen) und sie bei den Veränderungsprozessen zu unterstützen.

Informelle Unterstützung hochaltriger Menschen

73 % der Befragten erhielten vor ihrem Klinikaufenthalt regelmäßig Unterstützung bei der Bewältigung des Alltags durch Angehörige, vor allem bei Tätigkeiten im Haushalt, beim Schriftverkehr und beim Einkaufen. Große Bedeutung haben auch nachbarschaftliche Hilfen, die jeder Zweite der von uns befragten Hochaltrigen zusätzlich zu familiären Hilfen erhält. Allerdings erfährt gut ein Viertel keine Unterstützung durch Angehörige und/oder Nachbarn.

Fazit: Viele Menschen im hohen Alter verfügen über familiäre und/oder nachbarschaftliche Netzwerke, auf die sie sich im Alltag stützen können. Aufgrund der soziodemografischen Entwicklung mit weiter abnehmenden Anteilen jüngerer Menschen an der Gesamtbevölkerung, erodierenden familiären Strukturen und hohen Anforderungen an berufliche Mobilität und Flexibilität der nachfolgenden Generation wird es zunehmend schwierig werden, diese informellen Ressourcen aufrechtzuerhalten. Gesetzliche Rahmenbedingungen, wie z. B. die Freistellung von der Arbeit für die Pflege Angehöriger, gehen in die richtige Richtung, allerdings ist fraglich, wie sehr davon Gebrauch gemacht wird. Barrieren auf gesellschaftlicher, betrieblicher und individueller Ebene sind zu überwinden, wozu u. a. ein positives Altersbild und Wertschätzung älterer Menschen beitragen können. Betreuende, pflegende Angehörige und Nachbarn benötigen professionelle Unterstützung, z. B. fachliche Anleitung und psychosoziale Entlastung. Das informelle Unterstützungssystem kann professionelle Gesundheits- und Pflegeleistungen sinnvoll ergänzen, aber nicht ersetzen.

Aktivität, Mobilität und ambulante Hilfen

Die Mobilität der Befragten, ausgedrückt durch Spazierengehen oder Besuch von Veranstaltungen, ist nach der Rehabilitation eingeschränkter als zuvor, was sich mit den verbliebenen Folgen der Grunderkrankung erklärt. Demgegenüber werden Aktivitäten von zu Hause aus (Telefonieren, Fernsehen, Lesen) unverändert wahrgenommen.

Fazit: Es besteht ein hoher Bedarf an ambulanten Unterstützungsangeboten für Hochaltrige, sowohl im medizinischen und pflegerischen Bereich als auch im Dienstleistungssektor. Insbesondere sind Angebote erforderlich, die in der Wohnung der Hochaltrigen erfolgen. Dazu zählen ärztliche Hausbesuche sowie nach Möglichkeit fachärztliche Besuche bei Bedarf (z. B. Augenarzt, Hals-Nasen-Ohren-Arzt, Zahnarzt). Da die hausärztliche Versorgung zumindest in struktur-schwachen Gebieten gefährdet ist und eine häusliche fachärztliche Versorgung regelhaft kaum stattfindet, bestehen hier erhebliche Herausforderungen für eine patientengerechte Gesundheitsversorgung der Zukunft. Der zu beobachtende Trend zur Zentrierung von Versorgungsangeboten steht dem Wunsch der Betroffenen nach wohnortnaher Versorgung entgegen.

Für den Dienstleistungssektor ergeben sich weitreichende Perspektiven, z. B. bei Bringdiensten für Nahrungsmittel, aber auch anderen Serviceangeboten (häusliche Fußpflege, Friseur u. a.). Es ist zu erwarten, dass entsprechende Angebote im Rahmen des freien Markts geregelt werden – dabei ist allerdings zu beachten, dass auch sozial und finanziell schlechter gestellte alte Menschen von diesen Möglichkeiten nicht ausgeschlossen werden.

Gesundheitsverhalten

Die meisten Hochaltrigen in unserer Stichprobe folgen den Empfehlungen zum präventiven Verhalten z. B. in Bezug auf jährliche Grippeschutzimpfungen und tägliche Trinkmengen. Nur sehr wenige Personen rauchen, auch Alkohol wird nur von der Minderheit regelmäßig konsumiert. 94 % nehmen täglich drei Hauptmahlzeiten zu sich, ebenso verzehrt die große Mehrheit regelmäßig Obst und Gemüse; allerdings nicht in dem empfohlenen Umfang (»five a day«). Annähernd ein Fünftel hat Probleme beim Kauen.

Fazit: Viele Hochaltrige leben gesundheitsbewusst und sind offen für entsprechende Themen. Daraus ergeben sich große Potentiale für Gesundheitsförderung und Prävention. Diese sollten zielgruppenspezifisch orientiert sein, d. h. in Form und Inhalt die Belange hochaltriger Menschen berücksichtigen. Da die Hausärzte die wichtigsten Ansprechpartner im professionellen Gesundheitssystem für die meisten alten Menschen sind, bietet es sich an, Maßnahmen zur Gesunderhaltung und Prävention an die hausärztliche Versorgung anzukoppeln. Dies bedeutet allerdings nicht zwangsläufig, dass die entsprechenden Informationen und Maßnahmen ärztlich vermittelt werden müssen. Vielmehr sollten – nicht zuletzt vor dem Hintergrund sich abzeichnender hausärztlicher Versorgungslücken – andere Berufsgruppen (z. B. Gesundheitspädagogen, Sozialarbeiter) in hausärztliche Settings integriert werden.

Generell werden zur Prävention im Alter von vielen Geriatern und Experten in der Altersforschung zusätzlich zu der bestehenden Krebsvorsorge und Basisdaten sowie Impfstatuserhebung auch orientierende Untersuchungen des Seh- und Hörvermögens empfohlen. Darüber hinaus werden Beratungsangebote hinsichtlich Ernährung, körperlicher Aktivität, Unfallverhütung und Raucherentwöhnung vorgeschlagen. Einen weiteren Ansatz bietet das STEP-Assessment (Standardisiertes evidenzbasiertes präventives Assessment bei älteren Menschen).

Essen hat einen hohen Stellenwert für die meisten Hochaltrigen. Dazu trägt maßgeblich bei, dass regelmäßige Mahlzeiten dem Tagesablauf eine feste Struktur geben, die den Ältesten sehr wichtig ist. Bedenklich ist, dass ein Fünftel der Befragten Probleme beim Kauen hat. Hier bestehen relevante Verbesserungspotentiale, z. B. in Hinblick auf die zahnprothetische Versorgung und die Intensivierung zahnärztlicher Kontrollen.

Informationsverhalten

Ältere Menschen nutzen vielfältige Medien zur Informationsbeschaffung, besonders intensiv niedrigschwellige Angebote (z. B. Zeitschriften, wie Apotheken Umschau, Fernsehen). Demgegenüber wird von komplexeren Möglichkeiten, wie dem Einholen einer ärztlichen Zweitmeinung oder der Einsicht in Krankenunterlagen, nur selten Gebrauch gemacht. So weiß nur jeder vierte Hochaltrige, dass eine ärztliche Behandlung nur durchgeführt werden darf, wenn der Patient einwilligt; insbesondere den Ältesten der Alten und Personen mit niedrigem Bildungsgrad ist dies nicht bekannt, wobei diese Gruppen auch wenig Interesse an entsprechenden Informationen zeigen.

Fazit: Viele der Ältesten sind interessiert an Informationen zum Themenkomplex Gesundheit und Krankheit. Dies ist eine wichtige Voraussetzung für eine partnerschaftliche Entscheidungsfindung und für die Wahrnehmung einer autonomen Patientenrolle. Es ist von großer Bedeutung, die Informationen zielgruppengerecht zur Verfügung zu stellen (z. B. einfach erreichbar) und zu präsentieren (z. B. Schriftgröße, Verständlichkeit). Dabei sind die Qualität und Unabhängigkeit der Information von Interessen Dritter (z. B. kommerziellen Interessen) sicherzustellen, wovon nicht bei allen der bislang in Deutschland angebotenen Informationen ausgegangen werden kann. Sozial benachteiligte ältere Menschen mit angemessenen Gesundheitsinformationen zu erreichen, stellt eine besondere Herausforderung dar.

Rechtliche Vorsorge

51 % der Hochaltrigen hatten zum Zeitpunkt ihres Aufenthalts in der geriatrischen Klinik rechtliche Vorsorgen getroffen (Patientenverfügungen, Vorsorgevollmachten). Nach der Rehabilitation hat sich dieser Anteil um 14 % erhöht.

Fazit: Der Rehabilitationsaufenthalt bzw. das zu Grunde liegende Krankheitsereignis hat dazu geführt, dass sich mehr Hochaltrige als vorher mit rechtlichen Vorsorgen beschäftigt. Allerdings möchte auch eine große Zahl der Hochaltrigen nicht mit dem Thema konfrontiert werden bzw. hält rechtliche Vorsorge nicht für erforderlich. Es ist wichtig, die Menschen selbst entscheiden zu lassen, ob sie rechtliche Vorsorgen für sich treffen möchten. Dazu müssen sie über die Möglichkeiten und Grenzen von Patientenverfügungen u. a. gut informiert werden, die Instrumente müssen niedrigschwellig sein. Dies ist gegenwärtig oftmals nicht der Fall, beispielsweise erschwert eine Vielzahl unterschiedlicher verfügbarer Dokumente die Orientierung.

7.2 Die Sicht der nachfolgenden Generation

Wie sehen Angehörige die Versorgung der Hochaltrigen?

Trotz einiger Kritik zu Teilaspekten sind die Angehörigen mit der Versorgung der Hochaltrigen insgesamt zufrieden. Die Zufriedenheit bezieht sich besonders auf die individuelle Versorgungsebene: Gelobt werden die personenbezogenen Handlungen und Tätigkeiten von Pflegekräften und Ärzten, dabei spielen Empathie und Zuwendung eine entscheidende Rolle.

Wenn Kritik geäußert wird, steht dies häufig im Zusammenhang mit dem Faktor Zeit (zu wenig Zeit für Gespräche, Kommunikation, Information). Dabei wird sowohl die individuelle Ebene zwischen Patienten, Angehörigen und Behandelnden angesprochen, aber auch die äußeren Rahmenbedingungen (z. B. enge Zeitvorgaben für das Erbringen professioneller Pflegeleistungen). Teilweise bemängeln die Angehörigen einen respektlosen Umgang, besonders auf Seiten von Ärzten mit hochaltrigen, demenzkranken Menschen. Wissen und Haltung von Professionellen seien oftmals nicht adäquat auf die Probleme von Demenzkranken ausgerichtet. Weiterhin kritisieren die Angehörigen organisatorische Aspekte der Versorgung; häufiger genannt wird das Entlassungsmanagement nach einem Krankenhausaufenthalt. Zu vergleichbaren organisatorischen Fragen haben die Hochaltrigen selbst, wie oben dargestellt, in unserer Studie kaum Stellung bezogen.

Pflegende Angehörige sind psychisch und körperlich stark belastet, besonders pflegende Angehörige von Demenzkranken. Sie übernehmen zahlreiche Aufgaben in der konkreten Pflege und darüber hinaus im hauswirtschaftlichen Bereich und wünschen sich oftmals mehr professionelle Unterstützung, z. B. Anleitung in Pflegetechniken oder Absicherung in Krisensituationen. Problematisch kann auch die mit der Pflege verbundene körperliche Nähe sein.

Fazit: Die Angehörigen sind überwiegend zufrieden mit der medizinischen und pflegerischen Versorgung der Hochaltrigen, wobei die Zufriedenheit auffällig an dem Handeln einzelner Professioneller festgemacht wird. Dies unterstreicht die herausragende Bedeutung der individuellen Arzt-Patienten-Beziehung und der Beziehung zwischen Pflegekräften und zu Pflegenden. Diese Beziehungen benötigen Zeit, und dies im doppelten Sinne: Kontinuität über einen längeren Zeitraum, damit Vertrauen wachsen kann, und ausreichend Zeit in der konkreten Versorgungssituation, damit Gespräche und Kontakte ihren Raum haben. Die starke Beschleunigung von Arbeitsabläufen und Versorgungsprozessen in der stationären und ambulanten Versorgung sowie zunehmende Fluktuationen von Ärzten und Pflegekräften gefährden diese Voraussetzungen für eine patientenorientierte gute Versorgung Hochaltriger.

Obwohl das Thema Demenz zunehmend in der Öffentlichkeit und in Fachkreisen behandelt wird, liegen relevante Versorgungsdefizite vor. Vor allem in ärztlichen Fachkreisen liegt der Schwerpunkt der Diskussion im Bereich der medikamentösen Versorgung. Unsere Studie macht deutlich, dass aus Sicht der Angehörigen von Demenzkranken die ärztliche Haltung gegenüber der Krankheit und dem betroffenen Menschen herausragende Bedeutung hat. Hier scheint ein erheblicher Verbesserungsbedarf zu bestehen. Dies unterstreicht einmal mehr die Relevanz sogenannter »weicher« Faktoren für eine patientengerechte Versorgung.

Die Pflege Hochaltriger durch Angehörige wird in Zukunft noch schwieriger werden, wenn es nicht gelingt, regelhafte tragfähige professionelle Unterstützungssysteme zu schaffen, die die Angehörigen körperlich und vor allem psychisch und organisatorisch entlasten. Dem zunehmenden Pflegebedarf wird aufgrund der demografischen Veränderungen in Zukunft schon zahlenmäßig eine immer kleinere Gruppe potentiell pflegender Angehöriger gegenüberstehen. Diese familiären Ressourcen müssen gezielt gestärkt werden. Aber auch wenn dies gelingt, ist subsidiär von einem weiter steigenden Bedarf professioneller Angebote auszugehen.

Welche Einstellungen haben junge Alte zu ihrer eigenen Gesundheit und Versorgung?

Deutlich wird, dass viele junge Alte einen sehr aktiven Lebensstil haben und eigenverantwortlich mit ihrer Gesundheit umgehen. Dies drückt sich beispielsweise in vielfältigen körperlichen Aktivitäten aus (z. B. Besuch von Gymnastikkursen, Entspannungstrainings). Demgegenüber sind ärztlich durchgeführte Früherkennungsmaßnahmen nur wenig im Fokus. Ob die Befragten regelmäßig empfohlene Untersuchungen wahrnehmen, dies aber nicht im Kontext von Prävention und Gesunderhaltung benennen, oder ob entsprechende Untersuchungen wenig in Anspruch genommen werden, kann aus den Daten allerdings nicht beantwortet werden.

Die Hälfte der jungen Alten hat bislang rechtliche Vorsorge für sich selbst getroffen (Patientenverfügungen u. a.), wobei deutlich wird, dass das Wissen über den Umgang und die Gültigkeit mit entsprechenden Dokumenten sehr lückenhaft ist. Hier besteht ein erheblicher Aufklärungsbedarf.

Die meisten der befragten jungen Alten haben bislang noch keine konkreten Vorstellungen über ihre Versorgung im hohen Alter. Am ehesten werden Vorstellungen zur Wohnsituation geäußert: Ein Drittel möchte so lange wie möglich in der eigenen Wohnung bzw. dem eigenen Haus leben. Viele Befragte können sich ein Leben im Heim in keiner Weise vorstellen, wobei Ängste vor Autonomieverlust und Anonymität die Hauptgründe sind.

Viele rechnen damit, aufgrund von Krankheiten und Funktionsverlusten später auf Hilfe angewiesen zu sein. Einige hoffen, dass sie in diesem Fall von ihren Kindern betreut werden, andere möchten dies jedoch nicht, um ihnen nicht zur Last zu fallen.

Fazit: Unabhängig von der tatsächlichen Inanspruchnahme von empfohlenen medizinischen Vorsorgemaßnahmen zeigen junge Alte einen ausgeprägten Sinn für eigenverantwortliche, aktive Lebensgestaltung und gesundheitsbewusstes Verhalten. Stark ambivalent sind die Vorstellungen zur eigenen Versorgung im hoher Alter: Einerseits gehen die meisten davon aus, irgendwann hilfsbedürftig zu sein, andererseits werden dazu bislang wenig vorausschauende Überlegungen angestellt. Dies äußert sich beispielsweise darin, dass einerseits viele ein Leben im Heim aus jetziger Perspektive kategorisch ablehnen, andererseits aber auch noch keine Initiativen bezüglich alternativer Wohnformen (z. B. betreutes Wohnen) ergreifen. Eindeutig präferiert wird das Leben in den eigenen vier Wänden, wobei allerdings eher wenig mit der Pflege durch die Kinder gerechnet wird. Dies kann Ausdruck der Erfahrungen der Befragten mit der Pflege ihrer eigenen Eltern sein. In jedem Fall unterstreichen die Vorstellungen der jungen Alten den weiter zunehmenden Bedarf an professionellen Angeboten im ambulanten Bereich.

Wünschenswert wäre, dass Menschen Veränderungsprozessen im Alter und besonders im hohen Alter möglichst vorausschauend Rechnung tragen, z. B. in dem sie altengerechte Wohnformen wählen und rechtliche Vorsorgen treffen. Dies fällt allerdings vielen Menschen sehr schwer, denn die eigenen Probleme und der resultierende Hilfebedarf in der Zukunft sind in der Regel kaum konkret darstellbar. Auch ist zu respektieren, wenn sich ältere Menschen nicht mit möglichen in der Zukunft liegenden Gesundheits- und Pflegeproblemen im hohen Alter auseinandersetzen möchten. Dass sie dabei durchaus verantwortungsvoll handeln können, zeigt sich darin, dass präventive Initiativen mit stärkerem Gegenwartsbezug (z. B. körperliche Aktivitäten) eine große Rolle spielen.

7.3   Versorgung im Alter: Autonomie, Zeit, Persönlichkeit

Die Ergebnisse zeigen eine Vielzahl unterschiedlicher Aspekte, die aus Sicht der Hochaltrigen selbst und aus Sicht ihrer Angehörigen, der (potentiell) in Zukunft Hochbetagten, für die Gestaltung der Gesundheitsversorgung wichtig sind. Drei Kernaspekte ziehen sich durch fast alle Bereiche:

Die Berücksichtigung individueller Bedürfnisse, Respekt vor der Persönlichkeit und weitgehender Erhalt der Selbstständigkeit sind für alle Befragten zentrale Themen.

Dafür sind die Entwicklung und Weiterentwicklung von unterschiedlichen Wohn- und Betreuungsformen, die den Bedürfnissen der hochbetagten Menschen entsprechen, weiterhin relevant.

Für die unmittelbare Versorgung hochaltriger Menschen bedeutet es: Professionelle brauchen Zeit für Gespräche, zwischenmenschliche Begegnungen, Vertrauen, Aufbau von Beziehungen, Rücksicht auf altersbedingte Langsamkeit und körperliche Beeinträchtigungen im Alter.

Zeit ist in unserer Gesellschaft zu einer knappen Ressource geworden. Die Gesundheitsversorgung ist wie viele andere Bereiche von enormen Veränderungen gekennzeichnet, oft einhergehend mit Beschleunigung von Abläufen und Entpersonalisierung. Diese Entwicklung konterkariert die Belange hochaltriger Menschen. Es ist deshalb dringend geboten, die Faktoren Zeit auf allen Ebenen der Gesundheitsversorgung stärker zu gewichten. Dies betrifft die Finanzierung von Leistungen, Gestaltung von Strukturen und Prozessen. Genauso wichtig ist eine Schulung der Behandler und Betreuer in der Interaktion unter Berücksichtigung der Autonomiewünsche und der Hilfsbedürfnisse hochaltriger Menschen.

7.4   Befragungen alter und hochaltriger Menschen – gute Machbarkeit bei hohen methodischen Anforderungen

Interviews mit hochaltrigen Patienten sind methodisch sehr aufwendig. Maßgeblich für die erfolgreiche Durchführung ist das Eingehen auf die spezifischen Bedürfnisse, Ressourcen und Probleme der Älteren. Diese ergeben sich beispielsweise aus eingeschränktem Seh- und Hörvermögen, reduzierter Konzentrationsfähigkeit, unterschiedlichen Wort- und Begriffsdeutungen und sozio-kulturellen Vorstellungen.

Fazit: Intensive Schulungen der Interviewer für die Belange hochaltriger Menschen sind erforderlich. Bewährt haben sich z. B. Video- oder Rollenspiele zur Sensibilisierung für körperliche und kognitive Beeinträchtigung der Befragten (▶ Kap. 8).

Zusammenarbeit mit außeruniversitären Partnern

Die Kooperation zwischen dem Studienteam am Institut für Epidemiologie, Sozialmedizin und Gesundheitssystemforschung der Medizinischen Hochschule Hannover und den externen Partner in den drei geriatrischen Kliniken sowie weiteren niedersächsischen Partnern von unterschiedlichen Gesundheitseinrichtungen (Selbsthilfe u. a.) hat sich bewährt. Vorbestehende Kontakte wurden intensiviert und neue Verbindungen sind entstanden, auch in Hinblick auf künftige Forschungskooperationen. Herausfordernd für alle Beteiligten war die Integration der wissenschaftlichen Arbeit in die Abläufe der Klinikpartner.

Fazit: Beide Seiten, das Forscherteam und die Praxispartner, profitieren von kooperativ angelegten Projekten. Rücksichtnahme auf die spezifischen Rahmenbedingungen in den klinischen Einrichtungen und Flexibilität bei der Organisation der wissenschaftlichen Arbeit sind erforderlich.

8 Interviews mit Hochbetagten – Erfahrungen und Empfehlungen

Der Einsatz von persönlichen Befragungen bei hochaltrigen Menschen wirft zahlreiche Fragen auf, da diese Personengruppe bislang selten in Befragungen einbezogen wurde (Ding-Greiner und Lang 2004, Dierks und Schaeffer 2006) und aus der wissenschaftlichen Literatur wenig Aufschluss über die besonders geeigneten Befragungsverfahren für Ältere entnommen werden kann (Kühn und Porst 1999).

Unstrittig ist, dass bei der Entwicklung qualitativer und quantitativer Interviews die geistigen, körperlichen, kognitiven und kommunikativen Fähigkeiten im Alter berücksichtigt werden müssen, die – wenn auch mit großer Varianz – tendenziell zurückgehen. Es verändern sich z. B. die Geschwindigkeit bei Denkprozessen, Gedächtnisfunktionen und die Fähigkeit, Angaben über sich selbst zu machen. Zudem lassen das Hör- und Sehvermögen nach, die Kommunikation unterliegt diesen Restriktionen.

8.1 Aufgaben von Hochbetagten während eines Interviews

Zu bedenken ist, dass die hochbetagten Interviewten mehrere Aufgaben erfüllen müssen (Porst 2002, Geyer 2003). Die Befragten müssen:

- Die gestellten Fragen verstehen und zwar so, wie der Fragebogenentwickler dies beabsichtigt. Dabei sind die semantische und die pragmatische Verständnisweise zu unterscheiden (Porst 2002) und die Syntax (Watzlawick und Beavin et al. 1990) einer Information zu erschließen.
- Relevante Informationen aus dem Gedächtnis abrufen (z. B. Meinungen über Situationen oder Personen aktualisieren oder sich an Ereignisse erinnern), was vor allem älteren Menschen mit einem eingeschränkten Arbeitsgedächtnis belastend sein kann (Jäger 2005) Dabei gibt es Informationen, die für

157

Befragte im Gedächtnis leicht abrufbar (chronisch) sind, andere stehen nur situativ zur Verfügung, also nur, wenn bestimmte Bedingungen erfüllt werden, z. B. nachfragen. Das heißt, Menschen begeben sich beim Ausfüllen eines Fragebogens oft auf die Suche nach relevanten Informationen, um eine angemessene Antwort zu generieren. Menschen tendieren dazu, die Informationssuche zu beenden, wenn sie, ihrer Meinung nach, genügend Informationen zur Beantwortung der Frage gesammelt haben, um mit den aktualisierten Informationen ein Urteil abgeben zu können. Ein Urteil beruht also primär auf den Informationen, die zuerst in den Sinn kommen (Porst 2002, Geyer 2003).

- Sich auf der Basis dieser Informationen ein Urteil bilden.
- Bei standardisierten Antwortvorgaben mit vorgegebenen Antwortkategorien und Bewertungsskalen umgehen.

Bekannt ist, dass ältere Menschen mehr Schwierigkeiten haben, eine Frage zu verstehen und mit Antwortkategorien in Zusammenhang zu bringen, als Jüngere. Ältere Menschen (65 Jahre und älter) (Kühn und Porst 1999) bevorzugen bei vorgegebenen Antwortkategorien verbale Kategorien. Numerische oder eine Kombination von numerischen und verbalen Kategorien sollten vermieden werden (Schwarz 1998), da sehr alte Menschen oft erhebliche Schwierigkeiten haben, die Frageformulierungen, die verbale Benennung der Skalenpunkte und die numerische Zuordnung dieser Skalenpunkte miteinander in Verbindung zu bringen.

Unstrittigen Einfluss haben vorangegangene Fragen auf die Beantwortung von Folgefragen. Um jedoch vorhergehende Fragen bei der Interpretation der Folgefrage berücksichtigen zu können, müssen die Vorfragen im Gedächtnis bleiben. Auf der Basis von Sekundäranalysen stellt Knäuper fest, dass das Ausmaß der Fragefolgeeffekte mit dem Alter abnimmt, ältere Befragte weniger gut in der Lage sind, Kontextinformationen einer Frage zu nutzen. Dies führt zu systematischen Altersunterschieden bei der Interpretation von Fragen. Zudem steigt der Recency-Effekt im Alter an. Der Recency-Effekt ist ein psychologisches Gedächtnisphänomen, welches dazu führt, dass eine später (recency) erfasste Information gegenüber anderer eingehender Information bevorteilt wird (Schwarz 1998).

8.2 Teilnahmebereitschaft von hochbetagten Probanden

Generell ist die Bereitschaft bei Hochbetagten, an Befragungen teilzunehmen, im Vergleich zu jüngeren Gruppen geringer (Kühn und Porst 1999). In der Literatur werden verschiedene Gründe für die Nichtteilnahme von älteren Personen an Befragungen aufgeführt:

- Chronische Multimorbidität (Schnell 1991)
- Schlechter Gesundheitszustand (Herzog und Rodgers 1988)
- Geringe Motivation (Umfragemüdigkeit) (Kelle und Niggemann 2002)
- Geringes Interesse an der »Außenwelt« (Colsher und Wallace 1989)
- Mangelnde Qualifikation der Interviewer (Herzog und Rodgers 1988)
- Be- oder verhinderte Kontaktaufnahme mit alten Menschen durch Dritte (Herzog und Rodgers 1988)

Allerdings werden persönlich-mündliche Interviews von älteren Menschen gut akzeptiert, da ein Interview für sie oft eine willkommene Abwechslung und Kontaktmöglichkeit darstellt (Klein und Gabler 1996).

Dabei sind die Länge des Fragekatalogs und der Anzahl der gestellten Fragen zu bedenken. Eine Interviewdauer von einer Stunde gilt als Obergrenze (Friedrichs 1973), ob dies auch für die Zielgruppe der Hochbetagten gilt, wird in der Literatur kontrovers diskutiert. Gegebenenfalls sollte bei Hochbetagten eine kürzere Interviewdauer gewählt werden, um kognitiven Leistungseinbußen bei den Befragten gerecht zu werden und um die – in dieser Zielgruppe häufig multimorbiden bzw. chronisch kranken – Interviewten nicht zu überfordern (Kühn und Porst 1999).

Einig sind sich alle Evaluatoren, dass das Interesse an einer Befragung steigt, wenn die Fragen die befragte Person persönlich und nicht die Allgemeinheit betreffen (Kühn und Porst 1999).

8.3 Interview als Interaktion

Ausgehend von der Annahme, dass qualitative sowie persönliche quantitative Interviews eine Interaktion zwischen einem Interviewer und einem Befragten darstellen, müssen mögliche Interviewer-Effekte betrachtet werden, da diese die Ergebnisse einer Befragung verzerren können (z. B. bei den Befragten Antwortverweigerungen, Zustimmungs- oder Ablehnungstendenzen bei Meinungsfragen, soziale Erwünschtheit). Da die Literaturangaben zur Durchführung von Interviews mit Patienten im Alter von 80 und älter nicht sehr umfangreich sind, sollte in einer Vorstudie der Interviewprozess selbst Gegenstand der Forschung sein. Entsprechend können zur Identifizierung möglicher Interviewer-Effekte bei Befragungen mit hochbetagten Menschen Prozessbeobachtungen durchgeführt werden. Beobachtungskategorien sind z. B.:

- Das Verhalten des Interviewten (Zeitverlauf, Ermüdungserscheinungen, Konzentration, Interesse, Unmut, Abwehrmechanismen) und die Empathie des Interviewers.
- Das Verständnis (Deutlichkeit der Sprache, Nachfragen, Lautstärke, Schnelligkeit) und Verständnisschwierigkeiten (Wortwahl).

- Umgang mit standardisierten Fragen (Entscheidungszeit, Lesezeit, Ängstlichkeit usw.).
- Subjektiver Eindruck des Beobachters vom interviewten Patienten (gepflegt, geistiger Zustand, Verhalten, Freundlichkeit etc.)

Fokussiert auf Befragungen der Ältesten der Gesellschaft sind nach der Literatur und den Ergebnissen der Prozessbeobachtungen der vorliegenden Studie in diesem Buch folgende Rahmenbedingungen und Regeln relevant:

Ankündigung des Interviews: Eine einfühlsame verständliche und umfassende Information über die Studie, die mit Zeit und Ruhe vermittelt wird, ist wichtig, um möglichst viele Patientinnen und Patienten zu rekrutieren und die Abbruchrate zu minimieren. Um das Sicherheitsbedürfnis der Patienten zu fördern und damit die Ausschöpfungsrate zu erhöhen, sollten die Interviewer zudem während des Interviews ein Identifikationsmaterial (Namensschild) tragen (Herzog und Rodgers 1992).

Aspekte des Interviewumfeldes: Zusatz- und Hintergrundgeräusche sollen minimiert werden (Gruca und Schewe 1992): Reduzierung der Ablenkungen von Telefon, TV, Kindern, Pflegepersonal usw.

Aspekte bei den Befragten: Wichtig ist eine Berücksichtigung der Beeinträchtigungen und Handicaps der Befragten und die Tatsache, dass Ältere mehr Anweisungen und Aussagen benötigen als Jüngere. Zudem brauchen sie meist eine längere Warming-up-Phase. Die Befragten sollten das Befragungstempo bestimmen, dadurch kann die Interviewdauer jedoch beträchtlich variieren. Zudem müssen evtl. Ermüdungserscheinungen bei Befragten bei der Durchführung von Interviews berücksichtigt werden. In manchen Studien wird nach einzelnen Abschnitten kontinuierlich der Status der Befragten gescreent, ob es ihnen möglich ist, das Interview fortzuführen. Dies kann helfen, Interviewabbrüche zu vermeiden (Herzog und Rodgers 1992).

Stressaspekt: Unsere Erfahrungen haben gezeigt, dass die Mitwirkung in der Studie für viele Befragte einen Stressaspekt beinhaltet. Einige Probanden, die erst die Teilnahme zugesagt hatten, verweigerten zum Interviewtermin die Teilnahme. Möglicherweise steht dahinter eine große Verunsicherung. Die Probanden wissen am Anfang nicht genau, was auf sie während des Interviews zukommt, welche Fragen gestellt werden und wer sie fragt. Sie wissen nicht, ob sie den Anforderungen und Erwartungen gerecht werden können. Ein Interview ist für die Befragten somit auch eine von ihnen zu erbringende Leistung, die man schaffen oder nicht schaffen kann. Leistungsdruck entsteht, Versagensängste können hervorgerufen werden. Einige Aussagen zum Interview unterstreichen die Vermutungen: »Ich schwitze« (2:70-866:866) oder »Gut. Hab ja sogar durchgehalten« (1:85-944:944).

Wichtig ist es darum, insbesondere zu Beginn des Interviews, mit dem Befragten eine entspannte sichere Atmosphäre zu gestalten, in der er sich orientiert, Fragen stellt, sich entspannt und beruhigt. Zudem scheint die Sorge, sie könnten etwas nicht richtig machen, zu einer erhöhten Anspannung und somit zu einer schnelleren Ermüdung zu führen. Hier ist es wichtig, den Befragten durch eine zugewandte empathische Haltung zu vermitteln, dass sie nichts falsch machen können und durch eine positive Wertschätzung seines Gegenübers die Vertrauensbasis zu verbessern.

Somatische Folgen des Interviews: Ein Interview ist meist anstrengend für die hoch betagten Interviewte. Viele Befragte sind das viele Sprechen nicht mehr gewohnt. Der Mund wird trocken, das Sprechen fällt den Befragten schwer und die Anstrengung wächst. Manchmal vergessen die Befragten, dass sie etwas trinken sollten, da sie sich während des Interviews sehr auf die Fragen konzentrieren. Darum ist es für den Interviewer wichtig, den Befragten während des Interviews immer wieder etwas zu trinken anzubieten: Interviewerin: »Darf ich Ihnen etwas zu trinken anbieten?« Befragter: »Ja, ja. So viel wollte ich auch gar nicht reden, ist nicht meine Stärke … Ja, wenn meine Frau das hört, die sagt, das ist er nicht, der redet ja zu viel« (6:44-462:470). Ausreichende kleine Pausen während des Interviews sollten eingehalten werden, sie können die Konzentration erhöhen und die Situation auflockern, dies kann ggf. die Ausschöpfungsrate erhöhen. Meist entspannen sich die Befragten durch diese kleine Unterbrechung und werden durch die Flüssigkeitszufuhr wieder aktiviert (aktive Form des Screenings zur Vorbeugung des Interviewabbruchs).

Wahrnehmung der kognitiven Leistungsminderung: Die Ältesten der Gesellschaft sind sich ihrer eingeschränkten Wahrnehmung durchaus bewusst und nur noch bereit über sich persönlich Auskunft zu geben. Meinungen über allgemeine oder die Gesellschaft betreffende Aspekte möchten sie eher vermeiden. Einige Beispiele zu diesem Aspekt:

> »Im Ganzen habe ich ja den Überblick jetzt nicht mehr. … In dem Alter ist es schwer, was soll man da noch wissen, wissen wollen? Das Große, was ich jetzt noch mitkriege, kommt aus der Zeitung, lese ich auch nicht mehr so richtig, wie ich will, wie ich soll, wie ich muss … das kommt nicht mehr so richtig an, wie es eigentlich ankommen müsste« (7:48-557:558).

> »Der Kopf hat Arbeit über Arbeit und kann es nicht mehr verkraften. Man lässt doch nach, also ich werde fünfundachtzig, da lässt nun doch die Vitalität nach und man ist nicht mehr so rege im Kopf. Schwerfälliger« (6:14-111:117).

Vermindertes Sehvermögen: Seh- und Leseschwierigkeiten, Schwindel, Wechsel der Sinnesorgane können die Entscheidungsfindung bei standardisierten Fragen beeinträchtigen und/oder verunsichern den Befragten. Hier ist kann das Vorlesen der Fragen unterstützend wirken.

Sitzposition: Es hat sich in der vorliegenden Studie herausgestellt, dass die Sitzposition der Interviewpartner den Interviewverlauf positiv beeinflusst. Die Interviewpartner sollten sich ca. 1,5 Meter voneinander getrennt gegenüber setzen, ohne dass ein Tisch zwischen ihnen steht (Tisch seitlich). Da viele der Befragten leicht schwerhörig sind, ist es für den Befragten wichtig, den Interviewer anzuschauen, wenn er mit ihm spricht. Eine geradeaus gerichtete Kopfhaltung ist für Ältere bei einem Gespräch scheinbar besser geeignet. »Ich höre noch schwer, ich muss Sie angucken, dann geht das besser … ich muss mich eben konzentrieren. Aber wenn natürlich jetzt alles durcheinander redet, dann ist es aus – Hörgerät möchte ich nicht mehr« (6:27-269:276). Der stetige Augenkontakt kann eine vertrauensvolle Atmosphäre fördern und den Befragten darin bestätigen, dass das, was er zu erzählen hat, wertgeschätzt wird. Ferner ist bei der Sitzposition die Berücksichtigung der Beeinträchtigungen und Handicaps der Befragten zu beachten. Die Nutzung eines Rollstuhls, eines Rollators oder die Nutzung von Gehhilfen führt manchmal zu umständlichen Sitzmanövern.

8.4 Der Interviewer

In der Literatur wird empfohlen, für Befragungen älterer Menschen ältere Krankenschwestern, Senioren oder ältere Ärzte als Interviewer einzusetzen (Kühn und Porst 1999). Zu berücksichtigen ist jedoch, dass ältere Interviewer Probleme durch die Befragung bekommen könnten, da sie sich an den Interviewten gegebenenfalls spiegeln und sich dadurch schlecht fühlen. Jüngere Interviewer könnten im Gegenzug attraktiver auf die Befragten wirken und dies könnte zu einer besseren Partizipation auf Seiten der Interviewten führen (Herzog und Rodgers 1992).

Männliche Interviewer mit einer deutlichen Aussprache sind für die Arbeit mit alten Menschen scheinbar geeignet, da sich die altersbedingte Schwerhörigkeit in der Regel auf hohe Töne auswirkt (Kühn und Porst 1999). Herzog und Rodgers (1992) betrachten den Einsatz männlicher Interviewer dennoch kritisch, da insbesondere ältere Frauen Männer nicht gern in ihre Wohnung lassen, weil sie sich bedroht fühlen (Herzog und Rodgers 1992).

Interviewer sollen klar und deutlich sprechen, (nicht unbedingt laut), über soziales Einfühlungsvermögen verfügen, Vertrauen zum Interviewten aufbauen, Geduld besitzen sowie auf spezielles Darstellungs- und Erklärungsvermögen trainiert werden und bei der Beantwortung der Fragen unterstützend tätig sei (Gruca und Schewe 1992). Neben einer deutlichen und klaren Aussprache der Interviewer scheint auch die Anpassung an den Gesprächspartner relevant zu sein. Geht der Interviewer auf das Tempo, den Sprachrhythmus und die Wortwahl ein und unterstreicht das Gesagte mit Gestik, fördert es den Gesprächsfluss der Befragten. In der Interviewdurchführung ist die Geduld und Ruhe der Interviewerin sehr wichtig, insbesondere bei der Beantwortung standardisierter Fragen.

Aufgefallen ist in unserer eigenen Studie, dass Interviewer bei *schwerhörigen Älteren* dazu neigen könnten durch Suggestivfragen die Aussagen zu beeinflussen. Bei akustisch nicht verständlichen Fragen kann es zu Frageformulierungen kommen, die einen »helfenden« und »unterstützenden« Charakter haben, aber schlussendlich suggestiv sind. Darum ist genau darauf zu achten, was unterstützend und was suggestiv ist.

Mögliche Ermüdungserscheinungen durch die ungewohnte und anstrengende Befragungssituation sollten berücksichtigt werden. Eine Interviewdauer von 70 Minuten erfordert von einem Interviewer eine hohe Konzentration. Äußere Umstände wie verbrauchte Luft oder Straßenlärm erschweren zusätzlich die Interviewführung.

Wichtig und limitierend für eine Studie mit älteren Menschen ist, das zeigen die genannten Aspekte und Prozessbeobachtungen, vor allem die Art und Weise, wie die Befragung durchgeführt wird. In verschiedenen Studien konnten zudem demografische und sozioökonomische Merkmale der Interviewer (Alter, Bildung, Geschlecht), aber auch Einstellungen und Haltungen des Interviewers identifiziert werden, die das Antwortverhalten der Befragten beeinflussen (Bortz, Döring 2003, Haunberger 2006). Vor diesem Hintergrund kommt der sorgfältigen Auswahl der Interviewer und ein Interviewtraining vor Beginn der Feldphase eine besondere Bedeutung zu, z. B. durch Video- oder Rollenspiele, Sensibilisierung der Interviewer auf körperliche und kognitive Beeinträchtigung der Befragten, Testung der studienrelevanten Interviewmaterialien (z. B. Antwortskalen, Fragebogen, Einwilligungserklärung) (Friedrichs 1973). Szenarien mit Regie- und Rollenanweisungen unter Verwendung von zum Beispiel Sonnenbrillen (Sehvermögen), Ohrstöpseln (Hörvermögen) oder einer Patientenliege (eingeschränkte Mobilität), können dazu beitragen Beeinträchtigungen in der Kommunikation »am eigenen Leib« zu verspüren und so auf eventuelle Barrieren im Interview hinweisen.

8.5 Regeln zur Erstellung eines Befragungsinstruments

Abgeleitet aus diesen Überlegungen existiert ein Bündel von Regeln zur Erstellung von Befragungsinstrumenten (Porst 2002, Geyer 2003, Bortz und Döring 2003, Schnell et al. 2008) unter der Prämisse, dass die Einhaltung entsprechender Regeln die Validität der Ergebnisse verbessert, aber auch die Antwortbereitschaft der Befragten erhöht und damit die Aussagefähigkeit der Untersuchung insgesamt verbessert. Grundsätzlich ist vor allem darauf zu achten, dass ein Fragebogen vollständig mit dem Forschungsziel übereinstimmt und dass alle Variablen inhaltlich angemessen den Forschungsgegenstand erfassen. Bei der Frageformulierung kommt es darauf an, die Sichtweise des Forschers in die (vermutete) Sichtweise des Befragten zu übersetzen.

Insgesamt weisen Studien zu den Auswirkungen des Alterns darauf hin, dass ein Text für ältere Menschen leichter zu verstehen ist, wenn ihre Wahrnehmungs- und Memory-Processing-Belastungen reduziert werden und folgende allgemeine Regeln für die Textarchitektur eingehalten werden (Bortz und Döring 2003, Hartley 1994). Frage und Antwortformulierungen sollen:

- Einfach, kurz, korrekt und eindeutig sein
- Keine Anglizismen, Fremdworte oder unverständlichen Begriffe enthalten
- Unterstellungen und suggestive Nennungen ausgrenzen
- Nicht hypothetisch sein

- Mehrere Stimuli, doppelte Verneinungen, Multidimensionalität und unnötige Rechenoperationen vermeiden
- In vollständigen Sätzen ausgedrückt werden, aber nur so viele Worte wie nötig nutzen

Für die Gestaltung ist zu berücksichtigen:

- Ein einheitliches Präsentationsbild für Frageformulierungen, für Antwortkategorien (z. B. gleiche Abstände der Skalenpunkte) und für Hinweise im Fragebogen, damit der Fragebogen für den Befragten leicht handhabbar ist.
- Eine attraktive Gestaltung, übersichtlicher Druck, angemessener Kontrast, Zwischenüberschriften und eine für Hochbetagte gut lesbare Schrift (14 pt und größer). Die Fragen sollten eingängig und leicht zu bearbeiten sein. Hilfreich können bei geschlossenen Fragen verbale Kategorientafeln (DIN A4, 24 pt) oder visuelle Analogskalen sein, welche Gesichter unterschiedlicher Mimik enthalten, die hochbetagten Befragten zur visuellen Unterstützung vorgelegt werden können (Hartley 1994).

Entsprechend liegen die Vorteile des Einsatzes eines »persönlichen« Instruments insbesondere bei älteren Menschen darin, dass man:

- Verständnisfragen sofort klären kann
- Individuell auf die Hörfähigkeit der Befragten eingehen kann
- Das Sehvermögen durch Vorlesen ersetzen kann
- Empathisch auf die Befragten eingehen und diese motivieren kann
- Durch die physische Anwesenheit des Interviewers die Motivation zur Beantwortung erhöht und es somit zu einer höheren Ausschöpfung in der Erhebung kommt

8.6 Stärkung der Validität der Ergebnisse durch weitere Datenquellen

Zur Erfassung aller Informationen und um die Validität der Aussagen zu stärken (sozial erwünschtes Verhalten, Angst vor Sanktionen, ich werde verhört, Erfahrungen des Lebens) ist es nach den Erkenntnissen von Kelle und Niggemann (2002) zudem relevant, mehrere Datenquellen zu nutzen, zum Beispiel:

- Transkribierte Leitfadeninterviews
- Standardisierte Fragebogen
- Interaktionsprotokolle der Interviewer (Kommentare und Erzählungen werden durch den Interviewer protokolliert)

- Daten aus Patientenakten eines Krankenhauses, um Hinweise auf den objektiven Gesundheitszustand und die soziale Lage der Befragten zu ermitteln, z. B. ICD, Gewicht/Größe oder BMI, Demenztest, Barthel-Index bzw. Fim-Test, Pflegestufe, Familienstand

Die Auswertungen und Ergebnisse dieser Dokumente können bei der Analyse und Interpretation der Interviews mit hochbetagten Bürgerinnen und Bürgern unterstützend wirksam sein.

Literatur

ALBER, J., SCHÖLKOPF, M., 1999. Seniorenpolitik. Die soziale Lage älterer Menschen in Deutschland und Europa. Amsterdam: G+B Verlag Fakultas.

ALBRECHT, A., ALBRECHT, E., 2009. Die Patientenverfügung – jetzt gesetzlich geregelt. In: Landesnotarkammer Bayern (Hrsg.). Mitteilungen des Bayerischen Notarvereins, der Notarkasse und der Landesnotarkammer Bayern (6/2009), S. 426–435.

ANDREWS, F.M., MCKENNELL, A.C., 1980. Measures of self-reported well-being: Their affective, cognitive and other components. Social Indicators Research 8 (2), S. 127–155.

AUSSCHUSS QUALITÄTSSICHERUNG II BAGKGE, 2002. Hamburger Einstufungsmanual zum Barthel-Index. Bundesarbeitsgemeinschaft klinisch-geriatrischer Einrichtungen e. V. URL: http://www.dimdi.de/static/de/klassi/diagnosen/icd10/hamburger_manual.pdf

BABITSCH, B., 2008. Gesundheit und Krankheit älterer Frauen und Männer. In: A. KUHLMEY, D. SCHAEFFER (Hrsg.). Alter, Gesundheit und Krankheit. Bern: Hans Huber, S. 144–155.

BABITSCH, B., VEITH, C., BORDE, E., BORDE, T., DAVID, M., 2010. Self-treatment and help-seeking before emergency department presentation: Gender- and ethnicity-specific differences. Journal of Public Health 18 (5), S. 505–512.

BACKES, G.M., CLEMENS, W., 2003. Lebensphase Alter. Einführung in die sozialwissenschaftliche Alternsforschung. Grundlagentexte Soziologie. 2. Aufl. Weinheim: Juventa.

BACKES, G.M., CLEMENS, W., 2008. Lebensphase Alter. Einführung in die sozialwissenschaftliche Alternsforschung. Grundlagentexte Soziologie. 3. Aufl. Weinheim: Juventa.

BEHMANN, M., JÜNGER, S., RADBRUCH, L., SCHNEIDER, N., 2011. Kernmaßnahmen zur Entwicklung der Palliativversorgung aus Public-Health-Perspektive. Erste Ergebnisse einer dreistufigen Delphi-Studie. Bundesgesundheitsblatt 54 (5), S. 642–648.

BITZER, E.M., DIERKS, M.L., SCHWARTZ, F.W., 2009. Fragebogen zur Zufriedenheit in der ambulanten Versorgung – Qualität aus Patientenperspektive. URL: http://www.mh-hannover.de/fileadmin/institute/epidemiologie/epi/Arbeitsschwerpunkte/Patienten_und_Konsumenten/downloads/zap_manual_2002.pdf

BMFSFJ (Hrsg.), 1993. Erster Altenbericht. Die Lebenssituation älterer Menschen in Deutschland. Bonn: Bundesministerium für Familie, Senioren, Frauen und Jugend.

BMFSFJ, 2002. Vierter Bericht zur Lage der älteren Generation in der Bundesrepublik Deutschland: Risiken, Lebensqualität und Versorgung Hochaltriger – unter besonderer Berücksichtigung demenzieller Erkrankungen und Stellungnahme der Bundesregierung. Berlin: Bundesministerium für Familie, Senioren, Frauen und Jugend. URL: http://www.bmfsfj.de/RedaktionBMFSFJ/Broschuerenstelle/Pdf-Anlagen/PRM-21786-4.-Altenbericht-Teil-I,property=pdf,bereich=bmfsfj,sprache=de,rwb=true.pdf

BMFSFJ, 2008. Altern im Wandel. zentrale Ergebnisse des deutschen Alterssurveys (DEAS). Berlin: Bundesministerium für Familie, Senioren, Frauen und Jugend. URL: http://www.bmfsfj.de/RedaktionBMFSFJ/Broschuerenstelle/Pdf-Anlagen/Altern-im-Wandel, property=pdf,bereich=bmfsfj,sprache=de,rwb=true.pdf

BMFSFJ, 2010. Sechster Bericht zur Lage der älteren Generation in der Bundesrepublik Deutschland. Altersbilder in der Gesellschaft. 12/7992, Berlin: Bundestagsdrucksache. URL: http://www.bmfsfj.de/RedaktionBMFSFJ/Pressestelle/Pdf-Anlagen/sechster-alten bericht,property=pdf,bereich=bmfsfj,sprache=de,rwb=true.pdf

BMJ, 2011, Patientenverfügung. Leiden – Krankheit – Sterben. Wie bestimme ich, was medizinisch unternommen werden soll, wenn ich entscheidungsunfähig bin? URL: http://www.bmj.de/SharedDocs/Downloads/DE/broschueren_fuer_warenkorb/DE/Patientenverfuegung.pdf?__blob=publicationFile.

BÖCK, M., RIEDER, A., DORNER, T.E., 2011. Frailty – Definition, Erkennung und Bedeutung in der Gesundheitsförderung und Prävention. Gesundheitswissenschaften Bd. 41. OÖ Gebietskrankenkasse.

BÖCKEN, J., BRAUN, B., LANDMANN, J. (Hrsg.), 2009. Gesundheitsmonitor 2009. Gesundheitsversorgung und Gestaltungsoptionen aus der Perspektive der Bevölkerung. Bertelsmann Stiftung.

BÖHM, K., TESCH-RÖMER, C., ZIESE, T. (Hrsg.), 2009. Gesundheit und Krankheit im Alter. Beiträge zur Gesundheitsberichterstattung des Bundes. Berlin: Robert Koch-Institut. URL: http://www.gbe-bund.de/gbe10/owards.prc_show_pdf?p_id=11828&p_sprache=D

BORTZ, J., DÖRING, N., 2003. Forschungsmethoden und Evaluation für Human- und Sozialwissenschaftler. Heidelberg: Springer.

BROCK, D.W., 1991. The ideal of shared decision making between physicians and patients. Kennedy Inst Ethics J 1 (1), S. 28–47.

BROWN, S.L., SMITH, D.M., SCHULZ, R., KABETO, M.U., UBEL, P.A., POULIN, M., YI, J., KIM, C., LANGA, K.M., 2009. Caregiving behavior is associated with decreased mortality risk. Psychological Science 20 (4), S. 488–494.

BRUDER, J., 1999. Vergessen und Traurigkeit. Psychische Veränderungen im Alter. In: A. NIEDERFRANKE, G. NAEGELE, E. FRAHM (Hrsg.). Funkkolleg Altern. Band 1. Die vielen Gesichter des Alterns. Opladen: Westdeutscher Verlag, S. 319–376.

BUKOV, A., MAAS, I., LAMPERT, T., 2002. Social Participation in very old age: cross-sectional and longitudinal findings from BASE. Journal of Gerontology 57 (6), S. 510–517.

BULLINGER, M., KIRCHBERGER, I., 1999. SF-36 Fragebogen zum Gesundheitszustand (SF-36 Questionnaire concerning Health status). Göttingen: Hogrefe, S. 143-145

BUNDESMINISTERIUM DES INNERN, 2011. Demographiebericht 2011 – Bericht der Bundesregierung zur demografischen Lage und künftigen Entwicklung des Landes. URL: http://www.bmi.bund.de/SharedDocs/Downloads/DE/Broschueren/2011/demografiebericht.pdf?__blob=publicationFile.

CHARLES, C., GAFNI, A., WHELAN, T., 1994. Shared decision- making in the medical encounter: What does it mean? (or it takes two to tango). McMaster University. Centre for Health Economics and Policy Analysis.

COLSHER, P.L., WALLACE, R.B., 1989. Data Quality and Age: Health an Psychobehavioral Correlates of Item Nonresponse and Inconsistent Responses. Journal of Gerontology 44 (2), S. 45–52.

COULTER, A., MAGEE, H. (Hrsg.), 2003. The European Patient of the Future. Maidenhead: Open University Press.

DALLINGER, U., 1994. Die Pflege alter Eltern – Balanceakt zwischen Normerfüllung und Individualisierungschancen im weiblichen Lebensverlauf. In: H.J. KONDRATOWITZ (Hrsg.). Die gesellschaftliche Gestaltbarkeit von Altersverläufen. Berlin: Deutsches Zentrum für Altersfragen, S. 145–159.

DEGNER, L.F., SLOAN, J.A., 1992. Decision making during serious illness: what role do patients really want to play? J Clin Epidemiol 45 (9), S. 941–950.

DIEHN, T., REHBHAN, R., 2010. Vorsorgevollmacht und Patientenverfügung. NJW, S. 326–331.

DIERKS, M.L., 2008. Gesundheitswesen 2025 – Was erwarten Patientinnen und Patienten? In: W. NIEDERLAG, H.U. LEMKE, E. NAGEL, O. DÖSSEL (Hrsg.). Gesundheitswesen 2025. Dresden: Health Academy, S. 100–115.

DIERKS, M.L., BITZER, E.M., LERCH, M., MARTIN, S., RÖSELER, S., SCHIENKIEWITZ, A., SIEBENEICK, S., SCHWARTZ, F.W., 2001. Patientensouveränität – Der autonome Patient im Mittelpunkt. Arbeitsbericht Nr. 195. Baden-Württemberg: Akademie für Technikfolgenabschätzung. URL: https://www.mh-hannover.de/fileadmin/ institute/epidemiologie/epi/Arbeitsschwerpunkte/Patienten_und_Konsumenten/downloads/gutachten.pdf

DIERKS, M.L., SCHAEFFER, D., 2006. Die Nutzenperspektive in der Versorgungsforschung. Public Health Forum 52 (14), S. 24–25.

DIERKS, M.L., SCHWARTZ, F.W., 2012. Patienten, Versicherte, Bürger – die Nutzer des Gesundheitswesens. In: F.W. SCHWARTZ, U. WALTER, J. SIEGRIST, P. KOLIP, R. LEIDL, M.L. DIERKS, R. BUSSE, N. SCHNEIDER (Hrsg.). Public Health. Gesundheit und Gesundheitswesen. 3. Aufl. München: Urban & Fischer, S. 352–359.

DIERKS, M.L., SCHWARTZ, F.W., 2001. Rollenveränderungen durch New Public Health. Vom Patienten zum Konsumenten und Bewerter von Gesundheitsdienstleistungen. Bundesgesundheitsblatt 44 (8), S. 796–803.

DIERKS, M.L., SEIDEL, G., 2005. Gleichberechtigte Beziehungsgestaltung zwischen Ärzten und Patienten – wollen Patienten wirklich Partner sein? In: M. HÄRTER, A. LOH, C. SPIES (Hrsg.). Gemeinsam entscheiden – erfolgreich behandeln. Neue Wege für Ärzte und Patienten im Gesundheitswesen. Köln: Deutscher Ärzte Verlag, S. 35–44.

DIMDI, 2009. Funktionseinschränkung (U50–U52). Kapitel XXII, In: Internationale Statistische Klassifikation der Krankheiten und verwandter Gesundheitsprobleme 10. Revision. URL: http://www.dimdi.de/static/de/klassi/diagnosen/icd10/htmlgm2006/fr-icd. htm.

DING-GREINER, C., LANG, E., 2004. Alternsprozesse und Krankheitsprozesse – Grundlagen. In: KRUSE, A. & MARTIN, M. (Hrsg.). Enzyklopädie der Gerontologie. Bern: Hans Huber, S. 182–206.

DÖRPINGHAUS, S., GRÜTZMACHES, S., WERBKE, R.S., WEIDNER, F., 2004. Überleitung und Case Management in der Pflege. DIP (Deutsches Institut für angewandte Pflegeforschung e. v.).

DRÄGER, D., BUDNICK, A., KUMMER, K., SEITHER, C., BLÜHER, S., 2012. Gesundheitsförderung für ältere pflegende Angehörige. Public Health Forum, 74 (20), S. 31–33.

DRÄGER, D., GEISTER, C., KUHLMEY, A., 2003. Auswirkung der Pflegeversicherung auf die Situation pflegender Töchter – Die Rolle der professionellen Pflegedienste. Pflege 16 (6), S. 342–348.

EISENMENGER, M., PLÖTZSCH, O., SOMMER, B., 2003. Bevölkerung Deutschlands bis 2050. 10. koordinierte Bevölkerungsvorausberechnung. Statistisches Bundesamt Deutschland. URL: https://www.destatis.de/DE/PresseService/Presse/ Pressekonferenzen/2006/Bevoelkerungsentwicklung/bevoelkerungsprojektion2050. pdf?__blob=publicationFile

ELLERT, U., ZIESE, T., 2006. Beiträge zur Gesundheitsberichterstattung des Bundes. Telefonischer Gesundheitssurvey des Robert Koch Instituts (2. Welle). Robert Koch Institut, Berlin. URL: http://edoc.rki.de/documents/rki_fv/reJBwqKp45PiI/PDF/21r1eZ1NVL2AY_11.pdf

ELWYN, G., EDWARDS, A., KINNERSLEY, P., 2003. Shared decision-making in der medizinischen Grundversorgung – Die vernachlässigte zweite Hälfte der Beratung. In: F. SCHEIBLER, H. PFAFF (Hrsg.). Shared-Decision-Making. Der Patient als Partner im medizinischen Entscheidungsprozess. Weinheim: Juventa, S. 55–68.

ELWYN, G., EDWARDS, A., RHYDDERCH, M., 2005. Shared Decision Making: das Konzept und seine Anwendung in der klinischen Praxis. In: M. HÄRTER, A. LOH, C. SPIES (Hrsg.). Gemeinsam entscheiden – erfolgreich behandeln. Neue Wege für Ärzte und Patienten im Gesundheitswesen. Köln: Deutsche Ärzte Verlag, S. 3–13.

ENGELS, D., PFEUFFER, F., 2008. Analyse der pflegerischen Versorgungsstrukturen in ausgewählten Regionen. In: U. SCHNEEKLOTH, H.W. WAHL (Hrsg.). Selbstständigkeit und Hilfebedarf bei älteren Menschen in Privathaushalten: Pflegearrangements, Demenz, Versorgungsangebote. 2. Aufl. Stuttgart: Kohlhammer, S. 172–202.

ENQUETE-KOMMISSION, 2005. Situation und Zukunft der Pflege in NRW. Bericht der Enquetekommission des Landtags von Nordrhein-Westfalen. 1. Aufl. Präsident des Landtags Nordrhein-Westfalen.

FISCHER, G.C., 1989. Altern und Alterskrankheiten. Die geriatrische Aufgabe des Hausarztes. MMW 131 (19), S. 399–402.

FISCHER, G.C., 1991. Geriatrie für die hausärztliche Praxis. Heidelberg: Springer Verlag.

FRIEDRICHS, J., 1973. Methoden empirischer Sozialforschung. Rororo Studium Steinbeck.

GERICKE, C.A., SCHIFFHORST, G., BUSSE, R., HÄUSSLER, B., 2004. Ein valides Instrument zur Messung der Patientenzufriedenheit in ambulanter haus- und fachärztlicher Behandlung: das Qualiskope-A. Das Gesundheitswesen 66 (11), S. 723–731.

GERSTE, B., 2012. Die Inanspruchnahme von Gesundheitsleistungen im Alter. In: C. GÜNSTER, J. KLOSE, N. SCHMACKE (Hrsg.). Versorgungs-Report 2012. Schwerpunkt: Gesundheit im Alter. Stuttgart: Schattauer, S. 67–98.

GESIS, 2007. Themenschwerpunkte der ALLBUS-Erhebung. URL: http://www.gesis.org/allbus/allbus-inhalte/schwerpunktthemen/.

GEYER, S., 2003. Forschungsmethoden in den Gesundheitswissenschaften. Eine Einführung in die empirischen Grundlagen. Grundlagentexte Gesundheitswissenschaften. Weinheim: Juventa.

GLAESKE, G., SCHICKTANZ, C., JAHNSEN, K., 2009. GEK-Arzneimittel-Report. St. Augustin: Asgard.

GREENFIELD, S., NIELSON, E., 1992. Recent developments and future issues in the use of health status assessment measures in clinical settings. Medical Care Research and Review (30/5), S. 23–41.

GRUCA, T.S., SCHEWE, C.D., 1992. Researching Older Consumers. Marketing Research 4 (3), S. 24–26.

GÜNSTER, C., KLOSE, J., SCHMACKE, N. (Hrsg.), 2012. Versorgungs-Report 2012. Schwerpunkt: Gesundheit im Alter. Stuttgart: Schattauer.

GÜTHER, B., SCHNEE, M., POTTHOFF, P., 2002. Zur Methode des Gesundheitsmonitors. In: J. BÖCKEN, B. BRAUN, M. SCHNEE (Hrsg.). Bertelsmann Stiftung, S. 188–199.

HARTLEY, J., 1994. Designing Instructional Text for Older Readers: A Literature Review. British Journal of Educational Technology 25 (3), S. 172–188.

HAUNBERGER, S., 2006. Das standardisierte Interview als soziale Interaktion: Interviewereffekte in der Umfrageforschung. ZA-Information (58), S. 23–46.

HEIDELBERG, D.A., HOLLE, R., LACRUZ, M.E., LADWIG, K.H., VON LENGERKE, T., 2011. Do diabetes and depressed mood affect associations between obesity and quality of life in postmenopause? Results of the KORAF3 Augsburg population study. Health Qual Life Outcomes, S. 91.

HELMCHEN, H., BALTES, M.M., GEISELMANN, B., KANOWSKI, S., LINDEN, M., REISCHIES, F.M., 1996. Psychische Erkrankungen im Alter. In: K.U. MAYER, P.B. BALTES (Hrsg.). Die Berliner Altersstudie. Berlin: Akademie Verlag, S. 185–219.

HERRIGER, N. (Hrsg.), 2002b. Empowerment in der sozialen Arbeit. Eine Einführung. Stuttgart: Kohlhammer.

HERZOG, A.R., RODGERS, W.L., 1988. Age and response rates to interview sample surveys. J Gerontol 43 (6), S. 200–205.

HERZOG, A.R., RODGERS, W.L., 1992. The Use of Survey Methods in Research on Older Americans. In: R.B. WALLACE, R.F. WOOLSON (Hrsg.). The Epidemiolotic Study of the Elderly. New York: Oxford University Press, S. 60–90.

HOFFMANN, E., MENNING, S., SCHELHASE, T., 2009. Demografische Perspektiven zum Altern und zum Alter. In: K. BÖHM, C. TESCH-RÖMER, T. ZIESE (Hrsg.). Beiträge zur Gesundheitsberichterstattung des Bundes. Gesundheit und Krankheit im Alter. Berlin: Robert Koch-Institut, S. 21–30.

IRNINGER, W., 1986. Probleme im Umgang mit dem betagten Patienten in der täglichen Praxis. In: P. KIELHOLZ, C. ADAMS (Hrsg.). Der alte Mensch als Patient. Köln: Deutscher Ärzteverlag, S. 31-49

ISEG, 2007. GEK-Report ambulante-ärztliche Versorgung. Auswertungen der GEK-Gesundheitsberichterstattung. Schwerpunkt: ambulante Psychotherapie. Band 59. Sankt Augustin: Asgard.

JÄGER, D., 2005. Befragungen von älteren Menschen: Besonderheiten in Methode, Verständnis und Gedächtnis. München: GRIN.

JERUSALEM, M., SCHWARZER, R., 2009. Allgemeine Selbstwirksamkeitserwartung. URL: http://userpage.fu-berlin.de/~health/germscal.htm.

KALYTTA, T., WILZ, G., 2008. Unterstützung der familiären Pflege von Demenzkranken: ein kognitiv-verhaltensorientiertes Gruppenprogramm. In: D. SCHAEFFER, J. BEHRENS, S. GÖRRES (Hrsg.). Optimierung und Evidenzbasierung pflegerischen Handels. Ergebnisse und Herausforderungen der Pflegeforschung. Weinheim: Juventa.

KDA (Hrsg.), 2010. Was leisten Pflegestützpunkte? Konzeption und Umsetzung. Kurzfassung der Ergebnisse aus der »Werkstatt Pflegestützpunkte«. Köln: Kuratorium Deutsche Altershilfe.

KELLE, U., NIGGEMANN, C., 2002. »Weil ich doch schon einmal vor zwei Jahren verhört worden bin«- Methodische Probleme bei der Befragung von Heimbewohnern. In: A. MOTEL-KLINGEBIEL, U. KELLE (Hrsg.). Perspektiven einer empirischen Alterssoziologie. Opladen: Leske und Budrich, S. 99–132.

KLEIN, T., GABLER, S., 1996. Der Altenheimsurvey: Durchführung und Repräsentativität einer Befragung in den Einrichtungen der stationären Altenhilfe. ZUMA-Nachrichten 20 (38), S. 112–134.

KLEMPERER, D., 2003. Arzt-Patient-Beziehung: Entscheidung über Therapie muss gemeinsam getroffen werden. Deutsches Ärzteblatt 100 (12), S. 753–755.

KLEMPERER, D. (Hrsg.), 2010. Sozialmedizin – Public Health. Lehrbuch für Gesundheits- und Sozialberufe. Bern: Hans Huber.

KLIE, T., 2006. Family Care. Zeitschrift für Gerontologie und Geriatrie 39 (6), S. 403–404.

KOFAHL, C., ARLT, S., MNICH, E., 2007. »In guten wie in schlechten Zeiten.« – Zu den Unterschieden und Gemeinsamkeiten von pflegenden Ehepartnern und anderen pflegenden Angehörigen in der deutschen Teilstudie des Projektes EUROFAMCARE. Zeitschrift für Gerontopsychologie & -psychiatrie 20 (4), S. 211–225.

KOHLER, M., ZIESE, T., 2004. Beiträge zur Gesundheitsberichterstattung des Bundes. Telefonischer Gesundheitssurvey des Robert Koch Instituts zu chronischen Erkrankungen und ihren Bedingungen. Berlin: Robert Koch-Institut. URL: http://edoc.rki.de/documents/rki_fv/reJBwqKp45PiI/PDF/29mFFghulhtA_14.pdf

KOMPETENZZENTRUM GERIATRIE, 2009a, Barthel-Index. URL: http://www.kcgeriatrie.de/downloads/instrumente/barthel-index.pdf.

KOMPETENZZENTRUM GERIATRIE, 2009b, FIM-Test. URL: http://www.kcgeriatrie.de/downloads/instrumente/fim.pdf.

KORTEBEIN, P., SYMONS, T.B., FERRANDO, A., PADDON-JONES, D., RONSEN, O., PROTAS, E., CONGER, S., LOMBEIDA, J., WOLFE, R., EVANS, W.J., 2007. Functional Impact of 10 Days of Bed Rest in Healthy Older Adults. Journal of Gerontology, 63 (10), S. 1076–1081.

KRUSE, A., 2006. Alterspolitik und Gesundheit. Bundesgesundheitsblatt 49 (6), S. 513–522.

KRUSE, A., GABER, E., HEUFT, G., 2002. »Gesundheit im Alter« aus der Reihe »Gesundheitsberichterstattung des Bundes«. URL: http://www.gbe-bund.de/gbe10/ergebnisse.prc_pruef_verweise?p_uid=gast&p_aid=35709456&p_fid=7990&p_ftyp=TXT&p_pspkz=D&p_sspkz=&p_wsp=&p_vtrau=4&p_hlp_nr=&sprache=D&p_sprachkz=D&p_lfd_nr=11&p_news=&p_modus=2&p_window=&p_janein=J

KRUSE, A., WAHL, H.W., 2010. Zukunft Altern: Individuelle und gesellschaftliche Weichenstellungen. Heidelberg: Spektrum Akademischer Verlag.

KUHLMANN, E., ANNANDALE, E. (Hrsg.), 2010. The Palgrave Handbook of Gender and Healthcare. Basingstoke: Palgrave.

KUHLMANN, E., KOLIP, P., 2005. Gender und Public Health. Weinheim: Juventa.

KUHLMEY, A., 2012. Pflegerische Versorgung. In: F.W. SCHWARTZ, U. WALTER, J. SIEGRIST, P. KOLIP, R. LEIDL, M.L. DIERKS, R. BUSSE, N. SCHNEIDER (Hrsg.). Public Health. Gesundheit und Gesundheitswesen. 3. Aufl. München: Urban & Fischer, S. 335–341.

KÜHN, K., PORST, R., 1999. Befragung alter und sehr alter Menschen: Besonderheiten, Schwierigkeiten und methodische Konsequenzen. URL: http://www.gesis.org/fileadmin/upload/forschung/publikationen/gesis_reihen/zuma_arbeitsberichte/99_03.pdf

LAMNEK, S., 1998. Gruppendiskussion. Theorie und Praxis. Weinheim: Beltz, Psychologie Verlagsunion.

LAMNEK, S., 2005. Qualitative inhaltsanalytische Techniken. In: B. WEINHEIM (Hrsg.). Qualitative Sozialforschung. Weinheim: Beltz, S. 513–546.

LANG, E., 1994. Altern – Alterskrankheiten – Geroprophylaxe. In: H. REIMANN (Hrsg.). Das Alter. Einführung in die Gerontologie. 3. Aufl. Stuttgart: Enke, S. 282–318.

LIST, S.M., RYL, L., SCHELHASE, T., 2009. Angebote der ambulanten und stationären Versorgung. Kap. 4.1. In: K. BÖHM, C. TESCH-RÖMER, T. ZIESE (Hrsg.). Beiträge zur Gesundheitsberichterstattung des Bundes. Gesundheit und Krankheit im Alter. Berlin: Robert Koch-Institut, S. 167–194. ULR: http://www.gbe-bund.de/gbe10/owards.prc_show_pdf?p_id=11828&p_sprache=D

LÜBKE, N., ZIEGERT, S., MEINCK, M., 2008. Erheblicher Nachholbedarf in der Weiter- und Fortbildung. Deutsches Ärzteblatt (105/21), S. 1120–1123.

MAYER, K.U., BALTES, P.B. (Hrsg.), 1996. Die Berliner Altersstudie. Berlin: Akademie Verlag.

MAYER, K.U., BALTES, P.B., BALTES, M.M., BORCHELT, M., DELIUS, J., HELMCHEN, H., LINDEN, M., SMITH, J., STAUDINGER, M.U., STEINHAGEN-THIESSEN, E., WAGNER, M., 1999. Wissen über das Alter(n): Eine Zwischenbilanz der Berliner Altersstudie. In: K.U. MAYER, P.B. BALTES (Hrsg.). Die Berliner Altersstudie. 2. Aufl. Berlin: Akademie Verlag, S. 599–634.

MDK HILDESHEIM/HANNOVER, 2006a. Telefonisches Gespräch von Doktorandin Susanne Müller mit dem MDK Hannover/Hildesheim im Jahr 2006. Personal Communication.

MDK HILDESHEIM/HANNOVER, 2006b. Telefonisches Gespräch von Doktorandin Susanne Müller mit einem Mitarbeiter der Firma Marz Pharmaceuticals GmbH. Personal Communication.

MEIER-BAUMGARTNER, H.P., 1991. Geriatrische Rehabilitation im Krankenhaus. Heidelberg: Quelle und Meyer Verlag.

MENNING, S., HOFFMANN, E., 2009. Funktionale Gesundheit und Pflegebedürftigkeit. Kap. 2.2. In: K. BÖHM, C. TESCH-RÖMER, T. ZIESE (Hrsg.). Beiträge zur Gesundheitsberichterstattung des Bundes. Gesundheit und Krankheit im Alter. Berlin: Robert Koch-Institut, S. 62–78. URL: http://www.gbe-bund.de/gbe10/owards.prc_show_pdf?p_id=11828&p_sprache=D

MEYER, M., 2006. Pflegende Angehörige in Deutschland. Ein Überblick über den derzeitigen Stand und zukünftige Entwicklungen. Reihe: Gerontologie – Gerontology (deutsche Überarbeitung des »National Background Report for Germany« im Rahmen des EU-Projektes EUROFAMCARE). Band 10. Münster: Lit-Verlag.

MEYER, T., 2011. Quality of Life – A Meaningful and Useful Goal in Rehabilitation. Journal of Rehabilitation Medicine, 43 (9), S. 830.

MHH PFLEGEDIENSTLEISTUNG, 2006. Telefonisches Gespräch mit der Pflegedienstleitung der Medizinischen Hochschule Hannover im Jahr 2006. Personal Communication.

MITTAG, O., MEYER, T., 2012. The Association of Depressive Symptoms ans Ischemic Heart Disease in Older Adults Is Not Moderated by Gender, Marital Status or Education. Int J Public Health 57(1), S. 79-85

NDS. MSFFGI, 2011. Alt werden. Aktiv bleiben. Selbstbestimmt leben. Beiträge zur Gesundheitsberichterstattung in Niedersachsen. Niedersächsisches Landesgesundheitsamt. URL: https://www.mh-hannover.de/fileadmin/institute/allgemeinmedizin/Projekte/HauswaldtJ2011GBEndsLGAp74bis79.pdf

NEUGARTEN, B.L., HAVIGHURST, R.J., TOBIN, S.S., 1961. The measurement of life satisfaction. Journal of Gerontology 16 (2), S. 134–143.

NIEPEL, T., 2004. Wohnberatung für ältere Menschen. In: F. NESTMANN, F. ENGEL, U. SICKENDICK (Hrsg.). Das Handbuch der Beratung. Ansätze, Methoden und Felder. Tübingen: Dgvt, S. 1173–1186.

PETZOLD, T.D., 2005-last update, Ärztliche Gesprächsführung – salutogene Kommunikation. URL: http://www.gesunde-entwicklung.de/tl_files/user_upload/docs/Ae-K-irmey.pdf.

PIENTKA, L., SCHOLTEN, T., FÜSGEN, I., 1995. Die Identifikation von funktionalen Defiziten im Akutkrankenhaus durch das geriatrische Assessment. Zeitschrift für Gerontologie und Geriatrie 28 (1), S. 35–41.

PINQUART, M., SÖRENSEN, S., 2007. Correlates of Physical Health of Informal Caregivers: A Meta-Analysis. Journal of Gerontology 62B(2), S. 126–137.

PINSCHER, R., 2007. Die Querschnittsgewichtung und die Hochrechnungsfaktoren des Sozioökonomischen Panels (SOEP) ab Release 2007 (Welle W) Modifikationen und Aktualisierungen. Berlin: DIW.

POHLMANN, S. (Hrsg.), 2001. Das Altern der Gesellschaft als globale Herausforderung. Schriftenreihe des Bundesministeriums für Familie, Senioren, Frauen und Jugend. Band 201. Stuttgart: W. Kohlhammer.

PORST, R., 2002. Im Vorfeld der Befragung: Planung, Fragebogenentwicklung, Pretesting. ZUMA. ZUMA-Arbeitsbericht (98/02), S. 45. URL: http://www.gesis.org/fileadmin/upload/forschung/publikationen/gesis_reihen/zuma_arbeitsberichte/98_02.pdf

RADEBOLD, H., 1994. Psychische Erkrankungen und ihre Behandlungsmöglichkeiten. In: H. REIMANN (Hrsg.). Das Alter. Einführung in die Gerontologie. 3. Aufl. Stuttgart: Enke, S. 109–139.

REIMANN, H., 1994. Interaktion und Kommunikation im Alter. In: H. REIMANN (Hrsg.). Das Alter. Einführung in die Gerontologie. 3. Aufl. Stuttgart: Enke, S. 109–139.

RIEDER, A., LOHFF, B. (Hrsg.), 2008. Gender Medizin. Gesellschaftsspezifische Aspekte für die klinische Praxis. 2. Aufl. Wien: Springer.

RÖBER, M., HÄMEL, K., 2011. Strukturprobleme bei der Implementierung von Pflegestützpunkten in Hessen. Pflege & Gesellschaft 16 (2), S. 138–153.

ROSENMAYR, L., 1996. Altern im Lebenslauf. Soziale Position, Konflikt und Liebe in den späten Jahren. Göttingen: Vandenhoeck & Ruprecht.

SAß, A.C., WURM, S., ZIESE, T., 2009a. Inanspruchnahmeverhalten. In: K. BÖHM, C. TESCH-RÖMER, T. ZIESE (Hrsg.). Beiträge zur Gesundheitsberichterstattung des Bundes. Gesundheit und Krankheit im Alter. Berlin: Robert Koch-Institut, S. 134–159. URL: http://www.gbe-bund.de/gbe10/owards.prc_show_pdf?p_id=11828&p_sprache=D

SAß, A.C., WURM, S., ZIESE, T., 2009b. Somatische und psychische Gesundheit. In: K. BÖHM, C. TESCH-RÖMER, T. ZIESE (Hrsg.). Beiträge zur Gesundheitsberichterstattung des Bundes. Gesundheit und Krankheit im Alter. Berlin: Robert Koch-Institut, S. 31–61. URL: http://www.gbe-bund.de/gbe10/owards.prc_show_pdf?p_id=11828&p_sprache=D

SAVUNDRANAYAGAM, M.Y., MONTGOMERY, R.J.V., KOSLOSKI, K., 2011. A Dimensional Analysis of Caregiver Burden Among Spouses and Adult Children. The Gerontologist 51 (3), S. 321–331.

SCHEIBLER, F., JANSSEN, C., PFAFF, H., 2003. Shared Decision Making: Ein Überblicksartikel über die internationale Forschungsliteratur. Soz.-Präventivmed 48 (1), S. 11–24.

SCHLETTE, S., KNIEPS, F., AMELUNG, V.E., 2005. Versorgung chronisch Kranker in Deutschland und in den USA – Defizite, Herausforderungen, Lösungsansätze. In: S. SCHLETTE, F. KNIEPS, V.E. AMELUNG (Hrsg.). Versorgungsmanagement für chronisch Kranke. Lösungsansätze aus den USA und aus Deutschland. Bonn, Bad Homburg: KomPart Verlagsgesellschaft, S. 7–29.

SCHNEEKLOTH, U., MÜLLER, U., 2000. Wirkungen der Pflegeversicherung. Baden-Baden: Nomos.

SCHNEEKLOTH, U., WAHL, H.W. (Hrsg.), 2008. Selbständigkeit und Hilfsbedarf bei älteren Menschen in Privathaushalten: Pflegearrangements, Demenz, Versorgungsangebote. 2. Aufl. Stuttgart: Kohlhammer.

SCHNEIDER, N., 2006. Health care in seniority: crucial questions and challenges from the perspective of health services research. Zeitschrift für Gerontologie und Geriatrie 39 (5), S. 331–335.

SCHNEIDER, N., LUECKMANN, S.L., KUEHNE, F., KLINDWORTH, K., BEHMANN, M., 2010. Developing targets for public health initiatives to improve palliative care. BMC Public Health (10), S. 222.

SCHNELL, R., 1991. Wer ist das Volk? Zur faktischen Grundgesamtheit bei «allgemeinen Bevölkerungsumfragen": Undercoverage, Schwererreichbare und Nichtbefragbare. Kölner Zeitschrift für Soziol und Sozialpsych 43 (1), S. 106–137.

SCHNELL, R., HILL, P.B., ESSER, E., 2008. Methoden der empirischen Sozialforschung. 8. Aufl. Oldenbourg Wissenschaftsverlag GmbH.

SCHULZ, R., HERBERT, R., DEW, A., BROWN, S.L., SCHEIER, M., BEACH, S., CZAJA, S., MARTIRE, L., COON, D., LANGA, K.M., GITLIN, L., STEVENS, A., NICHOLS, L., 2007. Patient suffering and caregiver compassion: New opportunities for research, practice and policy. The Gerontologist 47 (1), S. 1–13.

SCHULZE, E., DREWES, J., 2005. Die gesundheitliche Situation von Pflegenden. In: K. GÄRTNER, E. GRÜNHEID, M. LUY (Hrsg.). Lebensstile, Lebensphasen, Lebensqualität. Interdisziplinäre Analysen von Gesundheit und Sterblichkeit aus dem Lebenserwartungssurvey des BiB. Wiesbaden: VS Verlag für Sozialwissenschaften, S. 269–292.

SCHÜZ, B., DRÄGER, D., RICHTER, S., KUMMER, K., KUHLMEY, A., TESCH-RÖMER, C., 2011. Autonomie trotz Multimorbidität im Alter – Der Berliner Forschungsverbund AMA. Z Gerontol Geriat 2 (44), S. 9–25.

SCHWARTZ, F.W., WALTER, U., 2003. Altsein – Kranksein? In: F.W. SCHWARTZ, B. BADURA, R. BUSSE, R. LEIDL, H. RASPE, J. SIEGRIST (Hrsg.). Das Public Health Buch. Gesundheit und Gesundheitswesen. München: Urban & Fischer, S. 163–180.

SCHWARTZ, F.W., WALTER, U., 2012. Altsein – Kranksein? In: F.W. SCHWARTZ, U. WALTER, J. SIEGRIST, P. KOLIP, R. LEIDL, M.L. DIERKS, R. BUSSE, N. SCHNEIDER (Hrsg.). Public Health. Gesundheit und Gesundheitswesen. 3. Aufl. München: Urban &Fischer, S. 167–185.

SCHWARZ, N., 1998. Self-Reports of Behaviors and Opinions: Cognitive and Communicative Processes. In: N. SCHWARZ, D.C. PARK, B. KNÄUPER, S. SUDMAN (Hrsg.). Aging, Cognition, and Self-Reports. Washington, DC.: Psychology Press.

SEWITCH, M.J., YAFFE, M.J., MCCUSKER, J., CIAMPI, A., 2006. Helping family doctors detect vulnerable caregivers after an emergency department visit for an elderly relative: results of a longitudinal study. BMC Family Practice (7), S. 46.

SHARE, 2007. SHARE – Survey of Health, Ageing and Retirement in Europe. URL: http://share-dev.mpisoc.mpg.de/.

STATISTISCHE ÄMTER DES BUNDES UND DER LÄNDER (Hrsg.), 2010. Demografischer Wandel in Deutschland. Heft 2: Auswirkungen auf Krankenhausbehandlungen und Pflegebedürftige im Bund und in den Ländern. Wiesbaden. URL: http://www.statistikportal.de/statistik-portal/demografischer_wandel_heft2.pdf

STATISTISCHES BUNDESAMT, 2009a. Bevölkerung Deutschland bis 2060. 12. koordinierte Bevölkerungsvorausberechnung. URL: https://www.destatis.de/DE/Publikationen/Thematisch/Bevoelkerung/VorausberechnungBevoelkerung/BevoelkerungDeutschland2060Presse5124204099004.pdf?__blob=publicationFile.

STATISTISCHES BUNDESAMT, 2009b. Statistisches Bundesamt 2009. Pflegestatistik 2007. Pflege im Rahmen der Pflegeversicherung. 4. Bericht: Ländervergleich – Pflegeheime. Wiesbaden. URL: https://www.destatis.de/DE/Publikationen/Thematisch/Soziales/Pflege/LaenderPflegeheime5224102079004.pdf?__blob=publicationFile

STATISTISCHES BUNDESAMT, 2011. Datenreport 2011. Ein Sozialbericht für die Bundesrepublik Deutschland. 1. Band, Bonn: Bundeszentrale für politische Bildung. URL: http://www.destatis.de/jetspeed/portal/cms/Sites/destatis/Internet/DE/Content/Publikationen/Querschnittsveroeffentlichungen/Datenreport/Downloads/Datenreport2011Einleitung,property=file.pdf

STATISTISCHES BUNDESAMT, 2011a. Pflegestatistik 2009. Pflege im Rahmen der Pflegeversicherung. 2. Bericht: Ländervergleich – Pflegebedürftige. Wiesbaden. URL: https://www.destatis.de/DE/Publikationen/Thematisch/Soziales/Pflege/LaenderPflegebeduerftige5224002099004.pdf?__blob=publicationFile

STATISTISCHES BUNDESAMT, 2011b. Pflegestatistik 2009. Pflege im Rahmen der Pflegeversicherung. Deutschlandergebnisse. Wiesbaden. URL: https://www.destatis.de/DE/Publikationen/Thematisch/Soziales/Pflege/PflegeDeutschlandergebnisse5224001099004.pdf?__blob=publicationFile

STATISTISCHES BUNDESAMT, 2011c. Statistisches Jahrbuch 2011. Für die Bundesrepublik Deutschland mit »Internationalen Übersichten«. URL: https://www.destatis.de/DE/Publikationen/StatistischesJahrbuch/StatistischesJahrbuchKomplett.pdf?__blob=publicationFile.

STEINHAGEN-THIESSEN, E., GEROK, W., BORCHELT, M., 1994. Innere Medizin und Geriatrie. In: P.B. BALTES, J. MITTELSTRAß, M.U. STAUDINGER (Hrsg.). Alter und Altern: Ein interdisziplinärer Studientext zur Gerontologie. Berlin: Walter de Gruyter.

STEINHAGEN-THIESSEN, E., WROBEL, N., BORCHELT, M., 1999. Der Zahn der Zeit. Körperliche Veränderungen im Alter. In: A. NIEDERFRANKE, G. NAEGELE, E. FRAHM (Hrsg.). Funkkolleg Altern 1. Die vielen Gesichter des Alterns. Opladen: Westdeutscher Verlag, S. 277–317.

STOLZ, M., 2006. Persönliches Gespräch mit Dr. Martin Stolz im Jahr 2006. Personal Communication.

STOPPE, G., 2006. Alte. In: G. STOPPE, A. BRAMESFELD, F.W. SCHWARTZ (Hrsg.). Volkskrankheit Depression? Bestandsaufnahme und Perspektiven. Berlin: Springer, S. 245–257.

STOPPE, G., 2008. Depressionen im Alter. Bundesgesundheitsblatt 51 (4), S. 406–410.

STOSBERG, M., 1998. Alternde Gesellschaft und die Entwicklung von Familien- und Netzwerkbeziehungen. In: W. CLEMENS, G.M. BACKES (Hrsg.). Altern und Gesellschaft – Gesellschaftliche Modernisierung durch Altersstrukturwandel. Opladen: Leske & Budrich, S. 171–185.

STRAUSS, A., CORBIN, J., 1990. Basics of qualitative reasearch: Grounded theory procedures and techniques. Thousand Oaks: Sage.

SVR, 2001. Gutachten 2000/2001. Bedarfsgerechtigkeit und Wirtschaftlichkeit. Band I: Zielbildung, Prävention, Nutzerorientierung und Partizipation. Drucksache 14/8205. URL: http://www.svr-gesundheit.de/Gutachten/Gutacht00/kurzf-de00.pdf.

SVR, 2010. Sachverständigenrat zur Begutachtung der Entwicklung im Gesundheitswesen. Koordination und Integration – Gesundheitsversorgung in einer Gesellschaft des längeren Lebens. Sondergutachten 2009. URL: http://www.svr-gesundheit.de/Gutachten/Uebersicht/GA2009-LF.pdf.

TESCH-RÖMER, C., WURM, S., 2006. Lebenssituation älter werdender und älterer Menschen in Deutschland. Bundesgesundheitsblatt 49 (6), S. 499–505.

TEWS, H.P., 1993. Neue und alte Aspekte des Strukturwandels des Alters. In: G. NAEGELE, H.P. TEWS (Hrsg.). Lebenslagen im Strukturwandel des Alters. Opladen: Westdeutscher Verlag, S. 15–42.

VON DEM KNESEBECK, O., MIELCK, A., 2009. Soziale Ungleichheit und gesundheitliche Versorgung im höheren Lebensalter. Z Gerontol Geriat 42 (1), S. 39–46.

VON RENTELN KRUSE, W. (Hrsg.), 2004. Medizin des Alterns und des alten Menschen. Darmstadt: Steinkopff Verlag.

WAGNER, M., SCHÜTZE, Y., LANG, F.R., 1996. Soziale Beziehungen alter Menschen. In: K.U. MAYER, P.B. BALTES (Hrsg.). Die Berliner Altersstudie. Berlin: Akademie Verlag, S. 301–319.

WALTER, U., HAGER, K., LUX, R., 2008. Die alternde Bevölkerung. Demographie, gesundheitliche Einschränkungen, Krankheit und Prävention unter Sex- und Genderfokus. In: A. RIEDER, B. LOHFF (Hrsg.). Gender Medizin. Geschlechtsspezifische Aspekte für die klinische Praxis. 2. Aufl. Wien: Springer, S. 467-505

WALTER, U., PATZELT, C., 2012. Gesundheitsförderung und Prävention im Alter. In: C. GÜNSTER, J. KLOSE, N. SCHMACKE (Hrsg.). Versorgungs-Report 2012. Schwerpunkt: Gesundheit im Alter. Stuttgart: Schattauer, S. 233–247.

WALTER, U., SCHNEIDER, N., BISSON, S., 2006. Krankheitslast und Gesundheit im Alter. Herausforderungen für die Prävention und gesundheitliche Versorgung. Bundesgesundheitsblatt - Gesundheitsforschung - Gesundheitsschutz 49 (6), S. 537–546.

WALTER, U., STOLZ, M., SCHNEIDER, N., 2012. Gesundheitsversorgung. In: H.W. WAHL, C. TESCH-RÖMER, J.P. ZIEGELMANN (Hrsg.). Angewandte Gerontologie. Interventionen für ein gutes Altern in 100 Schlüsselbegriffen. Stuttgart: Kohlhammer, S. 141–147.

WATZLAWICK, P., BEAVIN, J.H., JACKSON, D.D., 1990. Menschliche Kommunikation. Formen, Störungen, Paradoxien. Bern: Hans Huber.

WEINBERGER, S. (Hrsg.), 2005. Klientenzentrierte Gesprächsführung. Lern- und Praxisanleitung für psychosoziale Berufe. Weinheim: Juventa.

WENSING, M., ELWYN, G., EDWARDS, A., VINGERHOETS, E., GROL, R., 2002. Deconstructing patient centred communication and uncovering shared decision making: an observational study (Record Supplied By Publisher). BMC Med Inform Decis Mak (2), S. 2.

WHR, 2008. Primary Health Care. Now More Than Ever. Geneva: The World Health Organization.

WURM, S., LAMPERT, T., MENNING, S., 2009. Subjektive Gesundheit. In: K. BÖHM, C. TESCH-RÖMER, T. ZIESE (Hrsg.). Beiträge zur Gesundheitsberichterstattung des Bundes. Gesundheit und Krankheit im Alter. Berlin: Robert Koch-Institut, S. 79–92. URL: http://www.gbe-bund.de/gbe10/owards.prc_show_pdf?p_id=11828&p_sprache=D

WURM, S., TESCH-RÖMER, C., 2008. Gesundheit älterer Erwerbstätiger. In: A. KUHLMEY, D. SCHAEFFER (Hrsg.). Alter, Gesundheit und Krankheit. 1. Aufl. Bern: Hans Huber, S. 131–144.

ZEMAN, P., 1994. Informelle und formelle Helfer in der häuslichen Versorgung alter Menschen- Sozialpolitische Verknüpfungskonzepte und Alltagsinteraktionen. In: H.J. KONDRATOWITZ (Hrsg.). Die gesellschaftliche Gestaltbarkeit von Altersverläufen. Berlin: Deutsches Zentrum für Altersfragen, S. 171–185.

ZEMAN, P., 1996. Häusliche Pflegearrangements. Zum Aushandlungsgeschehen zwischen lebensweltlichen und professionellen Helfersystemen. Berlin: Deutsches Zentrum für Altersfragen.

Stichwortverzeichnis

A

Adherence 35
Aktivitäten 54, 55, 56, 83, 111, 127, 150, 154
Akzeptanz 36
Alltagsbewältigung 120
Altersstereotypen 20
Analogskala 66
Ängste 55
Antwortkategorien 66, 158
Appetitlosigkeit 54
Ärztliche Gesprächsführung 38
Ärztliche Primärversorgung 22, 138
Arzt-Patient-Beziehung 34, 36, 58, 115, 153
Arzt-Patienten-Gespräch 88, 115, 119
Auswahl der Befragten 48
Autonomie 55, 62, 65, 99, 142, 149, 154, 155

B

Barthel-Index 50, 68
Barthel-Status-Test 76
Beeinträchtigungen 15, 18, 54, 68, 108, 132
Befragung 42, 69, 102, 122
– Durchführung 47, 73, 156, 159
– standardisiert 42, 64, 71, 72, 101
Befragungsinstrument 64, 66, 163
Behandlungsdiagnosen 17
Behandlungssituation 57
Beratung 140, 151

Beschwerden 61, 94
Betreuungslast 31, 32, 131, 146, 153
Bewältigungsstrategien 31

C

Compliance 35, 57

D

Datenanalyse 48, 72, 104, 124
Datenquellen 16, 164
Degnerskala 66, 90
Demenz 19, 76, 131, 138, 140, 142, 153
Demografische Entwicklung 13, 154
DemTect 69
Depression 20, 76
Diagnosen 75
Diagnosespektrum 15
Dichotome Skala 65
Dokumentationsbogen 47, 67, 69, 72

E

Eigenbeteiligung 56, 60, 97
Einweisungsgründe 75
Einwilligungserklärung 71
Empathie 36
Entlassungsmanagement 118, 139, 153

Erkrankungen 16, 17
Ernährung 53, 55, 102, 112, 151

F

Fachärzte 24, 86, 115, 117
Fallbeschreibung 132
Familie 26, 28, 130, 146
Familienpflege 30
FIM 68, 76
Fragefolgeeffekte 158
Frühreha-Barthel 68, 76
Functional Independent Measurement-Test
 68
Funktionseinschränkungen 18, 76
Funktionsverlust 18

G

Genese 16
Geriater 24, 151
Geriatric Depression Scale 23
Geriatrisches Assessment 23
Geschlechterdifferenz 15
Geschlechterproportion 15
Gesunderhaltung 62, 154
Gesundheit 19, 22, 30
– funktional 14
– objektiv 21
– psychische 19
– subjektiv 20
Gesundheit im Alter 14
Gesundheitliche Lage 15
Gesundheitsinformationen 35, 60, 61, 96,
 138, 140
Gesundheitskompetenz 38
Gesundheitsverhalten 55, 151
Gesundheitsversorgung 60, 66, 98, 136,
 138, 140, 141, 146, 153
Gesundheitszustand 21, 75, 77, 106, 113,
 127

H

Hausarztdichte 23
Hausärztlichen Tätigkeit 22
Hausärztliche Versorgung 23, 65, 86, 115,
 142, 147, 148
Hausarztzwang 24
Hausbesuche 59, 87, 115, 151
Häusliche Pflege 26
Hauswirtschaftliche Versorgung 114
Hochbetagte 13

I

Informationsverhalten 88, 95, 145, 152
Inhaltsanalyse 51, 127
Interaktion 34, 66, 87, 115, 134, 155
Interview 42, 45, 103, 156
– Interviewankündigung 160
– Interviewdauer 49, 74, 125, 159
– Interviewempfehlungen 157
– Interviewumfeld 160
– Interviewverlauf 47
– leitfadengestützt 42, 123
– qualitativ 42, 44, 122, 157
– quantitativ 157
Interviewer 46, 70, 71, 125, 162
– Intervieweraufgabe 46, 123
– Interviewereffekte 47, 159
– Interviewerschulung 70, 156
– Interviewerverhalten 47, 70

K

Kategorientafel 66
Kognitive Leistungsfähigkeit 19
Komorbidität 20
Kompensation 29, 33
Konfliktpotential 134
Kongruenz 36
Konsultationszeit 35, 87, 99, 115, 119,
 138, 153, 155

Kostenerstattung 139
Krankenhausentlassungsdiagnosen 17
Krankheitsbewältigung 120
Krankheitsspektrum 17

L

Langlebigkeit 21
Lebensalltag 53
Lebenseinstellung 21, 53, 62, 84
Lebenserwartung 15
Lebensqualität 18, 26, 34, 36
Leistungsangebote 32

M

Medikamente 89, 95
Mehrpunkterhebung 42
Mehrpunktskala 65
Mini Mental Status Test 23, 51, 69
Mobilität 54, 120, 150
Multimorbidität 18, 19

N

Nachbarschaftshilfe 55, 79
Netzwerke 26, 28
Netzwerkpartner 27

P

Partizipation 62
Partnerschaftliche Entscheidungsfindung
    35, 90, 149
Patienten 22, 34
– geriatrisch 23
– multimorbid 22
Patientenakte 68

Patientenautonomie 34, 39, 42, 44, 122
Patientenbeteiligung 35
Patientenbezogenen Merkmale 34
Patientenpräferenzen 34, 36
Patientenrechte 61, 92, 152
Patientenverfügung 39, 62, 94, 113, 144,
    152, 154
Patientenwille 39
Patientenzentriertes Gesundheitssystem 24,
    154
Patientenzentrierung 35
Patientenzufriedenheit 35, 66
Pflege 24, 132, 137, 141
– Pflegebedarf 133, 154
– Pflegebedürftigkeit 25, 29, 55, 76, 129
– Pflegebereitschaft 29
– Pflegedienst 26, 33, 110, 117, 132, 137
– Pflegeheim 98, 129, 142, 146
– Pflegeleistungen 25
– Pflegepersonal 25, 141, 153
– Pflegepotential 28, 29
– Pflegequote 25
– Pflegestatistik 25
– Pflegestufe 25, 30, 76
– Pflegestützpunkte 26
– Pflegetätigkeit 30
– Pflegeversicherung 24, 30
– Pflegeweiterentwicklungsgesetz 26
– Pflegezeit 29
Pflegende Angehörige 29, 55, 79, 130, 141,
    153
Prävention 32, 38, 42, 44, 122, 151, 154
– Präventionsverhalten 85, 102
Pretest 67
Prozessbeobachtung 47
Prozessprotokolle 73, 104
Psychosoziale Ressourcen 21
Psychotherapien 20

R

Rehabilitation 42, 57, 119
Rekrutierung 48, 71, 72, 102, 122, 123
Reporting-questions 64

S

Seh- und Hörvermögen 102, 108
Selbstmanagement 56
Serviceangebote 151
Setting 42, 151
Shared-Decision-Making 35
Singularisierung 28
Sozialkontakte 54
STEP-Assessment 152
Stichprobe 105
Studie 41, 64, 101, 122
Studienteilnehmer 48, 71, 74, 103, 106, 123, 125

T

Teilnahmebereitschaft 158
Theoretical sampling 48, 49, 123
Therapietreue 35, 38

U

Unterstützung 26, 32, 130, 142, 151, 154
- emotional 27
- formell 28, 32, 78, 109
- Hauswirtschaftliche Unterstützung 80
- informell 28, 32, 33, 78, 109, 150
- soziale 27
- Unterstützungsbedarf 33, 55

V

Validität 164
Versorgungsabläufe 42, 122
Versorgungsdefizite 154
Versorgungslücken 151
Versorgungsprozesse 148
Vertrauen 60, 98
Vorsorgemaßnahme 57, 62, 154
Vorsorgevollmacht 39, 94, 113, 144, 152
Vulnerabilität 13

W

Wartezeit 61, 87, 138
Wohlbefinden 65
Wohnkonzepte 147, 155
Wohnsituation 77, 108, 133, 149, 154

Z

Zentralen Vorsorgeregister der Bundesnotarkammer 40
Zufriedenheit 38, 65, 84, 114, 118, 136, 153
Zuzahlungen 60
ZVR-Card 40

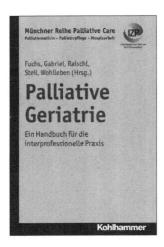

Münchner Reihe Palliative Care
Palliativmedizin – Palliativpflege – Hospizarbeit

Fuchs, Gabriel, Raischl,
Steil, Wohlleben (Hrsg.)

**Palliative
Geriatrie**

Ein Handbuch für die
interprofessionelle Praxis

Kohlhammer

2012. 388 Seiten mit 5 Abb.
und 7 Tab. Fester Einband
€ 54,–
ISBN 978-3-17-021734-8
Münchner Reihe Palliative Care, Band 9

Christoph Fuchs/Heiner Gabriel/Sepp Raischl/Hans Steil
Ulla Wohlleben (Hrsg.)

Palliative Geriatrie

Ein Handbuch für die interprofessionelle Praxis

Während in den letzten Jahren innerhalb der Palliative Care Tumorpatienten im Vordergrund standen, so rückt neuerdings die Situation älterer Menschen ins Zentrum der Aufmerksamkeit. Erkenntnisse aus Palliativmedizin und Hospizarbeit werden auch für die Versorgung dieser Personengruppe nutzbar gemacht. Ausgehend von der Lebenswelt älterer Menschen thematisiert das praxisorientierte Werk ein breites Spektrum altersspezifischer palliativer Problemstellungen sowie Möglichkeiten medizinisch-therapeutischer, pflegerischer und psychosozialer Interventionen. Großen Raum nehmen daneben ethisch-rechtliche Fragen, die Kommunikation sowie die Begleitung von An- und Zugehörigen ein. Eine vergleichbar ausführliche Beschäftigung mit dem Thema liegt derzeit nicht vor.

Kohlhammer

▶ www.kohlhammer.de

W. Kohlhammer GmbH · 70549 Stuttgart
Tel. 0711/7863 - 7280 · Fax 0711/7863 - 8430

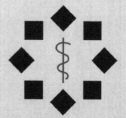